I0035689

LA PESTE AU FRIOUL

LAZARET DE MARSEILLE

En 1900 et 1901

LA
PESTE AU FRIOUL

LAZARET DE MARSEILLE

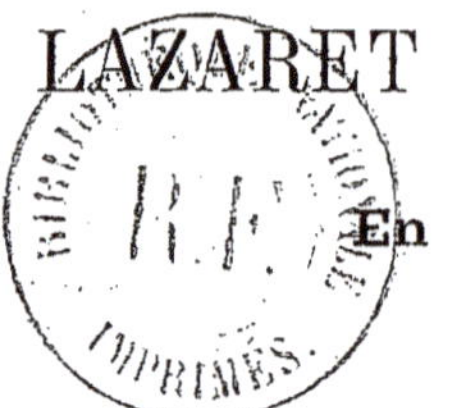

En 1900 et 1901

PAR

Le Docteur Joseph PELLISSIER

INTERNE DU LAZARET DU FRIOUL (HÔPITAL DE RATONEAU)
EX-INTERNE ET ANCIEN EXTERNE DES HÔPITAUX DE MARSEILLE
EX-PRÉPARATEUR DE BACTÉRIOLOGIE A L'ÉCOLE DE MÉDECINE
LAURÉAT DE L'ÉCOLE DE MÉDECINE (CONCOURS 1896-1897-1898)
MÉDAILLES D'HONNEUR DES ÉPIDÉMIES
(ARGENT : PESTE, 1901 — VERMEIL : PESTE, 1902)

PARIS
G. STEINHEIL, ÉDITEUR
2, RUE CASIMIR-DELAVIGNE, 2

1902

A MON PÈRE ET A MA MÈRE

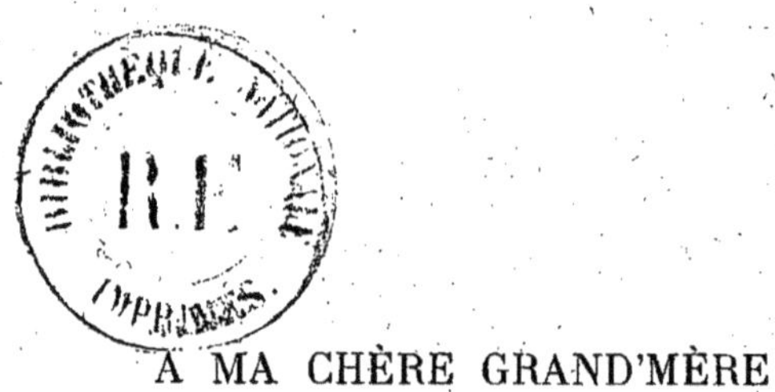

A MA CHÈRE GRAND'MÈRE

A MA SOEUR

MEIS ET AMICIS

A M. Le Docteur H. BIDON

MÉDECIN DES HÔPITAUX

Hommage de profonde affection et de respectueuse reconnaissance.

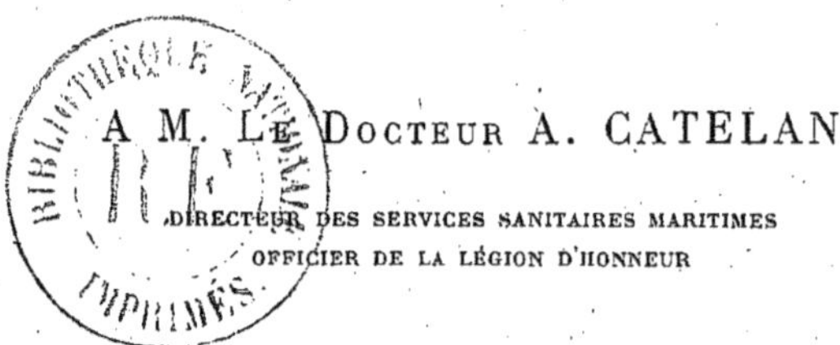

A M. Le Docteur A. CATELAN

DIRECTEUR DES SERVICES SANITAIRES MARITIMES
OFFICIER DE LA LÉGION D'HONNEUR

A MES CHEFS DE SERVICE DU LAZARET DE RATONEAU

Les Docteurs GAUTHIER, JACQUES et GILLET

En gage d'affectueux souvenir et en mémoire de nos villégiatures derrière les grilles du Lazaret.

A mon excellent ami Le Docteur A. RAYBAUD

En souvenir de notre vieille amitié et en témoignage de gratitude pour les services qu'il m'a rendus au cours de la préparation de cette étude.

A MON PRÉSIDENT DE THÈSE

M. LE PROFESSEUR A. PROUST

COMMANDEUR DE LA LÉGION D'HONNEUR
PROFESSEUR D'HYGIÈNE A LA FACULTÉ DE MÉDECINE DE PARIS
MEMBRE DE L'ACADÉMIE DE MÉDECINE
MÉDECIN HONORAIRE DES HÔPITAUX
INSPECTEUR GÉNÉRAL DES SERVICES SANITAIRES DE FRANCE

LA PESTE AU FRIOUL

PRÉFACE

Une antique tradition veut, qu'arrivé au terme de ses études, l'étudiant en médecine qui va solliciter le *Dignus intrare* fasse halte un moment avant de franchir la suprême étape, et, jetant un coup d'œil en arrière, embrasse du regard les années pendant lesquelles il a lutté pour la conquête du diplôme envié.

Il nous est doux de nous conformer à cette coutume et de nous rappeler ce que fut notre vie, depuis le jour où nous sommes venu demander à nos maîtres de l'École de Marseille cette science médicale et cette expérience des malades qu'ils se sont plu à nous inculquer. Puissent leurs leçons nous avoir été profitables et nous avoir rendu digne de la lourde responsabilité que nous allons assumer.

Pendant les années que nous avons passées soit à l'École de médecine, soit dans les hôpitaux de Marseille, nous avons pu nouer de bonnes et cordiales relations, qui nous suivront dans la vie comme de solides appuis sur lesquels nous pourrons compter aux heures lourdes de fatigue et de lassitude.

Mais d'abord nous tenons à donner un souvenir à ceux qui ne sont plus. Combien que nous avons connus et qui ont disparu pendant ces quelques années, camarades aimés, qui luttaient à côté de nous et que la mort a ravis en pleine jeunesse, comme notre ami Alfred Blanc, parti à 25 ans, victime du devoir professionnel, ou J. Litardi, enlevé tout jeune à l'affection des siens, ou encore maîtres vénérés que l'impitoyable Faucheuse a enlevés trop tôt à l'affectueuse sympathie de leurs élèves et de leurs amis, comme notre maître, le docteur Lauzet, auquel nous avions voué une reconnaissance toute spéciale, pour la cordiale et bienveillante sympathie qu'il nous avait toujours témoignée pendant les trois semestres passés dans son service, au cours de notre externat ou de notre internat; comme nos autres maîtres, le professeur Villard, les docteurs Fioupe et Lartail, celui-ci surtout, emporté tout jeune encore, alors que l'avenir paraissait lui sourire et lui promettre les plus brillantes destinées.

Nous ne devrions pas les plaindre, s'il est vrai, comme l'a dit un poète,

Que parfois mourir jeune est un bienfait des dieux.

Mais, cependant, nous les avons regrettés, car nous les aimions, les uns pour leur aimable camaraderie, les autres pour leurs bonnes et savantes leçons. Nous avons du moins la consolation de penser qu'ils ne sont pas morts tout entiers, car il nous reste leurs œuvres et leur souvenir, et celui-ci, nous le conserverons précieusement en nos cœurs, leur élevant dans notre mémoire un monument impérissable, à l'instar du poète de Tibur : *ære perennius.*

Mais nous nous en voudrions cependant, pour honorer les morts, d'oublier les vivants.

Durant nos années d'étude, nous avons appris à connaître et à apprécier une élite de Maîtres qui donnent, sans compter, à leurs élèves, leur science et leur dévouement.

Aussi nous tenons à leur adresser ici l'expression de notre sincère gratitude. Que MM. les professeurs Livon, Cousin, F. et J. Arnaud reçoivent ici tous nos remerciements. Nous avons eu le plaisir d'être pendant trois ans le préparateur de M. le professeur Rietsch au laboratoire de bactériologie. Nous y avons reçu les meilleures leçons de cet excellent maître auquel nous nous faisons un devoir d'adresser l'assurance de notre respectueuse reconnaissance. C'est dans le laboratoire de M. le professeur Nepveu que nous avons été formé à la délicate technique de l'anatomie pathologique, et ce maître nous a conservé sa bienveillante amitié; aussi avait-il droit ici à une mention toute spéciale.

Nous tenons à remercier aussi nos maîtres dans les hôpitaux, MM. les professeurs Combalat, Fallot, Boinet et Alezais, MM. les docteurs Louge, Bénet, Pluyette, Pagliano, Michel et Gamel, dont nous avons été successivement l'interne ou l'externe.

M. le professeur Queirel nous a accueilli dans son service d'obstétrique avec la plus grande cordialité ; nous lui en sommes bien reconnaissant. Quant à M. le docteur Bidon, nous avons contracté envers lui une dette toute spéciale, et c'est avec un profond plaisir que nous évoquons le souvenir non seulement de ses savantes leçons, mais encore de l'affectueuse sollicitude que cet excellent maître nous a témoignée, non seulement alors que nous avions l'honneur d'être son interne, mais encore en de multiples circonstances.

Sa haute valeur et sa probité scientifique en ont fait un maître respecté ; aussi avons-nous tenu à mettre notre modeste étude sous son égide.

M. le professeur Delanglade nous a, à diverses reprises, témoigné sa sollicitude ; nous l'en remercions profondément.

Tandis que nous recevions les leçons de ces maîtres, nous avons noué avec nos camarades de bonnes et solides amitiés. Pour tous nous avons un souvenir, mais nous nous arrêtons plus volontiers encore à ceux qui nous sont plus particulièrement chers et que nous nous en voudrions d'oublier.

M. le docteur Raybaud fut pour nous un frère d'études et rien ne saurait briser les liens cordiaux qui nous unissent. Il a collaboré à cette étude par de patientes recherches bibliographiques. Aussi notre affection et notre amitié lui sont-elles absolument acquises.

MM. Livon, Turcan, Aubert, Dumon et Vernet, qui furent les compagnons de nos études, peuvent être assurés que le docteur ne reniera pas les amitiés de l'étudiant et que nous leur conserverons une sincère affection.

Il est, en dehors des hôpitaux, deux noms auxquels nous tenons à adresser un respectueux hommage. MM. les docteurs Henry et Adolphe Nicolas ont guidé nos premiers pas dans la carrière médicale et ont toujours été pour nous de précieux guides. Aussi tenons-nous à les assurer de notre respectueusé gratitude.

D'autre part, M. le docteur Catelan, directeur, à Marseille, des services sanitaires maritimes, a bien voulu nous accepter comme interne du lazaret de Ratoneau. Là, une première fois avec MM. les docteurs Jacques et Gauthier, une seconde fois avec M. le docteur Gillet, nous avons pu étudier de près le *mal qui répand la terreur*.

M. le docteur Catelan nous a, en outre, donné toutes les facilités pour notre étude, nous admettant à plusieurs reprises à suppléer M. le docteur Gauthier dans son laboratoire d'examen, aussi a-t-il droit à tous nos remerciements. Mais nous tenons aussi à les adresser, d'une façon toute spéciale, à nos chefs de service au Lazaret, les docteurs Jacques, Gauthier et Gillet.

M. Jacques a mis à notre disposition tous les documents qu'il possédait sur les cas du Niger ; M. Gauthier a mis à notre disposition, avec son habituelle amabilité, sa science de clinicien et son habileté de micrographe. A tous les deux, sincèrement et cordialement, merci.

Quant à M. Gillet, dont nous avions été l'externe au début de nos études, nous avons été heureux de le retrouver au moment de les terminer, car il est pour nous plus un ami et un camarade qu'un chef. Mais nous devons le remercier pour l'amabilité avec laquelle il s'est empressé de nous être agréable, en nous communiquant les observations qu'il avait recueillies et que nous n'avions pu prendre nous-même.

Avec tous, la vie commune, vécue dans l'isolement de Ratorneau, a créé des liens amicaux, et à tous je suis heureux d'adresser un cordial souvenir.

M. le professeur Calmette nous a accueilli dans son laboratoire de l'Institut Pasteur de Lille avec la cordialité et l'affabilité la plus exquise. Nous avons été profondément touché de cet accueil et plus encore de la bienveillance avec laquelle ce maître a bien voulu nous assister de ses conseils et de ses lumières, donnant à notre travail la valeur scientifique qui lui eût manqué si un maître tel que M. Calmette n'était venu lui apporter son autorité incontestée.

M. le professeur agrégé Dupré, suppléant le professeur Dejerine, nous a accueilli dans son service de la Salpêtrière avec sa coutumière amabilité. Il a bien voulu s'intéresser à nous et nous guider dans le dédale de la neurologie et de la psychiâtrie. Il a su nous rendre agréables ces sciences souvent arides. Aussi a-t-il droit à toute notre reconnaissance et nous sommes heureux de l'en assurer.

M. le professeur Proust, après nous avoir prodigué, au cours de nos études, de multiples témoignages de sa haute bienveillance, a bien voulu nous faire l'honneur d'accepter la présidence de notre thèse.

Nous connaissions son affabilité et nous savions qu'on ne frappe jamais en vain à sa porte. Nous n'en avons pas moins été touché de l'amabilité de son accueil, et pour toutes ces marques de sympathie, nous le prions de bien vouloir agréer l'expression de notre profonde gratitude et de notre bien respectueux dévouement.

INTRODUCTION

Après avoir été pendant des siècles la grande maladie épidémique dont le nom était synonyme de calamité publique et suffisait à terrifier les populations que décimait ce fléau, la peste, aujourd'hui, semble tendre à s'installer comme maladie endémique en divers points de l'ancien continent.

Non seulement nous voyons les Indes en proie à une épidémie rebelle qui, actuellement encore, amènerait en certaines provinces jusqu'à mille décès par jour, non seulement nous voyons Bombay, Kurrachee et nombre d'autres villes lutter, depuis 1896, contre un fléau qui couve sans cesse pour se réveiller chaque fois que les mesures de précaution diminuent un peu leur sévérité, mais c'est maintenant le grand bassin méditerranéen qui, de plus en plus fréquemment, présente des cas de peste, isolés et sans gravité, mais qui souvent prennent une extension redoutable et menaçante pour les ports et les nations européennes.

Nous avons vu la maladie s'étendre de l'Orient vers l'Occident, et successivement Constantinople, Port-Saïd, Odessa, Oporto, Naples enfin ont été touchées. Il semble même qu'en certaines localités d'Égypte, d'Asie et même d'Europe la peste se soit acclimatée et installée, présentant des variations d'intensité qui, tantôt, la bornent à quelques cas sporadiques, mais tantôt aussi peuvent lui rendre son redoutable caractère d'épidémicité.

Mais, actif ou ralenti, le fléau menace sans cesse, et aujourd'hui notre grand port méditerranéen est plus que jamais exposé par ses multiples et constantes relations, non seulement avec Bombay, et les ports de l'Inde, mais encore avec la mer Noire, la Turquie l'Arabie, la mer Rouge et l'Égypte. Partout des cas de peste se sont produits et leur importation est à redouter.

Sans doute, la conférence de Venise, où la France était représentée par notre excellent maître, M. le professeur Proust (1), a préconisé de sages et prudentes mesures contre les cas venant des Indes, mais souvent des cas en incubation n'éclatent qu'après le passage du canal ; d'autre part, les navires en provenance des Échelles ne vont pas aux stations sanitaires de la mer Rouge. Il faut donc que, vis-à-vis de ces nouvelles menaces, nous prenions de nous-mêmes les précautions nécessaires. Nous voyons, en effet, que dans la période de quinze mois qui s'étend du 27 août 1900 au 4 décembre 1901, sept navires : *le Niger*, *le Laos*, *le Sénégal*, *le Szapary*, *la Ville-de la-Ciotat*, *le Peninsular* et *le Pei-Hô* sont arrivés au lazaret de Marseille, fournissant un total de 38 malades, sans compter ceux qui, comme *l'Equateur*, *l'Ernest-Symons*, *le Portugal*, ou d'autres encore, sont venus au lazaret, ayant présenté des cas de peste en cours de route, mais n'en ayant plus à leur arrivée, soit que les malades aient succombé, soit qu'ils aient été débarqués dans un lazaret, ou ceux qui, comme *le Braïla* ou *le Saghalien*, ne présentaient que des épizooties pesteuses.

Et cette statistique devient encore plus saisissante, si l'on veut bien se rappeler que depuis 1845, soit en un intervalle de 55 ans, il ne s'était plus présenté un seul navire pestiféré au lazaret de Marseille, et que, d'autre part, de 1720 à 1845, soit en 125 ans, il n'est entré à ce lazaret qu'un total de 13 navires, donnant en tout 75 cas de peste.

Cette simple exposition montre combien est menaçante l'invasion pestilentielle et combien doivent être sérieuses les précautions prises contre elle.

Aussi ayant été à même, grâce à la bienveillance de M. le docteur Catelan, directeur à Marseille des services sanitaires maritimes, de suivre en qualité d'interne du lazaret l'évolution de la plupart de ces cas, nous avons pensé qu'il pourrait être intéressant de relater les diverses observations que nous avons recueillies au lazaret de

(1) Proust, *la Défense de l'Europe contre la peste*. Nous aurons souvent à faire mention de cette excellente étude à laquelle nous avons dû faire de nombreux emprunts.

Ratoneau, avec les quelques réflexions qu'elles suggèrent au point de vue clinique, et quelques considérations sur l'étiologie, la prophylaxie, la bactériologie et la thérapeutique de cette redoutable infection.

Mais, auparavant, nous pensons qu'il ne sera peut-être pas inutile de rappeler la marche des différentes épidémies de peste depuis leur première apparition jusqu'à nos jours.

CHAPITRE PREMIER

HISTORIQUE DES ÉPIDÉMIES DE PESTE

Sans vouloir remonter jusqu'à la boîte de Pandore qui dut laisser échapper la peste avec les autres maux qu'elle répandit sur le genre humain, on constate que son origine, comme celle des misères humaines, se perd dans la nuit des temps. On a beaucoup discuté sur le berceau de la peste.

La plus ancienne mention de la peste serait celle qu'en fait Moïse dans ce passage de l'*Exode* (1), en relatant l'épidémie qui frappa les Égyptiens retenant captifs les Israélites. Après quatre premiers avertissements apparut le fléau pestilentiel. Mais, avait-on vraiment affaire à la peste telle que nous l'entendons aujourd'hui ? La question est très controversée.

Vigouroux prétend que c'était réellement la peste, se basant sur ce texte : *Et erit super homines et super jumenta in ulcus germinans pustulas.* Mais le texte ne nous paraît pas absolument convaincant, et nous préférerions croire avec Rosenmuller qu'il s'agissait d'une tout autre maladie, la variole nilotique (cham-el-nil des indigènes) peut-être, étant donné que ces pustules n'étaient pas mortelles, puisque l'auteur sacré ne parle pas d'une mortalité qu'il n'eût pas manqué de signaler, et, d'autre part, étant donné le terme qu'emploient les Septante, φλυκτίδες, qui ne paraît pas répondre à une production d'adénites pesteuses.

La Bible (2) nous rapporte au livre des Rois une seconde épidémie

(1) *Biblia sacra*, Vulgate, Exode, chap. IX, vers. 9 et 10.
(2) *Biblia sacra*, lib. Regum, I, VII-VIII.

de peste, qui aurait frappé les Philistins retenant l'arche d'alliance. Cette épidémie est doublement intéressante, non seulement au point de vue historique, mais parce que l'on peut relever la propagation de l'épidémie dans les différentes villes où l'arche était successivement envoyée, d'Aschod à Gath et de Gath à Ekron.

Mais des discussions se sont ici établies encore sur la question de savoir si l'on avait réellement affaire à la peste, le mot hébreu *akelim*, du texte primitif, ayant été traduit par les uns, tumeur, hauteur, et par les autres hémorrhoïdes, ou lésions de l'anus. Cependant d'après les contextes, divers commentateurs semblent bien admettre qu'il s'agit de la peste. Tous, pourtant, ne sont pas du même avis, et certains veulent y voir seulement une forme de dysenterie grave.

Mais l'intérêt de la question réside surtout sur la coïncidence entre cette épidémie et une invasion de rats, qui détruisirent et rongèrent toutes les cultures, et, suivant certains commentateurs, tels que saint Grégoire de Tours, allaient jusqu'à dévorer les humains. Mais faut-il voir une relation entre les deux ? M. Netter l'a essayé et son étude est attrayante, mais le texte biblique ne mentionne les rats que bien après avoir relaté les débuts de l'épidémie. Peut-être faut-il admettre qu'il s'était déjà produit alors un phénomène bien connu aujourd'hui, la disparition momentanée des rats au début de l'épidémie, et leur réapparition lorsque celle-ci fut sur son déclin.

Nous ne parlerons que pour mémoire des épidémies qualifiées peste par une généralisation des commentateurs et qui, aujourd'hui, ont été classées en dehors de la liste des méfaits pesteux.

Telles sont, par exemple, les épidémies qui ravagèrent Athènes en 430 av. J.-C. et dont Thucydide nous a laissé l'admirable tableau, celle qui ravagea l'Asie et l'Europe sous Marc-Aurèle (164-168 après J.-C.) et que Lucius Vérus et ses légions propagèrent de province en province, et enfin la grande pandémie de saint Cyprien, qui désola de 255 à 265 la Grèce, l'Italie, l'Égypte et la côte d'Afrique.

On pourrait encore classer dans cette catégorie l'épidémie qui, sous le règne de Massinissa (203 av. J.-C.), désola toute la Numidie et certaines villes en relations avec cette contrée.

« *In solo Massinissæ regno*, dit Tite Live, *octoginta hominum millia periisse referuntur et multo amplius in terris littoribus proximis. Uticæ, ex triginta millibus vivorum, decem remansisse confirmant.* »

Mais ces épidémies, si terribles qu'elles soient, se perdaient dans la nuit des temps, et pendant longtemps on a prétendu que la peste ne remontait pas au delà du VIe siècle. Les recherches de Hirsch (1) et de Daremberg (2) ont modifié cette opinion. En effet, ces auteurs ont retrouvé des citations de Rufus d'Éphèse (3), d'Oribase (4), Denys le Tortu (5), Hippocrate (6), etc., qui ne laissent aucun doute sur la nature de la maladie qu'ils décrivaient.

Rossi (7) a établi des tables chronologiques donnant les épidémies à partir du IXe siècle avant J.-C.

On le voit, la peste a été connue dès la plus haute antiquité. Mais il serait difficile d'en fixer exactement le berceau et l'origine. Pariset avait voulu la faire naître en Égypte, lorsque, aux prescriptions Pharaoniques sur l'embaumement des corps, succédèrent les habitudes chrétiennes. Mais les quelques citations que nous avons déjà faites nous dispensent de discuter cette opinion, aujourd'hui d'ailleurs abandonnée, et l'on a à peu près renoncé à établir de quel point du globe partirent les premiers cas de peste.

Quoi qu'il en soit d'ailleurs de l'antiquité du fléau, l'Europe avait été longtemps épargnée, puisque la fameuse peste d'Athènes n'est pas de la peste, pas plus probablement que la peste de Galien qui, de 165 à 180 ap. J.-C., ravagea le monde connu, et que certains auteurs, M. Proust entre autres, rattachent à la variole.

(1) HIRSCH, *Handbuch der historich-geographischen Pathologie*, Erlangen, 1860.

(2) DAREMBERG, *Note sur l'épidémicité et l'endémicité de la peste en Orient, et plus particulièrement en Egypte.*

(3) Ἐκ τοῦ Ῥούφου περί λοιμώδους ἕλκους.

(4) ORIBASE, livre XLIV.

(5) DENYS LE TORTU. Ouvrages incertains comme authenticité, IIIe siècle av. J.-C.

(6) HIPPOCRATE, La maladie à bubons, livre III des *Épidémies et Aphorismes* de la IVe section.

(7) ROSSI, *Tableau général établi par ordre de temps et de lieu des épidémies de peste qui ont affligé le monde durant une période de 31 siècles.*

Nous laisserons également de côté la peste de Virgile, au IVe livre de *l'Enéide*, et la description de Lucrèce, au VIe livre du *De Natura rerum*, relatant la peste qui, sous le règne d'Eaque, ravagea l'île d'Egine, et nous en viendrons rapidement aux pestes authentiques, et qui ont laissé des souvenirs précis.

La première épidémie survenue en Europe est celle qui apparut sous Justinien et conserva le nom de grande peste. Elle paraît avoir débuté à Peluse, en Égypte, ce qui explique l'opinion de Pariset.

Procope (1), qui en fut témoin à Constantinople, nous la décrit avec beaucoup de soin, et rapporte qu'il périt jusqu'à 10.000 personnes par jour. Elle se répandit bientôt dans les Gaules, et Grégoire de Tours (2) nous en a laissé aussi une relation, au cours de laquelle il raconte que, les cercueils venant à manquer, on enterrait dix corps et plus dans la même fosse.

Du VIIe au XIVe siècle, le fléau revint à plusieurs reprises ravager l'Europe. L'Italie fut particulièrement atteinte. Constantinople fut frappée aux VIIe, VIIIe et Xe siècles. Le fléau s'étendit à toute l'Europe au IXe siècle, et gagna l'Angleterre. Au XIIIe siècle, les armées des croisés étaient décimées en Orient.

Mais c'est en 1347 qu'apparaît la plus terrible épidémie qui ait encore désolé l'Europe. Elle y aurait été apportée par les Mongols, et son point de départ serait aux Indes.

La *mort noire* fit de tels ravages que non seulement les historiens et les médecins, mais encore les poètes nous en ont laissé de fidèles descriptions : Cantacuzène, Guy de Chauliac (3), Chalin de Vinario, Symon de Corvino (4), Nicephorus Grégoras (5), Petrus Tansignana (6) nous en ont conservé le souvenir.

(1) PROCOPII, *Cæsariensis historiarum sui temporis*, libri VIII, t. I, cap. 22 et 23, *Pestilentia gravissima*.

(2) GREGORII TURONENSIS, *Opera omnia*, liv. IV, chap. 31, liv. IX, ch. 22.

(3) GUY DE CHAULIAC, *la Grande Chirurgie*.

(4) SYMON DE CORVINO, *Pestis inguinaria*, manuscrit publié par M. Littré dans la *Bibliothèque de l'Ecole des Chartes*.

(5) NICEPHORUS GREGORAS, *Historiæ Bizantinæ*, XVI, I.

(6) PETRUS TANSIGNANA, *la Peste*, 1491.

L'épidémie dura trois ans et fit périr en Europe 25 millions d'habitants sur les 105 millions qui en formaient la population.

Un rapport adressé au pape Clément VI fixerait à 43 millions le chiffre des décès du monde entier.

Deux siècles plus tard, la peste revint en Italie et décima Vicence. C'est alors que nous voyons, pour la première fois, apparaître les théories contagionistes avec Massaria (1), qui les défendit énergiquement contre Mercurialis, qui était alors la plus grande autorité médicale et qui rattachait l'épidémie aux troubles atmosphériques. Le travail de Massaria réussit à faire adopter par les autorités de Vicence un ensemble de mesures qui contribuèrent à restreindre l'épidémie. En même temps, Fracastor exposait, d'une manière formelle, les lois de la transmissibilité de la peste.

Au XVIIe siècle, la peste recommence à faire certaines apparitions en Europe, et atteint, entre autres villes, Nimègue en 1635 et Londres en 1655 (2).

Au XVIIIe siècle, la peste revint de nouveau, et ses manifestations sont nombreuses. Mais celle qui a laissé le souvenir le plus intense est l'épidémie qui sévit en Provence en 1720 et dura jusqu'à l'été de 1722.

Le 23 mai, arrivait dans le port de Marseille *le Grand Saint-Antoine*, capitaine Château, parti de Saïda le 31 janvier avec une cargaison de soie.

Pendant la traversée il avait eu deux décès, mais on dit que pour éviter la quarantaine, le capitaine fit une fausse déclaration.

Mais un nouveau cas survint deux jours après l'arrivée. La manipulation de ses marchandises amena la mort de quelques portefaix.

L'équipage est mis en quarantaine, mais de nouveaux cas se déclarent, parmi les matelots, puis parmi les portefaix et les commis du lazaret.

La maladie, dont la nature avait été longtemps dissimulée, gagne la ville. Les échevins prennent toutes les mesures possibles, mais il est trop tard : le quartier le plus dense de la ville est contaminé. A travers ses ruelles étroites, irrégulières, dans des maisons sales et

(1) MASSARIA, *Liber de febre Pestilentiali.*

(2) HODGES, *Loimologia,* 1672.

que le soleil visite rarement, mal aérées, le fléau fait de rapides progrès.

Pendant le mois d'août il meurt de 4 à 500 personnes par jour, et dans les premiers jours de septembre, le nombre des décès s'élève à 1.000.

La peste s'étendit aux autres localités de la Provence. On a évalué le nombre des décès à plus de 86.000 sur une population de 247.000.

Nous empruntons aux *Journal* et *Mémoires* de Mathieu Marais quelques passages intéressants, qui ont déjà été publiés par M. le professeur Proust (*Défense de l'Europe contre la peste*).

« Vendredi, 9 août. — La peste est à Marseille et y a été apportée par des vaisseaux dont on a fait une fausse déclaration pour éviter la quarantaine. Elle n'aura point de suite par le bon ordre qu'y a apporté M. Moustier, consul. Les pestiférés ont été portés aux infirmeries ; après leur mort, leurs parents et ceux qui demeuraient dans leurs maisons y ont été conduits aussi, et les maisons murées. Les équipages des bâtiments pestiférés ont été envoyés à une île déserte (Hyères), à 2 lieues de Marseille, avec les marchandises (1).

« 15 août. — La peste continue à Marseille, et ils ont aussi la famine, car ils n'ont ni vivres, ni argent. Ils ont négocié leurs piastres à 14 fr. 10 sous ; il ne leur reste que du papier.

« Les bourgeois n'ont pu aller à leurs bastides. Le Parlement d'Aix a défendu la communication sous peine de la vie. Tous les voisins sont sur leurs gardes ; c'est un vrai enfer que d'être ainsi sans secours et sans espérance. On dit que l'évêque y fait merveille.

« 25 août. — La peste de Marseille a gagné les terres. On commence à craindre pour la Provence ; 6.000 paysans gardent la Durance pour les Français, le duc de Savoie fait garder le Var. A Barcelone on a défendu toute correspondance avec la ville, et ainsi de tous les pays étrangers, ce qui va ruiner le commerce de cette ville.

(1) Deux lieues nous paraissent un peu courtes comme distance entre Marseille et Hyères et nous nous demandons si les îles d'Hyères étaient aussi désertes que cela. Nous pensons que l'île déserte était simplement l'île de Pomègue où l'intendance sanitaire de Marseille envoyait parfois des navires en quarantaine.

« Le 2 septembre, la peste est plus forte que jamais. On y a envoyé M. Chicoyneau, médecin de Montpellier, chancelier de l'Université, avec un M. Loutré, habile chirurgien...Les Génois par pitié viennent d'envoyer huit mille quintaux de blé...

« Le 25 septembre, l'évêque, qui a fait merveille jusqu'à présent, s'est retiré dans son palais. Le peuple (qui n'a guère de raison, et qui en a encore moins dans cet état de douleur, car la douleur est injuste) s'est fâché contre l'évêque ; ils ont entouré sa maison de corps morts pour le faire périr ; ils en ont jeté par-dessus les murs, et c'est un siège d'un nouveau genre qu'il est obligé de soutenir... On débite dans Paris un écrit intitulé : *Parfums et remèdes contre la peste, dont s'est servi le P. Léon, augustin déchaussé de France, par ordre du Roi, en* 1666, 1667, 1668 et 69.

« 11 décembre. — On a vu des lettres de Marseille du 27 novembre, qui disent que la peste y est déclarée plus que jamais ; que quarante personnes saines ont été attaquées, en un jour, de cette maladie... On craint qu'au printemps cela ne reverdisse »...

Ces quelques détails expliquent, sans les justifier, les prescriptions inhumainement exagérées qu'avaient formulées certaines intendances sanitaires, et qui allaient, par exemple, jusqu'à interdire de porter secours à des naufragés partis de lieux mis à l'index, et cela sous peine de mort. Quant aux désinfections, elles se faisaient sérieusement, si sérieusement même que Chicoyneau et Chirac, quittant Marseille pour rentrer chez eux, furent, au passage à la Ciotat, tellement fumigés qu'ils en furent presque asphyxiés. On avait dû pour eux doubler les doses (1).

D'ailleurs, Marseille et la France n'eurent pas le triste privilège de cette manifestation du fléau. En 1743, une tartane génoise, venue de Missolonghi, importe la peste à Messine, où, en trois mois, périssent plus de 43.000 personnes.

Le Portugal n'est pas épargné. Aux épidémies de 1348 et de 1415, succèdent la peste grande de 1569-70, celle de 1579-1581, la peste petite de 1598 à 1601, l'épidémie de 1645-1650 et enfin celle de 1680.

(1) Queirel, La grande peste de 1720 à Marseille. *Revue d'hygiène*, 1897.

En Russie, à Moscou en 1770-1771, 80.000 personnes succombent à la peste.

Quant à l'Égypte, de 1783 à 1844, elle fut 21 fois visitée par le fléau. L'épidémie la plus connue est celle de 1835-1844, qu'étudièrent plusieurs médecins européens, parmi lesquels Clot-Bey, Pruner-Bey, Grassi, Bulard et Aubert. Au commencement du XIXe siècle la peste reparaît en Europe : sur le littoral de l'Adriatique, en Dalmatie, en Illyrie, atteignit les îles Ioniennes et, de là, gagna en Italie la petite ville de Noja. Là, on put constater l'efficacité des cordons sanitaires rigoureusement établis autour d'une agglomération restreinte.

Enfin, en 1839, la maladie quitte l'Europe, et en 1844 abandonne l'Égypte. Mais elle ne devait pas tarder à reparaître.

En effet, en 1854, elle reparaît en Cyrénaïque et on l'y retrouve à nouveau en 1874.

La même année (1874) on la voit paraître dans le pays d'Assyr ; presque en même temps, en Mésopotamie, à Bagdad.

En Perse, l'épidémie survint en 1863, à Makiu, en 1867 à Hindié (1), dans le Kurdistan en 1870 (2), où la contamination se fit surtout par le transport des vêtements d'un village à l'autre (3). De nouvelles apparitions y ont lieu à peu près tous les ans, et l'on peut admettre qu'il existe là un foyer endémique.

Mais il nous tarde d'en venir au grand foyer qui, depuis 1894, ne cesse pas de menacer, la peste aux Indes.

Il existe, dans les montagnes de l'Hymalaya, un foyer endémique, dans les districts de Kumàon et de Gurhwal. Les propagations en sont rares par suite de la rareté même des communications. Pourtant, il s'en est produit de temps en temps, et la plus célèbre est celle de 1616-1623, qui a été décrite par le poète indou Tulasi-Dasa, qui y succomba lui-même à Benarès. En 1820, en 1836, en 1853-54, en

(1) THOLOZAN, *Une épidémie de peste en Mésopotamie.*

(2) *La Peste dans le Kurdistan persan.* Rapport par CASTOLDI. Cf. BARTOLETTI, *Rapport sur les mesures à prendre contre la peste qui a sévi en Perse*, et THOLOZAN, *Notes sur le développement de la peste bubonique dans le Kurdistan en 1871.*

(3) FAUVEL, *Rapport au Comité d'hygiène*, 13 janvier 1873.

1880 quelques manifestations se produisent. Enfin, en 1896, la peste éclate à Bombay. Elle y est d'abord méconnue, et on lui laisse le temps de contaminer toute la région avoisinante. De là, elle gagne Kurrachee, aux bouches de l'Indus, dont elle fait un nouveau centre de rayonnement.

Tous les ports de mer entre Bombay et Kurrachee se contaminent, et c'est surtout à Porbunder et à Mandir que l'épidémie se fait ressentir. Chaque année surviennent des rémittences estivales, puis, les chaleurs passées, l'épidémie reprend sa marche. L'Europe voit approcher le fléau : Djeddah, Port-Saïd, Alexandrie sont successivement contaminés et l'épidémie ne s'y éteint que lentement. Enfin, en 1899, l'Europe elle-même est atteinte : quelques cas importés, il est vrai, mais qui auraient pu devenir le centre de graves épidémies.

Le vapeur *Caledonia* arrive à Londres ayant eu deux lascars infectés, et deux malades suspects, qu'il a débarqués en cours de route. Désinfecté à Plymouth, l'accident n'eut pas de suite.

En 1899 le *Peninsular* amène à Londres un nouveau cas ; un autre se produit à Anvers. Ni l'une ni l'autre ville n'est contaminée. Mais Glascow est moins heureux et quelques cas s'y produisent. A Oporto, ce fut encore plus grave. Cette épidémie, particulièrement bien étudiée par MM. Calmette et Salimbeni, a montré quels avantages immenses donnait le sérum antipesteux : sur 142 traités, il n'y a eu que 21 décès, soit une mortalité de 14,7 p. 100, tandis que les non traités donnaient une mortalité de 45 sur 72, soit 62,5 p. 100.

Enfin, tout récemment, en 1901, n'avons-nous pas vu la peste s'établir à Naples, y faire régner la terreur pendant plusieurs semaines, et y faire plusieurs victimes.

En dehors de l'Europe, ces épidémies locales se sont aussi multipliées, comme, par exemple, lorsque *la Gironde* transmit successivement la peste à Tamatave, à Nossi-Bé, à Maurice et à la Réunion, sans compter les quelques cas qui se produisirent à bord.

Aujourd'hui, enfin, il ne se passe pas de mois sans que quelque cas ne soit signalé sur un point du globe. Il y a quelques jours, c'était Madagascar qui était signalé comme contaminé, puis ce fut,

Maurice. Enfin, de tous côtés des cas surgissent, dont souvent l'étiologie est bien difficile à saisir.

Enfin, si nous voulons relever quels sont actuellement les foyers endémiques, nous en relevons trois en Afrique : l'un dans la Cyrénaïque, l'autre dans l'Ouganda, où il a été signalé par Zupitza (1) ; un troisième enfin, tout récemment signalé par Robert Koch (2), entre l'Ouganda et la colonie de l'Est Allemand, dans la région des grands lacs.

En Asie, on trouve un foyer dans le Kurdistan, un autre au pays d'Assyr, un troisième dans le Khorassan, celui que nous avons déjà signalé sur la chaîne des hauts plateaux de l'Himalaya, un autre en Baïkalie, un encore dans le Yunnan, et un enfin dans la Mongolie, où Beliawsky et Reschetnikoff (3) l'ont bien étudié et ont montré ses relations avec une maladie d'un petit mammifère, l'Arétomys babal ou bobac. On le voit, ce ne sont pas les menaces qui manquent à l'Europe, et l'on comprend que les gouvernements aient conclu des ententes internationales pour tâcher d'arrêter à leur porte le fléau toujours menaçant.

BIBLIOGRAPHIE

Biblia sacra. — Vulgate, Samuel, I, VI et VII.
— — Exode, IX, 9 et 10.
RUFUS D'EPHÈSE. — Ἐκ τοῦ Ῥούφου περί λοιμώδους ἕλκους.
ORIBASE. — Livre XIV (trad. du card. Moi).
DIOSCORIDE et POSIDONIUS. — *Traité de la peste qui a régné en Lybie.*
HIPPOCRATE. — Livre III *des Épidémies et Aphorisme* 55 de la VIe section.
PROCOPE. — *Procopii Cæsarienses historiarum sui temporis*, lib. VIII, t. I, chap. 22 et 23. Pestilentia gravissima.
GREGORII TURONENSIS. — *Opera omnia*, IX, 22, et IV, 31.
SYMON DE CORVINO. — *Pestis inguinaria*, publié par Littré dans la bibliothèque de l'Ecole des Chartes.
MERCURIALIS. — *La Peste de 1576-78 en Italie.*

(1) ZUPITZA, Die Ergebnisse der Pestexpedition nach Kisiba am Westufer des Victoriasees, 1897-98. *Zeitsch. f. Hygiene*, XXXII, 1899.

(2) ROBERT KOCH, Foyer à Kisiba. *Ann. d'hygiène et de méd. colon.*, 1898, I, 562.

(3) BELIAWSKY et RESCHETNIKOFF, La peste de l'Aretomys Babal. *Revue d'hygiène*, 9 oct. 1895.

Massaria. — *La Peste de Vicence* (1577).
Rossi. — *Tableau général établi par ordre de temps et de lieu des épidémies de peste qui ont affligé le monde durant une période de 31 siècles.*
Mathieu Marais. — *Journal et Mémoires*, 1715-1737.
Mertens. — *De Febribus putridis.*
Bourges. — *La Peste, Epidémiologie, Bactériologie, Prophylaxie*, Paris, 1899.
Chicoyneau et Verney. — *Relation succincte touchant les accidents de la peste de Marseille, son pronostic et sa curation*, Marseille, 1821.
Gauthier et Jacques. — Courte épidémie de peste atypique. *Presse Médicale*, 3 juillet 1901.
Rietsch et Troussaint. — A propos de la note précédente, *Presse Médicale*, 10 juillet 1901.
Watell. — Ueber die Pest. *München. Med. Wochens.*, 1899, XLVL, 185.
— *Bericht über die Thatigkeit der zur Erforschung der Pest in Jahre* 1897, *nach Indien ensandten Kommission.*
Yersin. — La peste bubonique à Hong-Kong. *Annales de l'Institut Pasteur*, 1894, VIII, 662.
Arnold. — Some personal observations on the plague in China. *Indian Lancet*, Calcutta, 1898, XI, 228, 232.
Chosky. — Abstract of a report on bubonic plague in Bombay. *Med. Press and Circ.*, Londres, 1898, n. s. l. XV, 302-304.
Cochrane. — Some notes on the plague. *St. Barth. Hosp. J.*, London, 1897, 8 v. 88-92.
Matignon. — La peste bubonique en Mongolie. *Ann. d'hyg.*, Paris, 1898, 3 s. XXXIX, 227-256 ; *Revue scientifique*, Paris, 1898, 4 s., IX, 461, et *J. de médecine de Bordeaux*, 1898, XVIII, 217-221.
— The Plague in the East., *Brit. med. Journ.*, London, 1898, 1040.
Petersen. — La conception de la peste dans l'ancien temps, spécialement dans son aspect étiologique et pathogénique. *Ugesk. f. Læger*, Copenhag, 95, 5 R., v. 49 ; 1897.
— The history of Plague in Hyderabad. *Indian Med. Rec.*, Calcutta, 1898, 235-238.
— The Plague in Calcutta. *Indian Lancet*, Calcutta, 1898, XI, 499-506.
Matignon. — La peste de Formose. *Arch. clin. de Bordeaux*, 1898, VII, 299-302 ; et *Janus*, Amsterdam, 1898, III, 1-3.
Fletcher. — A tragedy of the great plague of Milan in 1630. *Bull. Johns Hopkin's Hosp.*, Baltimore, 1898, IX, 175-180, 3 pl. ; et *Ann. Med. Surg. Bull.*, New-York, 1898, XII, 854-860.
Clemow. — The Pest in Calcutta. *Lancet*, London, 1898, II, 738-742.
Höfler. — La peste di Freto. *Janus*, Amsterdam, 1898, III, 12-16.
Leumann. — Three cases of plague in pregnant women ; recovery in all three cases. *Lancet*, London, 1898, II, 748-750.
Simonsen. — La peste (la mort noire) dans l'Asie centrale. *Ugeskr. f. Læger*, Copenhague, 1898, 5 R., v. 457.
Noury-bey. — L'épidémie de peste de Djeddah (1898). *Ann. de l'Inst. Pasteur*, Paris, 1898, XII, 604-606.
The Plague in Vienna, and the regulation of bacteriologic investigations of epidemic diseases. *Med. News*, New-York, 1898, LXXIII, 555.
Simpson. — Plague in India. *Brit. Med. J.*, London, 1898, II, 853-856.
Caplet. — *La peste à Lille au* XVIIe *siècle.* Th. de Lille, 1898, 150 p., 8, n° 90

The plague in India, 1896-97. Compiled by R. NATHAN, *Indian civil Service*. Simla. 1898. 4 v. 8,

F. — Die Pesterkrankungen in Wien. *Wien. klin. Wochensch.*, 1898. XI. 981-984.

KASHKADAMOFF. — Lettres de l'Inde sur la peste. *Bolnitch. Gaz. Bolkina*, Saint-Pétersbourg, 1898, IX, 1467. 1512, 1569, 1613. 1674. 1715.

LANDOUZY. — La peste à Vienne. *Presse Méd.*, Paris, 1898, II, 257.

KITASATO et NAKAGAWA. — Plague. *Twentieth. Centr. Pract.* New-York. 1898. XV, 325-352.

Die Pestfälle in Wien. *Allg. Wien. med. Zg.*, 1898. XLIII. 499.

The Plague in Vienna. *Lancet*, London, 1898, II. 1165.

PICK. — Relation des cas de peste survenus à Vienne. *Semaine Med.*, Paris, 1898, XVIII, 433.

STEKOULIS. — La peste bubonique à Djeddah en 1898. *Janus*. Amsterdam, 1898. III, 145-148.

STICKER. — Die Pest in Berichten der Laien und in Werken der Künstler. *Janus*. Amsterdam. 1898, 129-139.

BARRON. — Some experiences of plague duty in India. *St. Barth. Hosp. J.*, London, 1898-1899, VI, 27, 39.

BUNCA. — Plague. *Guy's Hosp. Gaz.*, London, 1898, XII, 508-514.

CRITZMAN. — Une épidémie de peste à Vienne. *Ann. d'hyg.*, Paris, 1898. 3 s. XI, 481-486.

GORDON. — Notes on the Plague. *Med. Press and Circ.*, London, 1898. n. s., LXVI. 583.

Plague. *Boston Med. and surg. J.*, 1898, CXXXIV, 658-660.

SZIGETI. — La peste en Hongrie. *Gyogyaszal*, Budapest, 1898. XXXVIII. 783.

BRUNET y BELLET. — La peste bubonica à Barcelona en los siglos XV y XVI. *Gaz. med. catal.*, Barcel., 1898, XXI, 321, 359-389.

HUGHES. — The reconstruction of plague strickencities in India. *India Lancet*, Calcutta, 1898, XII, 408-441.

SIMPSON. — Plague in India. *Indian Lancet*. Calcutta, 1898, 357-364.

MARSH. — Summary of the works of the Plague Hospital, Poona, India, in its clinical relations. Glasgow, *Med. J.*, 1898, XXXV. 143-153.

La peste à Vienne : comment le mal se propage. *Bull. gén. de thér.*, Paris, 1899, CXVXVII, 1-11.

A Plague infected vessel. *Brit. med. J.*, London, 1898, II, 1833.

Plague in Malegaon. *Lancet*, London, 1898, II, 1821.

PRIEUR. — Histoire de la médecine, études rétrospectives, la peste d'autrefois. *Trib. méd.*, Paris 1898, 2 s. XXX, 990-992.

SZIGETI. — La peste en Hongrie. *Gyógyászal*, Budapest, 1898, XXXVIII, 723; 755-786.

ADRIANI. — De Pest te Neenen. [*Nederl. mil. Geneesk Arch.*, Leiden, 1898, XXII, 578-584.

GENTIS. — Pest en middelen. *Nederl. mil. Geneesk Arch.*, Leiden, 1898, XXII, 564-566.

GOMES DA SILVA. — Rapport sur la peste bubonique à Macao et Lappa en 1897. *Med. Rep.*, 1897-98, Shangaï, 1898, LV, 12-23.

PROUST. — Distribution géographique de la peste : épidémies navales ; la défense de l'Europe. *Bull. Acad. de méd.*, Paris, 1899, 3 s., XLI, 50-88.

BARANTSEVICH. — *La peste. Symptomatologie et étiologie chez l'homme ; esquisse dans l'histoire de la médecine.* Th. de Moscou, 1898, 104, p. 8. J. Yefimoff, édit.

GALEOTTI ET POLVERINI. — *Osservazioni e note epidemiologiche, sulla recrudescenza della epidemia di peste bubbonica in Bombay nel* 1897-98. Tornio, 1898, 37 p. 8, chez Rosenberg et Sellier.

JOHNSTON. — Plague in the Hyderabad state : Haffkines antiplague fluid condemned. *Indian Med. Rec.*, Calcutta, 1899, XVI, 221-225.

SIRCAR. — An analesis of plague cases in Calcutta. *Indian Med. Rec.*, Calcutta, 1899, XVI, 225-228.

KASHKADAMOFF. — La peste dans l'Inde en 1896-98. *Bolnitsch. gaz. Bolkina*, Saint-Pétersbourg, 1898, IX, 2034, 2075, 2125, 2179, 2226.

OEFELE. — Der angebliche. Pestgott in Mesopotanien. *Allg. med. Cent. Ztg*, Berlin, 1899, LXVIII, 165.

PFEIFFER. — Ueber epidemiologische Erfahrungen bei der indischen Pest. *Deutsche med. Wochens.*, Leipzig et Berlin, 1899, XXV, Ver. Beil., 52.

STICKER. — Ueber die pest nach Erfahrungen in Bombay. *München. med. Wochensch.*, 1898, XLV, 11-16.

BIRWOOD. — The plague in Bombay. *J. Soc. Arts*, London, 1897-98, XLVI, 305-333.

HAFFKINE. — On the epidemic of Plague in Lower Damaun (Portuguese India) and on the effect of preventive inoculation there. *Indian med. Gaz.*, Calcutta, 1898, XXXIII, 7, 11.

The Plague in Bombay. *Lancet*, London, 1898, I, 682.

REGNIER. — La peste aux Indes et la préservation de l'Europe. *J. d'hyg.*, Paris, 1898, XXIII, 109-112.

SEUFELDER. — Die ältesten Pesttracte der Wiener Schule. *Wien. Klin.*, Rundschau, 1898, XII, 7, 25, 57.

LEVINE. — La peste à Anzob en 1898. *Wratch*, 6 févr. 1899.

Ueber die Beulenpest in Bombay in Jahre 1897, *gesammtbericht der von der Kaiserlichsen Akademie der Wissenschaften in Wien zum studium der Beulenpest nach Indien entsendeten Commission*, Teil II, B. in n° p. 229, 580, avec fig., Vienne, 1899.

(*La peste à Bombay en* 1897. Rapport de la commission autrichienne.)

EBSTEIN. — *Die Pest des Thukydides (die attische Seuche) ; eine geschichtlich. medicinische Studie*, in-8, 48 p., Stuttgart.

LEVINE. — La peste à Anzob en 1898. *Wratch.*, 6 fév. 1899.

VON KRAFFT-EBING. — *Zur Geschichte der Pest in Wien* 1349-1898, in-8, 50 p., Vienne, 1898.

WILM. — L'épidémie de peste de Hong-Kong. *Hygienische Rundschau*, 1897, pp. 217-234. Anal. par LANGLOIS in *Presse médicale*, 7 avril 1897, p. 160.

PROUST. — Epidémie de peste bubonique en Asie. *Acad. de méd.*, 26 janv. 1897.

LORTET. — A propos de la peste en Egypte. *Lyon médical*, 23 mars 1902, p. 463.

W. P. KACHVADIAMOW. — De la peste d'après les données récentes. *Bol. gaz.*, Botk. n°s. 3, 4, 5, 6, 7, 8; 1901.

P. G. ROSANOW. — De la peste de la fin du XIXe siècle ; son passé, présent et prochain avenir au point de vue de la météorologie. *Bol. gaz.*, Botk. n° 10. 1901.

CHAPITRE II

LE MICROBE DE LA PESTE

Pendant longtemps, on a attribué la propagation de la peste à mille causes diverses. La théorie contagioniste créée par Massaria luttait avec la théorie atmosphérique de Mercurialis et chacun conservait ses positions. Plus tard, les théories miasmatiques eurent leur heure de succès, mais ce n'est que depuis 1894 que, grâce aux recherches de Kitasato et de Yersin, nous connaissons réellement l'agent causal de la maladie, et nous pouvons approfondir et son action et ses diverses modalités.

Déjà, en 1657, le jésuite Athanase Kirchner avait reconnu que la peste était due à des animalcules qui, sous le microscope, lui apparaissaient comme de petits vers très mobiles, capables de répandre la contagion. Nous ne savons trop à quoi répondaient ces minuscules vers, mais il est certain que c'était tout autre chose que le bacille découvert par Kitasato et Yersin ; les instruments imparfaits du P. Kirchner ne lui permettaient guère les grossissements suffisants pour reconnaître ces délicats microorganismes.

Mais en 1894, au cours de l'épidémie qui sévissait à Hong-Kong, Kitasato et Yersin, travaillant chacun de leur côté et indépendamment l'un de l'autre, arrivèrent à découvrir à peu près en même temps l'élément pathogène de la peste. Sans doute, il y a entre les deux quelques vagues différences, mais assez peu marquées pour que l'on puisse identifier les deux espèces. La note de Yersin est du 30 juillet, tandis que celle de Kitasato est du 7, antérieure par conséquent de vingt-trois jours à la communication du médecin français, mais alors que Kitasato (1) s'est borné à quelques notes prénonitoires, Yersin (2) a continué ses recherches, étudié et approfondi les questions se rattachant au bacille pesteux, et c'est, en somme, à lui que nous sommes actuellement redevables de nos connaissances au sujet du bacille de la peste.

*
* *

Caractères morphologiques. — Ce microbe se présente à nous dans les préparations sous forme d'un petit cocco-bacille de 2 μ 1/2 sur 1 μ environ, court, trapu, à bouts arrondis. Les extrémités prennent la couleur d'une façon beaucoup plus intense que le centre, de telle sorte que le bacille présente une vacuole centrale, plus ou moins nette, visible surtout dans les préparations directes provenant d'organismes malades, et qui disparaît rapidement dans les cultures.

On la met bien en évidence en colorant bien les préparations avec une solution de thionine (violet de Lauth) phéniquée, suivant la formule de Nicolle, et en traitant ensuite, rapidement, par l'alcool absolu. Quelquefois, en plus de son alvéole, il paraît entouré d'une *sorte de capsule* (3).

Mais ce détail a été rarement constaté par les auteurs, qui ont cherché à contrôler les données de Zettnow.

Ni Abel (4), ni Klein (5), ni les diverses commissions qui ont étu-

(1) Kitasato, Notice on the bacillus of the bubonic plague. *Hong-Kong* et *The Lancet*, 1894, II, 428. Cf. Kitasato et Nikawaga. *Plague, Twentieth century*, XV, 325-352, 1898.

(2) Yersin, La peste bubonique à Hong-Kong. *Annales de l'Institut Pasteur*, 1894, VIII, 662. *Comptes rendus de l'Académie des sciences*, 1894, 30 juillet.

Cf. Netter, *la Peste et son Microbe*, un vol. in-18, Carré et Naud, 1900, et *Archives de médecine expérimentale*, janvier 1900.

(3) Zettnow, Beiträge zur Kenntniss des Bacillus der Bubonenpest. *Zeitschrift für Hygiene*, t. XXI, 1896.

(4) Abel, Zur Kenntniss des Pestbacillus. *Centralbl. für Bakter.*, XXI, 1897-1. Cf. *Zeitschrift für Hygiene*, janvier 1901.

(5) Klein, Ein Beitrag zur Morphologie des Pestbacillus. *Centralblatt für Bakter.*, XXI, 1897-1-897. Cf. Zur Kenntniss des Schiksols pathogenen Backterien in der beerdigten leike. *Centralbl. für Bakt.*, XXV, 1899.

dié la peste, soit aux Indes, soit en Chine, n'ont relevé cette capsule que, pour notre part, nous n'avons jamais retrouvée.

Dans l'organisme, ce bacille peut être localisé en certains points ou se propager avec une puissante généralisation. Yersin a pu, en parlant du suc de certains ganglions, employer l'expression de purée de microbes. C'est dans ces cas que l'on trouve les échantillons bacillaires les plus typiques, mais il n'en est pas toujours ainsi, et c'est parfois sur des préparations ne renfermant que de très rares éléments bactériens que l'on a à porter un diagnostic. C'est souvent difficile et l'on est alors obligé de recourir aux *cultures* et aux *inoculations*.

Il est d'ailleurs prudent de toujours les employer simultanément, car diverses bactéries, comme par exemple le *typhus murium*, certains paracoliques ou le *bacillus cascaroba* présentent des formes très voisines du cocco-bacille pesteux. Quelques-unes même de ces espèces, comme le bacille *typhi murium* ou le *bacillus cascaroba*, sont pathogènes pour les animaux de laboratoire, qui meurent en deux à quatre jours. Les cultures deviennent donc nécessaires.

Cultures. — Le bacille pesteux pousse bien sur tous les milieux de laboratoire, bouillon, gélose, sérum ou gélatine. Celle-ci n'est pas liquéfiée, et les colonies s'y développent sous forme de petites gouttes de cire à contours irrégulièrement irisés. De plus, la basse température à laquelle il faut maintenir ce milieu est encore un avantage en faveur du bacille de Yersin, mais cependant M. le professeur Calmette préfère ne pas employer la gélatine et la remplace couramment par la gélose.

Sur ce milieu, sans doute, le bacille ne possède pas de caractères bien nets. Les colonies, assez semblables à des gouttes de cire, sont, au début, nettement isolées et séparées, puis peu à peu se rapprochent, se confondent en une nappe blanche. Mais les isolements y sont encore faciles, et en ensemençant par stries successives on arrive à de bons résultats.

Mais le milieu de culture typique, celui où le bacille de Yersin se développe avec tous ses caractères, c'est le bouillon. Celui-ci reste clair, transparent, ne contenant que des flocons légers qui s'accumulent à la surface ou flottent comme des stalactites dans les couches supérieures du liquide pour tomber au fond du tube, dès que l'on imprime à celui-ci le moindre mouvement. Si l'on pratique un examen microscopique de ces flocons, on constate qu'ils sont formés par une réunion de chaînettes de petits bacilles, rappelant l'aspect des chaînettes de streptocoques. Quelquefois, des éléments, ayant conservé leur vacuole centrale et s'associant, par diplo-éléments, rappellent la forme en lunette, fréquente chez le bacille Cascaroba.

Si le *bouillon se trouble*, on a sûrement affaire à un autre élément que le bacille de Yersin, soit seul, soit associé à celui-ci. Mais dans ces cas fréquents d'association, il faut éliminer le second élément et identifier le bacille pesteux.

Lorsque l'on a des raisons de croire à la présence de celui-ci, et que l'on hésite seulement sur une identification complète, il peut être utile de recourir à la *méthode* enseignée par *Hankin et Leuman* (1).

Ces auteurs avaient constaté qu'au bout de quelques jours les cultures sur agar-agar présentent des formes d'involution spéciales, grosses masses arrondies, paraissant quelquefois ramifiées, et caractéristiques du bacille de Yersin. Ils ont cherché si l'on ne pouvait pas obtenir plus rapidement ces formes d'involution, et ont constaté qu'à l'étuve à 37° on les obtenait en 24 heures, en utilisant, au lieu de l'agar ordinaire des laboratoires, une gélose spéciale renfermant de 2,5 à 3,5 p. 100 de sel marin. Mais il est indispensable, avant d'ensemencer sur ce milieu-là, de faire d'abord une culture primitive sur agar ordinaire, car, si l'on ensemençait la gélose salée avec un produit direct de l'organisme, on n'obtiendrait qu'à grand' peine des cultures très floues et sans caractère précis.

Nous venons, en parlant des cultures sur milieu de Hankin, de noter comme température de culture 37°. C'est la température signalée par les auteurs, mais lorsqu'on recherche le bacille de Yersin sur les milieux ordinaires, gélose ou bouillon, cette température n'est pas nécessaire, et elle peut même être dangereuse ; l'optimum thermique pour le développement des cultures de peste serait,

(1) Hankin et Leuman, A method of rapidly identifying the microbe of bubonic plague. *Centralbl. für Bakter.*, XXII, 1897, II, 438.

d'après M. Calmette (1), de 28 à 30. On a d'ailleurs montré (2) que le *bacille de Yersin poussait encore, quoique avec un léger retard, à la température de la glacière.* C'est là un caractère différentiel d'avec les bactéries voisines ou associées, qui demandent pour se développer une température de 37°-38°.

Enfin, le dernier procédé d'identification consiste dans l'**inoculation aux animaux.** Tous les animaux de laboratoire sont susceptibles de se contaminer. Si on les classe par ordre de facilité, on aura la souris, le rat, le cobaye et le lapin. On aurait aussi réussi à contaminer d'autres animaux, mais le résultat serait moins constant (3). Seul, le singe, en dehors des animaux courants de laboratoire, est régulièrement contaminé (4).

L'animal de choix est la souris, qui, inoculée avec une culture virulente de bacille pesteux, meurt en 24-48 heures, et quelquefois moins, puisqu'en certains cas la mort survient en 12 et même 6 heures. Mais il se peut, en ces cas, que la mort soit due non plus à l'infection, mais à une intoxication due à l'hypertoxicité des produits employés. Le procédé le plus pratique pour inoculer les souris consiste à leur faire à la naissance de la queue une simple piqûre avec une aiguille chargée de substance infectante.

On peut provoquer chez elles la forme pneumonique primitive en leur frictionnant simplement les naseaux, sans leur faire aucune lésion, avec une boulette de coton ou un pinceau fin imprégné de cette substance infectante, qu'il s'agisse de pus, de crachats ou de fragments d'organes. Les rats, les cobayes et les lapins sont aussi très réceptifs, mais à un degré moindre. Il arrive assez souvent, chez eux, que l'infection généralisée, qui est la règle chez la souris, ne se produit pas, et la maladie revêt alors la forme ganglionnaire à laquelle nous sommes habitués chez l'homme. Dans ces cas, on ne

(1) Calmette, La peste bubonique et sa prophylaxie. *Congrès de Rotterdam de* 1901. Séance du 11 avril. Cf. *Janus*, 15 mai 1901.

(2) Netter, *Archives de médecine expérimentale*, janvier 1900.

(3) Devell, Ueber die Empfänglishkeit der Frösche für Infection mit Bubonenpest. — *Centralbl. f. Bakt.*, XXII, 12 octobre 1897.

(4) Zabotny et Wissokowiz, Recherches sur la peste bubonique. *Annales de l'Institut Pasteur*, 1897.

trouve rien dans les divers organes de l'animal ; seuls, ses glanglions et souvent sa rate sont engorgés, pleins de bacilles typiques. Il arrive d'ailleurs fréquemment, dans ces cas, que les animaux se remettent. Aussi, lorsqu'on veut étudier la virulence d'un échantillon pesteux, est-il essentiel de faire usage d'une culture récente, de 24 à 48 heures au plus. Passé ce délai, surtout si on laisse les cultures à l'étuve, la virulence baisse beaucoup.

Le passage aux animaux est aussi indispensable pour conserver la *virulence* du bacille. Si, en effet, on se contente de le repiquer de tube en tube sans passage par les animaux, il perd assez vite son pouvoir pathogène. Yersin a remarqué que, dans les cultures sur gélose, on voit apparaître des colonies de dimensions inégales. Les plus grosses colonies sont les moins virulentes. Elles se développent plus rapidement que les autres, et celles-ci venant à disparaître, on n'obtient plus, au bout de quelque temps, que des colonies peu virulentes ou même dénuées de virulence.

Nous avons dit tantôt que si l'on vient à inoculer un animal avec une culture trop active, on peut constater que sa mort survient par intoxication. C'est qu'en effet la plupart des auteurs s'accordent à reconnaître que les accidents de la peste sont à la fois d'*ordre infectieux et toxique* et sont d'avis que l'on doit faire la part de la diffusion du bacille par le sang et des poisons sécrétés.

A ceux-ci, on doit attribuer les accidents qui se produisent du côté du cœur ou des vaisseaux, les lésions viscérales et les hémorrhagies.

A Bombay, les membres de la commission allemande ont trouvé trois fœtus, ne renfermant pas de bacilles, et pourtant présentant des lésions très nettes. Cette toxine est contenue presque exclusivement dans les corps bactériens et on n'en trouve que quelques traces dans les milieux de cultures filtrés et débarrassés des bactéries. Calmette a essayé, en 1894, d'isoler des cultures en bouillon une substance soluble analogue aux toxines de la diphtérie ou du tétanos. Mais les résultats obtenus ne le satisfirent pas. Plus tard, Lustig et Galleoti (1) ont cherché à isoler les divers produits toxiques, dont

(1) Lustig et Galleoti, Versuch mit Pestshützimfungen. *Deutsche med. Wochensch.*, 1897.

ils ont fait la base de leur sérum préventif et curatif. Roux a isolé une toxine très active, et Markl (1) et les médecins allemands ont fait des recherches du même genre, mais leurs résultats n'ont pas encore atteint toute la précision scientifique désirable.

* * *

Le bacille pesteux bien établi, sa spécificité une fois admise, il nous reste à étudier les façons de procéder à **l'expertise et au diagnostic bactériologique.** Nous ne saurions ici mieux faire que d'emprunter quelques lignes à M. Netter et à M. Calmette, qui ont l'un et l'autre approfondi cette question.

S'il s'agit d'un sujet en vie, il conviendra de recueillir le suc d'un bubon à la période initiale et de faire porter l'examen sur les produits de celui-ci, et pour cela faire une ponction à la seringue de Pravaz stérilisée en plein tissu lymphatique. On devra en même temps examiner le sang provenant d'une piqûre à l'index, et ne pas négliger l'examen des produits de l'expectoration. Sur un cadavre on prendra les ganglions, on prélèvera des fragments du foie, de la rate, on recueillera le sang du cœur.

On n'oubliera pas que la recherche du bacille à l'autopsie est plus difficile que pendant la vie. Les bacilles se laissent mal colorer et sont déformés. Il est parfois impossible de les cultiver à partir du 4e jour. Il faut aussi compter souvent avec les infections mixtes ou secondaires.

En dépit des assertions de Wilm (2), il semble que l'examen des déjections, des urines, de la sueur, etc., ne fournisse aucun élément utile au diagnostic, à part, bien entendu, les cas spéciaux, où un ganglion iliaque ou mésentérique suppuré viendrait à s'ouvrir dans l'intestin ou dans la vessie, comme ce fut le cas pour le malade qui fait l'objet de notre observation III.

Enfin, on pourra contrôler les diagnostics par une double expérience de séro-réaction : l'une en essayant l'agglutination des bacilles

(1) Markl, Beitrag zur Kenntniss der Pesttoxine. — *Centralbl. f. Bakter.*, XXXIV, 1898.

(2) Wilm, A report on the epidemic of plague at Hong-Kong in the year 1896. *Indian medical Gazette*, avril, mai, juin, juillet 1897.

dans une culture authentique avec le sang du malade, l'autre en essayant d'agglutiner avec du sérum antipesteux une culture provenant du malade lui-même. Zabolotny (1) a démontré en effet que le sang des sujets convalescents de peste agglutine les bacilles dans les cultures. Pour lui, l'agglutination commencerait à se produire au cours de la deuxième semaine (1/10), devient plus manifeste au cours de la 3e semaine (1/25), et est très évidente au cours de la 4e (1/50).

Les cas les plus graves offriraient la propriété agglutinante la plus prononcée.

Ce n'est pas l'opinion de Markl (2) et des médecins de la mission allemande, qui ont repris ces recherches. Paltauf constata seulement que le sérum des animaux inoculés sous la peau ou dans les veines avec des cultures vivantes de bacilles pesteux agglutinait les cultures, mais il ne fit pas de mensuration.

La commission allemande constata que le sang des malades pesteux, du neuvième jour à la huitième semaine, agglutinait aussi. Sur 15 convalescents, 11 ont présenté la réaction d'agglutination, et 5 seulement à plus de 1/20. Aussi ne voient-ils aucun rapport entre l'intensité agglutinante et la gravité des cas. Dans le même ordre de faits, les recherches de Yersin ont montré que le sérum des chevaux fortement immunisés avait souvent des propriétés agglutinantes peu actives.

A Oporto, Vajedos a observé aussi l'agglutination dans un certain nombre de cas, mais l'irrégularité des résultats ne lui permet pas de se servir de l'agglutination pour le diagnostic de la peste comme pour celui de la fièvre typhoïde.

Markl a renversé l'expérience et s'est demandé si l'on pouvait se servir des propriétés agglutinantes du sérum des pestiférés pour reconnaître une culture de bacilles pesteux. Il employa dans ce but divers échantillons de bacilles pesteux et quatre espèces de sérum : un sérum de Roux, un sérum de Terni et deux sérums

(1) Zabolotny, Sur les propriétés agglutinantes du sérum dans la peste bubonique. *C. R. de la Société de biologie*, 1897.

(2) Markl, Agglutination du bacille pesteux. *Centr. für Bakter.*, 11-21 juin 1901, XXIX, 810.

obtenus par inoculation intraveineuse à des chevaux de culture sur agar ou sur bouillon de bacilles de peste.

Le sérum des chevaux agglutinait instantanément dans la proportion de 1 à 10, en une demi-heure dans la proportion de 1 à 50, et en une heure dans la proportion de 1 à 100.

Les sérums de Roux et de Terni n'agglutinaient point, même en la proportion de 1 à 1 au bout de deux heures.

Aussi les auteurs allemands concluent-ils que le séro-diagnostic n'a pas une valeur absolue. L'absence d'agglutination ne prouve pas que le malade n'a pas eu la peste. En revanche, une réaction positive a une réelle valeur, car les médecins allemands n'ont jamais vu d'agglutination se produire avec le sang d'individus n'ayant pas eu la peste.

Leuman, qui a repris ces recherches, est plus affirmatif. Selon lui, la réaction agglutinante peut apparaître dès le cinquième jour, et elle est d'autant plus marquée que la peste a été plus sérieuse. Les recherches, qui ont porté sur 40 cas, ont été 39 fois positives.

*
* *

Et maintenant, avant de terminer l'étude du bacille pesteux, une question nous reste à traiter, c'est celle de l'**identité du bacille.**

On admet en général que le bacille de Yersin et celui de Kitasato ne sont qu'un seul élément, et que les quelques différences relevées entre eux au moment de leur découverte simultanée ne constituent que des distinctions plus apparentes que réelles. Quelques auteurs même, tels que Kolle (1) et Abel (2) ont eu entre les mains des échantillons des deux provenances et n'ont pas établi entre eux de différenciation bien visible.

Au contraire, les auteurs japonais refusent d'admettre le bacille de Kitasato comme réellement pathogène. C'est ainsi que

(1) Kolle, Zur Bakteriologie der Beulenpest. *Deutsche med. Wochenschrift*, 1897.

(2) Abel, *loc. cit.*

Ayoama (1), Ogata (2) et Yamagiwa (3) ne veulent admettre comme légitime que le seul bacille de Yersin et rangent celui de Kitasato au nombre des parapesteux.

D'ailleurs, Kitasato lui-même s'oppose à l'identification des deux espèces et se base sur les caractères suivants : pour lui, son microbe est plus petit que celui de Yersin, rappelle davantage un diplocoque. Le microbe de Yersin n'a pas de capsule, est immobile et se décolore par le Gram, tandis que le sien, encapsulé et mobile, reste coloré par la méthode de Gram.

L'*aspect sur gélose* est très différent : au lieu de l'enduit crémeux que finissent par former les colonies confluentes du bacille de Yersin, le bacille de Kitasato rappelle assez exactement l'apparence des cultures de pneumocoque, avec de toutes petites colonies, isolées, ne dépassant pas le volume d'une tête d'épingle.

Le microbe de Kitasato trouble le bouillon et ne forme pas les stalactiques de celui de Yersin. Enfin, alors que celui-ci se développe dans le lait sans modifier ce milieu de culture, le bacille de Kitasato coagule le lait.

Au *point de vue pathogénétique* on relève une autre différence : le bacille de Kitasato produirait plutôt que celui de Yersin des phénomènes de septicémie ; tandis que Yersin ne trouve son microbe dans le sang que dans les cas graves, Kitasato y rencontre régulièrement le sien, et l'y rencontre encore trois et quatre semaines après la fin de la maladie.

Enfin, il est certain que depuis 1894 tous les auteurs, qui ont isolé le bacille de la peste, l'ont identifié avec celui de Yersin. La spécificité de celui-ci ne fait plus de doute, et si une discussion peut encore être ouverte, elle ne paraît pas devoir tourner à l'avantage du savant japonais.

*
* *

Nous allons essayer maintenant d'étudier le bacille pesteux, non plus en lui-même, mais dans ses rapports avec l'extérieur, et nous

(1) Ayoama, Mittheilungen ueber die Pestepidemie im Jahre 1894, in Hong-Kong. *Mitt. d. Med.* Facultät d. K. japanisches. Universitat zu Tokio, 1895.

(2) Ogata, Ueber die Pestepidemie in Formose. *Centralbl. f. Bakter.*, 24 juin 1897, i, XXI, 769.

(3) Yamagiwa, Ueber die Bubonenpest. *Arch. de Wirchow*, GIL.

occuper de sa **vitalité** et de sa **résistance aux agents de destruction.**

Des recherches très nombreuses ont été faites pour établir comment se comportait le bacille pesteux sous l'influence des causes les plus diverses : Gabritschewsky (1), Wladimiroff et Kressling (2), Kasansky (3), Abel (4), Toptschieff (5), Wilm (6), les commissions allemandes (7) et autrichiennes (8), Di Giaxa et Gozio (9), Lœffler, Baszarow (10), Mme Schultz (11) et surtout Kitasato et Yersin (12) ont poursuivi ces recherches, qui ont été complétées en dernier lieu par Yersin, Calmette et Borel (13).

Le bacille pesteux n'est exigeant ni au point de vue *température*, ni au point de vue *nourriture*. Tous les milieux lui conviennent, et

(1) GABRITSCHEWSKY, Contribution à la biologie du bacille de la peste. *Rev. d'hygiène*, 30 oct. 1898.

(2) WLADIMIROFF et KRESSLING, Zur Frage der Nährinedien für den Bacillus der Bubonenpest, und sein Verhalten zu niederen Temperaturgraden. *Deuts. med. Wochensch.*, 1897.

(3) KASANSKY, Die Einwirkung der Winterkalte auf die Pest und Diphterie Bacillen. *Cent. für Bakter.*, 10 février 1899.

(4) ABEL, *loc. cit.*

(5) TOPTSCHIEFF, Beiträge zur Einfluss der Temperatur auf die Mikroben der Beulenpest. *Centralbl. f. Bakteriologie*, 6 mai 1898.

(6) WILM, *Indian medical Gazette*, 1897, *loc. cit.*

(7) *Bericht über die Thaligkeit der zur Erforschung der Pest in Jahre* 1899, *nach Indian endsandten Kommission.*

(8) *Gessammtericht der vonb kaiserlichen Akademie der Wissenschaften in Wien zum studium der Beulenpest nach Indian endsandten Commission. Ueber das Beulenpest in Bombay im Jahre* 1897.

(9) DI GIAXA et GOZIO, Ricerche sul bacillo della peste bubbonica in rapporto alla profilassi. *Annali d'hygiene sperimentali*, VII, 1897.

(10) BASZAROW, La peste pneumonique. *Annales de l'Institut Pasteur*, 1899.

(11) Mme SCHULTZ, De l'action des antiseptiques sur le *Bacillus pestis hominis* et de la désinfection des effets et des locaux contaminés par la peste bubonique. *Arch. Sc. biologiques*, 1858, VI. — Cf. Ueber die Einwirkung der antiseptica auf den Bacillus pestis hominis und die Desinfektion von gegenstaüden und geschlossenen Raümen bei Bubonenpest. *Centralbl. f. Bakter.*, Ialt, 1898, XXIII, 594, 598.

(12) YERSIN, Sur la peste de Hong-Kong. *C. R. Acad. sciences*, 30 juillet 1894. La peste bubonique à Hong-Kong. *Annales de l'Inst. Pasteur*, 1894, VIII, 662. — Sur la peste bubonique. *Annales de l'Inst. Pasteur*, 1897, 81. — Rapport sur la peste aux Indes. *Archives de médecine navale*, 1897.

(13) YERSIN, CALMETTE et BOREL, La peste bubonique. *Annales de l'Institut Pasteur*, 1899.

nous avons déjà dit que son développement se fait aux températures les plus variées.

Bien qu'il paraisse frêle, sans spore, destiné par conséquent à périr facilement, il vit très longtemps, conservé à l'abri de la *lumière* et de la *dessiccation*. Gabritschewsky l'a trouvé encore vivant après deux ans de conservation dans une armoire obscure. Le sang du cœur, conservé en tube scellé, était encore actif après cinq mois, et il y avait encore des bacilles vivants dans le pus d'un cobaye mort de la peste et conservé dans les mêmes conditions. Une culture de deux ans, en tube scellé, s'est montrée encore virulente. Il est vrai qu'au lieu de succomber en 24 heures, une souris a mis un mois à mourir, mais l'activité régénérée, la culture avait conservé toutes ses propriétés.

Mais ces conservations prolongées ne sont possibles qu'à la condition de se faire dans l'obscurité, car la lumière solaire exerce sur le bacille de la peste la même influence nocive que sur la plupart des bactéries.

Pour Kitasato, il suffit de quelques heures pour stériliser une culture exposée aux rayons solaires. Pour arriver au même résultat, Wilm demande quatre heures. Pour Abel, quand les bacilles sont en couche mince, une heure suffit, il faut jusqu'à 7 heures et demie quand ils sont en couche plus épaisse.

Di Giaxa et Gozio ont recherché la stérilisation non plus seulement sur lames de verre, mais aussi sur diverses étoffes, et ils ont constaté que si, sur lame de verre, 2 heures à 3 heures et demie suffisent, il faut beaucoup plus de temps quand on expose à la lumière solaire des fragments de toile ou de coton imprégnés de bacilles. En 12 heures, il arrive à stériliser une toile simple, mais si on la plie en deux, il y a encore des bacilles vivants après 18 heures.

Ainsi donc, l'*exposition à l'air et à la lumière*, pratiquée par les Vénitiens dès 1484, était une bonne précaution, mais si elle était suffisante quand cette exposition durait 40 jours, elle ne serait plus guère pratique aujourd'hui. Heureusement que l'arsenal prophylactique est mieux outillé qu'il y a cinq siècles.

A côté de la lumière se trouve un agent de destruction puissant pour le bacille pesteux : *la dessiccation*. On sait combien elle est défavorable aux organismes dépourvus de spore : la peste n'échappe pas à cette loi, et l'influence de la dessiccation est presque aussi active que celle de la lumière.

Kitasato, à Hong-Kong, étale et laisse sécher du suc de bubons pesteux sur des lames de verre. Au bout de 30 heures, il obtient encore des cultures. Le 4e jour, la stérilisation est complète. Wilm reprend ces expériences, et constate qu'il n'y a plus de développement après 4 jours et demi.

Les membres de la mission allemande ont répété à Bombay ces essais, en les multipliant. Ils ont fait porter leurs essais sur du sang, du pus, des crachats, des cultures, des fragments d'organes. Ils ont pris comme support du verre, du bois, du coton, du papier, etc. Ils ont assez souvent obtenu une survie de 6 jours et une seule fois 8 jours.

Mais à Bombay comme à Hong-Kong un facteur s'ajoutait à la dessiccation, c'est la chaleur. Toutes les expériences de Wilm, de Kitasato et de la commission allemande furent faites par des températures de 28° à 30°. Abel les reprit, en Europe, avec une température de 16° à 20°, et les résultats se modifièrent un peu. Sur lames de verre, les bacilles vivent encore après 6, 9 et même 14 jours. Sur du linge, la survie atteint 30 et 60 jours. De Giaxa et Gozio, Eduardo Germano arrivent au même résultat. Forster et Lœffler obtiennent également des survies de 45 et 56 jours. Ces résultats s'expliqueraient, au dire de M. Netter, par ce fait que la dessiccation est d'autant plus défavorable au bacille qu'elle se fait plus rapidement.

Enfin, comme extrême limite sur la vitalité des bacilles contenue dans de la pulpe de rate desséchée dans le vide et à la température ordinaire, Baszarow aurait obtenu une survie variant de 12 à 38 jours.

La résistance à la dessiccation est donc fonction non seulement du temps, non seulement de la température, mais encore du support. Les corps poreux, tissus, bois, etc., sont plus favorables au bacille que les corps compacts comme le verre et les métaux.

La constatation en avait déjà été faite par Massaria, dans son *Liber de febre pestilentiali*, en 1556, dans lequel il établit deux listes des objets qui sont susceptibles de contaminer, et de ceux qui ne sont pas capables de propager la contagion.

Nous avons vu que la température modifiait l'influence de la dessiccation vis-à-vis du bacille pesteux. Voyons donc maintenant comment se comporte celui-ci vis-à-vis des différentes températures auxquelles il peut être soumis.

Le bacille pesteux se montre assez rustique, eu égard aux *basses températures*. A Saint-Pétersbourg, Wladimiroff et Kressling l'ont vu résister, même après congélation, à des températures de 0 à 20°. Kasonsky a renouvelé ces expériences en conservant pendant 4 mois, hors de la fenêtre de son laboratoire, des cultures ainsi soumises à des températures variant de — 2° à — 33°.

Elles ont résisté à ces températures, ne présentant qu'une légère diminution de leur virulence.

Au contraire, le bacille pesteux résiste mal aux *températures élevées*. Kitasato l'a vu mourir au bout de 30 minutes à 60°. Yersin, au bout d'une heure, à 58°.

Abel a trouvé qu'il suffisait d'une minute à 100°, de 5 minutes à 80°, de 10 minutes à 70°, d'une demi-heure à 1 heure à 60°. Toptschieff trouve des chiffres encore plus probants. Il lui suffit, pour empêcher tout développement, de 4 à 8 minutes à 58°, de 15 à 30 minutes à 54°, de 2 à 4 heures à 40°.

On comprend, dès lors, que certaines espèces poussent mal et même pas du tout à 37°-38°, et que l'optimum pour le bacille pesteux descende à 25°-30°.

Voyons maintenant comment se comporte le bacille de Yersin vis-à-vis des *désinfectants*. Tous les auteurs, qui se sont occupés de la vitalité de ce bacille, ont étudié aussi sa résistance aux antiseptiques. Mais c'est Mme Schultz et la commission allemande qui ont fait les recherches les plus approfondies.

Nous ne saurions mieux faire que d'emprunter le tableau suivant au rapport de la commission allemande, où elle a résumé ses expériences.

		Nombre de minutes nécessaires pour détruire le bacille
Acide phénique	5 p. 100	1
—	1 p. 100	10
Lysol	2,5 p. 100	1
—	1 p. 100	5

Sublimé	1 p. 100	Destruction immédiate.
Chlorure de chaux	1 p. 100	15
Chaux vive	1 p. 100	30
Lait de chaux	Mélange en quantité égale avec les selles	60
Savon noir.	1 p. 100	? plus d'une heure
—	3 p. 100	30
Acide sulfurique	1 p. 2000	5
Acide chlorhydrique . . .	1 p. 1000	30
Acide acétique	1 p. 200	? plus d'une heure
Acide lactique	1 p. 1000	? plus d'une demi-heure

Mme Schultz a aussi constaté que le sublimé était l'antiseptique de choix à 1 p. 1000; à cette dose, le bacille pesteux est sûrement détruit en 1 ou 2 minutes. A 1/2000 les résultats ne seraient déjà plus constants. Mais si, au lieu d'une solution simple, on emploie une solution acidulée par l'acide chlorhydrique, la puissance antiseptique est bien augmentée, et le bacille est détruit en 2 minutes avec une solution à 1/20000.

Tout en reconnaissant à l'acide phénique et à la chaux un pouvoir antiseptique considérable, les auteurs ne sont pas absolument d'accord sur leur valeur.

Mais les discussions sont encore plus vives au sujet de l'aldéhyde formique. Tandis que les uns ne l'admettent que comme désinfectant de surface à action très limitée (Di Giaxa et Gozio), Mme Schultz affirme que, sous forme de gaz et en prolongeant suffisamment son action, la formaldéhyde devient un désinfectant précieux. Valagussa (1) partage cet avis, mais à condition d'avoir un générateur de gaz installé dans certaines conditions. Enfin, le même auteur a expérimenté la fumée de bois mouillé, qui lui aurait donné de bons résultats.

En somme, on le voit, le bacille pesteux ne résiste pas beaucoup aux désinfectants, et la stérilisation des objets contaminés peut facilement être réalisée. D'autre part, comme le fait remarquer M. le professeur Proust, le nombre des subtances et objets exposés réellement à la souillure par le bacille de la peste n'est sans doute pas

(1) VALAGUSSA, Il fumo di legna et la formaldeide gassosa quali mezzi pratica per la desinfezione degli ambitanti. *Ann. d'hygiene sperim.*, 1897.

très grand, et la désinfection de la plupart d'entre eux pourra être réalisée facilement et à peu de frais.

Nous n'étudierons pas ici les conditions de résistance du bacille de Yersin dans *l'air* ou dans *l'eau*. Cette étude sera, nous semble-t-il, mieux à sa place dans le chapitre qui traite des moyens de propagation de la peste, et c'est là que nous verrons combien de temps, et dans quelles conditions le microbe de la peste peut vivre dans le sol, et s'il y a réellement lieu de redouter autant qu'au Moyen Age les exhumations et même la simple ouverture des tombes de pestiférés, et quelle foi il faut attribuer aux récits qui font remonter nombre d'épidémies aux bouleversements opérés dans un cimetière. Nous verrons en même temps à quelles causes il convient de rapporter la présence de ces bactéries dans le sol, le danger qu'elles font courir, et nous nous demanderons s'il y a moyen de les faire disparaître ou, tout au moins, d'en diminuer considérablement le nombre, diminuant d'autant les diverses chances d'infection.

* * *

Il nous reste encore, avant d'en finir avec le bacille pesteux, à étudier un point de sa biologie dans son action sur l'organisme, non plus au point de vue des troubles pathologiques qu'il y cause, mais dans son **action sur la composition du sang**. Les recherches de Bordet (1), d'Ehrlich (2), et Morgenroth (3), de Madsen (4), de Bulloch et Hunter (5), de Weingeroff (6), de Neisser et Wechs-

(1) Bordet, Sur l'agglutination et la dissolution des globules rouges par le sérum d'animaux injectés de sang défibriné. *Ann. Inst. Past.*, 1898, XII.

Agglutination et dissolution des globules rouges par le sérum. *Annales Inst. Past.*, 1899, XIII.

(2) Ehrlich, Gesellschaft der Charité. *Ærzte Sitzung* vom 3 febr. 1898.

(3) Ehrlich et Morgenroth, Zur Theorie der Lysinwirkung. *Berl. klin. Woch.*, 1899, I. — Ueber Hämolysine, *ibid.*, 1899, n° 22 ; 1900, n° 21.

(4) Madsen, Ueber Tetanolysin. *Zeitsch. für Hygiene*, Bd. XII, 1899. — Ueber Heilversuch im Reagenglase, *ibid.*, Bd. XXXII, 1899.

(5) Bulloch et Hunter, Ueber Pyocyanolysin, eine hämolytische Substanz in Kulturen des Bacterium pyocyaneum. *Central. f. Bakt.*, 1900, XXVIII, 25.

(6) Weingeroff, Zur Kenntniss des Hämolysins des Bacillus pyocyaneus. *Central. f. Bakter.*, XXIX, 1901, n° 20.

berg (1), de Lubenau (2), de E. et P. Lévy (3), ont appelé l'attention sur les hémolysines bactériennes. Ayant eu à constater une déglobulisation intense dans le sang de plusieurs de nos malades, nous nous sommes demandé si, *in vitro*, le bacille de Yersin possédait un pouvoir hématolytique notable. Notre excellent ami le docteur Raybaud a bien voulu nous aider dans cette recherche, et a déjà présenté à la *Réunion de biologie* de Marseille une première note sur nos recherches (4). Voici quels furent nos essais, et les résultats que nous avons obtenus.

Nous avons employé pour nos recherches un bouillon préparé avec 20 grammes de peptone Defresne et 7 grammes de sel marin pour un litre d'eau. Nous l'avons neutralisé en dosant l'acidité totale avec la phénolphtaléine comme réactif, et en neutralisant avec la solution de soude la moitié seulement de cette acidité. Nous avons ainsi obtenu une solution absolument neutre au papier de tournesol, et assez favorable à la culture du bacille de Yersin. Ce bouillon ne possède pas de propriétés hémolysantes ; les tubes témoins de bouillon stérile, additionnés d'une goutte de sang, n'ont pas été teintés par l'hémoglobine.

Nous nous sommes servis d'une émulsion de globules du sang de lapin, lavés dans une solution salée isotonique, suivant la méthode indiquée par Pagniez (5).

Nos recherches ont porté sur des cultures de peste datant de 1 à 15 jours. Nous avons employé des cultures de deux provenances distinctes, les unes provenant des organes d'un rat pesteux pris à bord du *Laos* pendant sa quarantaine au Frioul en 1901, les autres isolés du pus d'un bubon d'un des malades de ce navire soigné au

(1) Neisser et Wechsberg, Ueber das Staphyloloxin. *Zeits. f. Hygiene*, XXXVI, 1901.

(2) Lubenau, Hämolitische Fähigkeit einzelner pathogener Schizomyceten, *Cent. für Bakt.*, Bd XXX, 1901, n°s 9 et 10.

(3) E. et P. Levy, Ueber das Hämolysin des Typhusbacillus. *Centralbl. f. Bakter.*, XXX, 1901, n° 10.

(4) Cf. Raybaud et Pellissier, Sur le pouvoir hématolytique *in vitro* du bacille pesteux. *Réunion biol. de Marseille*, 27 mai 1902. *C. R. S. biol.*, n° du 6 juin 1902.

(5) Pagniez, *Action de quelques liquides normaux et pathologiques de l'organisme sur le globule rouge*. Th. Paris, 1902, p. 15.

lazaret de Ratoneau. Ces cultures étaient virulentes lors de leur isolement, mais depuis qu'elles sont conservées au laboratoire, elles ont perdu toute virulence.

Nous avons préparé des tubes contenant 5 centimètres cubes de culture pesteuse, et nous les avons additionnés d'une goutte de sang (16 gouttes au cmc.). Après avoir été laissés 2 heures à l'étuve à 36°, ces tubes étaient centrifugés et les résultats étaient notés. Nous avons ainsi constaté que ces cultures ne possédaient qu'un pouvoir hématolytique très faible, et variable suivant la provenance des cultures.

Avec les cultures provenant des organes du rat, nous n'avons constaté une légère coloration rosée que dans les bouillons ensemencés depuis 9 et 10 jours. Avec les cultures provenant du pus du bubon humain, cette coloration existait dans les bouillons ensemencés depuis 6 jusqu'à 13 jours, avec maximum au 10ᵉ jour.

Il semble donc que les cultures en bouillon du bacille de la peste ne contiennent qu'une très faible quantité d'hémolysine; que cette substance est produite en quantité variable, suivant la provenance des cultures; que c'est au 10ᵉ jour de développement de la culture qu'il en existe le plus.

Ce résultat venait à l'encontre de nos prévisions. Mais peut-être le degré de virulence des bacilles est-il en rapport avec la production de cette pestolysine.

Enfin, d'autre part, Deutman (1) a montré que, sous l'influence du sérum antipesteux, les bacilles étaient détruits et en quelque sorte dissous.

Mais le bacille de Yersin n'est pas le seul que l'on rencontre chez les malades atteints de peste, et on a souvent affaire à une flore si disparate que les membres de la Commission allemande en sont venus à admettre un certain polymorphisme du bacille pesteux. Nous ne saurions admettre ce polymorphisme, en dehors, bien entendu, des formes d'involution que présentent les cultures âgées, sur agar surtout ou sur le milieu de Hankin et Leuman, où l'on ne

(1) DEUTMAN, *La Peste*, Th. Amsterdam, 1900.
Cf. BORDET, Les sérums hémolytiques, leurs antitoxines et les théories des sérums cytolytiques. *Ann. de l'Inst. Past.*, 1898.

trouve qu'une modification morphologique essentiellement transitoire et si peu accusée que nous ne croyons pas, d'accord en cela avec M. Calmette, que l'on puisse se baser sur ces formes d'involution pour accorder au bacille pesteux le droit au polymorphisme.

D'ailleurs, tous les auteurs, qui ont étudié la bactériologie de la peste, sont d'accord pour reconnaître au bacille de Yersin des caractères fondamentaux immuables. Mais, à côté de ce bacille spécifique, vient se greffer toute une série de saprophytes, bactéries courantes le plus souvent, espèces rares quelquefois, qui peuvent plus ou moins gêner un examen, ou même en imposer parfois pour des infections spéciales.

Ces infections secondaires et ces associations bactériennes ne sont pas rares. Nous les avons rencontrées pour notre part dans plusieurs de nos cas. Nos observations III et XXXIV, entre autres, en présentent d'intéressants exemples. Dans le cas de notre observation III, D. B., nous avons eu affaire à un bacille chromogène rappelant le pyocyanique, que nous n'avons pu exactement identifier et dont nous n'avons pu trouver la porte d'entrée. Il en est de même de notre observation XXXIV, Andrea Z., où nous avons trouvé dans les poumons et jusque dans les ganglions mésentériques un petit diplocoque.

Ces associations bactériennes surviennent quelquefois au cours d'une suppuration. C'est ainsi que, dans le pus d'un ganglion, on a trouvé du streptocoque ou du staphylocoque, à côté ou même à la place du bacille de Yersin, qu'un premier examen avait pourtant décelé. D'autre part. Ayoama aurait très fréquemment rencontré un petit streptocoque dans le sang des pestiférés, restant coloré par le Gram, et très rarement le bacille de Yersin. Mais quelle est la porte d'entrée de ces germes associés? Bien souvent on la recherche en vain, et l'on est obligé de constater que, si le germe secondaire est là, on ne sait comment il y est venu.

BIBLIOGRAPHIE

Schultz (Nadeschda Karlowna). — Ueber die Einvirkung der antiseptica auf der pestis hominis und die Desinfektion von gegenständen und geschlossenen Raümen bein Bubonenpest. *Centralb. f. Bacter.*, 1 abt. Iena, 1898, XXIII, 594-598.

Rappoport. — De l'effet du dessèchement à des températures variables sur la vitalité des bacilles pesteux. *Voyenno. med. J.*, Saint-Pétersb., 1898, CXCI, med. spec. pt. 1303-1310.

Toptschieff. — Beitrag zum Einfluss der Temperatur auf die Mikroben der Bubonenpest. *Centralb. f. Bakter.*, 1 abt. Iena, 1898, XXIII, 730-735.

Cochrane. — Some notes on the plague. *St. Barth. Hosp. J.*, London, 1897, 8 v. 88-92.

Sticker. — Ueber die Austeckungsgefahren in der Pest. *Wien. Klin.*, Kundschau, 1898, XII, 149-166.

Drosdovski. — Sur l'effet de l'eau de boisson de composition chimique variable sur la toxicité du bacille de la peste. *Wracht*, St-Pétersb., 98, XIX, 64-66.

London. — Les oiseaux sont-ils sujets à l'infection par la peste bubonique. *Arch. biol. nank.*, Saint-Pétersb., 1897-1898, VI, 66-69.

Koch. — Ueber die Verbreitung der Bubonenpest. *Deutsche med. Wochensch.*, Leipzig und Berlin, 1898, XXIV, 437-439; et *Münschen. med. Wochensch.*, 1898, XIV, 911-913.

Vitality of plague bacillus in water. *Proc. san. com. Madras*, 1897, 268.

Niven. — The plague in Calcutta and how to diagnostically test it. *Indian med. Rec.*, Calcutta, 1898, XIV, 483.

Yokote. — Ueber die Lebensdauer der Pestbacillen in der beerdigten Thierleiche. *Centralb. f. Bakter.*, 1 abt. Jena, 1898, XXIII, 1030-33.

Von Schulenburg. — Die Pestlöcher. Verhandl. d. *Berl. Gesellsch. f. Anhrop.*, 1898-99.

Nedrigailoff. — Bacteriologie de la Peste. *Trudi Kharkovsk. med. Obsh.* (1897), 1898, II, 231-244.

Gozio et Bizinelli. — Sul ricambio del B. della peste bubbonica in terreno glucosato. *Rev. d'hyg. et san. pub.*, Torino, 1898, IX, 47-53.

Critzmann. — La peste bovine et la peste bubonique d'après les travaux du Dr Koch. *Ann. d'hyg.*, Paris, 1899, 3. s., XLI, 29-39.

Hochecorne. — Alcune considerazioni relative alla peste bubbonica. *Clin. di Vienna*, Napoli, 1898, XV, 325-334.

Action of gaseous desinfectants on the plague bacillus. *Brit. med. J.*, London, 1899, 433-435.

Federici. — Sull' influenza che exercita la sostanza tossica estratta dai bacilli virulenti della peste bubonica sopra gli elementi cellulari di differenti organi. *Sperimentale Arch. di biol.*, Farenze, 1898, LII, 308-319.

Wetzel. — Ueber die Pest. *München. med. Wochensch.*, 1899, XLVI, 185-223.

Polverini. — Sur le pouvoir agglutinant du sérum des pestiférés et des animaux inoculés et valeur diagnostique. *Rivista crit. di clin. med.*, 7 décembre 1901.

Bordet. — Sur l'agglutination et la dissolution des globules rouges par le sérum d'animaux injectés de sang défibriné. *Ann. Inst. Past.*, 1898, t. XII..

Bordet. — Agglutination et dissolution des globules rouges par le sérum *Ann. Inst. Past.*, 1899, t. XIII.

Ehrlich und Morgenroth. — Zur Theorie der Lysinwirkung. *Berl. klin. Wochensch.*, 1899, n° 1.

— Ueber Hämolysine. *Ibid.* 1899, n° 22, 1900, n° 21.

MADSEN. — Ueber Tetanolysin. *Zeitsch. f. Hygiene*, Bd XXXII, 1899.
— Ueber Heilversuch im Reagenglase. *Zeitsch. f. Hygiene*, Bd XXXII, 1899.
KASANSKY. — Die Einwirkung der Winterkälte auf die Pest und Diphterie bacillen. *Centralbl. f. Bakteriol.*, 10 fév. 1899. (Influence du froid hivernal sur les bacilles de la peste et de la diphtérie.)
EHRLICH. — Gesellschaft der Charite. *Aerzte Sitzung*, vom 3 Febr. 1898.
BULLOCH und HUNTER. — Ueber Pyocyanolysine, eine hämolytische substanz in Kulturen des Bacterium pyocyaneum. *Centralbl. f. Bakt.*, Bd XXVIII, 1900, n° 25.
WEINGEROFF. — Zur Kenntniss des Hämolysin des Bacillus pyocyaneus. *Centralbl. f. Bakt.*, Bd XXIX, 1901, n° 20.
NEISSER und WECHSBERG. — Ueber das Staphylotoxin. *Zeitsch. f. Hygiene*, Bd XXXVI, 1901.
LUBENAU. — Hämolitische Fähigkeit einzelner pathogener Schizomyceten. *Centralbl. f. Bakt.*, Bd XXX, 1901, n°s 9 et 10.
E. und P. LEVY. — Ueber das Hämolysin des Typhus bacillus. *Centralb. f. Bakt.*, Bd XXX, 1901, n° 10.
RAYBAUD et PELLISSIER. — Sur le pouvoir hématolytique *in vitro* du bacille pesteux. *Réunion biologique de Marseille*, 27 mai 1902. *C. R. S. Biol.*, 1902.
YERSIN. — La peste à Hong-Kong. *Annales de l'Institut Pasteur*, 1894.
ZABOLOTNY. — Sur les propriétés agglutinantes du sérum dans la peste bubonique. *C. R. de la Société de Biologie*, 1897.
CALMETTE et BOREL. — La peste bubonique. *Annales de l'Institut Pasteur*, 1895, IX, 589.
METSCHNIKOFF. — Sur la peste bubonique. *Annales de l'Inst. Pasteur*, 1897, 738-752.
NETTER. — *La peste et son microbe*, Paris, 1900 ; et *Semaine médicale*, 1899, 127.
NETTER. — Le microbe de la peste. *Archives de médecine expérimentale*, janvier 1900.
YERSIN. — *Comptes rendus de l'Académie des sciences*, 30 juin 1894.
ABEL. — Zur Kenntniss der Pest bacillus. *Cent. f. Bakt.*, XXI.
KLEIN. — Zür Kenntniss der Schiksals pathogenen bakterein in den beerdigten leike. *Cent. f. Bakt.*, XXV, 1899.
KOCH. — *Reiseberichte über Rinderpest, Bubonenpest*, etc., 1896.
WLADIMIROFF et KRESSLING. — Zur Frage der Nährmedien für den Bacillus der Bubonenpest und sein Verhalten Zu niederen Graden *Deutsch. med. Voch.*, 1897.
MARKL. — Agglutination du bacille pesteux. *Cent. f. Bakt.*, 11 juin 1901, XXIX, 21 ; et in *Pres. med.*, 1er janvier 1902.
LUSTIG et GALEOTTI. — Intorno l'azione del nucleoproteïde estratto dei Bacilli della peste bubbonica sul systema circolatorio (Sperimentale). *Arch. de Biolog.*, Firenze, 1898, LII, 5, 15.
GABRITCHEWSKY. — Contribution à la Biologie du bacille de la peste. *Revue d'hygiène*, 30 octobre 1898.
HANKIN et LEUMANN. — A Method of rapidly identifying the microbe of plague. *Cent. für. Bakter.*, 1897.
KITASATO. — The bacillus of the bubonic plague. *The Lancet*, 1894.
KITASATO et NIKAWAGA. — *Plague, Twentieth century*, XV.
LEUMANN. — Leaves from my plague note-book. *Ind. med. Gaz.*, 1898.
LEWIN. — Observations sur plusieurs cas de peste. *Wracht*, Saint-Pétersbourg, 1898, XIX, 613-617.

CHAPITRE III

MODES D'INFECTION ET MODALITÉS CLINIQUES DE LA PESTE

Fracastor, cité par M. Proust (1), admet trois modes de transmission, qu'il range d'après la fréquence qu'il leur accorde : le premier consiste dans la communication de la maladie par le seul contact des pestiférés ; le second résulte de l'action des semences de peste conservées dans des hardes, des vêtements, des bois, etc. ; enfin, le troisième a lieu par l'intermédiaire de l'air.

Nous allons rapidement jeter un regard sur ces divers modes de transmission, et nous verrons que, si quelques-unes des théories de Fracastor sont admissibles, la découverte du bacille pesteux et de ses propriétés en a ruiné d'autres, et que de nouvelles idées sont sorties de ces connaissances.

Yersin a éclairé d'un jour tout nouveau la transmission de la peste en publiant le résultat de ses recherches sur le bacille pesteux et ses conditions de vitalité et de virulence. Il a permis ainsi d'établir, d'une façon exacte, les lois du contage et les conditions dans lesquelles il peut se produire.

*
* *

Pendant longtemps on a nié la **contagiosité de la peste**, que l'on considérait comme uniquement épidémique, à tel point que l'on admettait une incubation pouvant aller par exemple à 48 jours,

(1) Proust, *Défense de l'Europe contre la Peste*, VII, 159. Cf. Fracastor, *Traité de la Peste*, 1580.

comme dans le cas du médecin Germain, qui, parti d'Acre le 12 avril, est tombé malade le 30 mai 1765, après avoir soigné tout le temps de la traversée les cas de peste qui se produisirent à bord (1).

Pourtant Massaria, décrivant l'épidémie qui ravagea Vicence en 1577 et 1578, avait déjà soutenu les théories contagionistes, et fait adopter par les autorités de Vicence un ensemble de mesures qui contribuèrent à enrayer l'épidémie. Mais combattues par Mercurialis, qui représentait la principale autorité médicale de l'époque, et qui ne voulait voir dans la peste que la conséquence de troubles atmosphériques, ces théories contagionistes furent bientôt oubliées, et c'est seulement en 1846 que Prus les reprit dans son rapport à l'Académie. Et encore ses conclusions ne furent-elles pas admises par tous, puisque Dubois d'Amiens ne voulait considérer comme cas probants que ceux où la peste atteignait des personnes ne venant pas de localités contaminées, quelle qu'ait été d'ailleurs la durée du voyage.

Actuellement, la contagion n'est plus douteuse pour personne : assez de faits l'ont malheureusement prouvée, tandis qu'au contraire on constatait aussi que ceux qui s'isolaient complètement, sans rapport avec les malades, traversaient indemnes les plus violentes épidémies comme celle de Marseille en 1720, celle de Moscou en 1771 et celle d'Égypte en 1834-35. Et nous verrons plus loin (chap. VI) comment l'isolement dans les lazarets des navires pestiférés a suffi, depuis 1720, pour éteindre toutes les petites épidémies importées par eux dans les ports de France.

Mais, maintenant que la contagion est admise et prouvée, nous allons voir par *quels véhicules elle se transmet*. Et pour cela, reprenons une à une les trois propositions de Fracastor.

C'est Fracastor qui, le premier, vers le milieu du XVIe siècle, émit la théorie que la peste se propageait par contact, mais en 1720 une réaction puissante se produisit, dirigée par Chicoyneau, Verny et Didier, qui voulaient s'en tenir uniquement à la transmission par l'air.

En 1771, pendant la peste de Moscou, nouvelle réaction, et Mer-

(1) On comprendra que nous ne puissions citer ici toutes les observations *in extenso*. Nous renvoyons pour cela au mémoire présenté, en 1846, par Prus à l'Académie de médecine sur *la Peste et les Quarantaines* et à l'ouvrage de M. le Pr Proust que nous avons déjà cité.

tens, Orrœus et Samoïlowitz déclarent que la propagation ne peut pas se faire par l'air et qu'elle exige le contact médiat ou immédiat avec un pestiféré.

Enfin, en 1835, pendant l'épidémie d'Égypte, Brayer, Cholet, Aubert-Roche et Clot-Bey, devenant plus éclectiques, admirent que l'une et l'autre théorie sont possibles, et que le contact et l'air étaient tous deux susceptibles d'action.

Mais, si nous remarquons que l'on ne connaissait pas alors l'action des insectes comme véhicule du contage, nous voyons bien diminuer le nombre des cas où l'on devait admettre le rôle de l'air.

Pendant la petite épidémie de laboratoire qui s'est produite à Vienne en 1898, il est, semble-t-il, difficile d'admettre que la contagion ne se soit pas faite par contact direct.

Un autre procédé et une preuve d'infection par contact direct, c'est l'*inoculation directe des produits d'un malade à un homme sain*. Or, le martyrologe est long de ceux qui, par accident ou par dévouement scientifique, ont succombé à une infection de ce genre, depuis White qui, en 1802, se contamina avec du pus de bubon pesteux, jusqu'au malheureux Camera Pestana qui, à Oporto, succomba après s'être infecté en pratiquant une autopsie, en passant par Ishygami, à Hong-Kong en 98 ; Manser, à Bombay en 97 ; Muller, à Vienne en 98 ; Evans, à Calcutta en 99 ; Rigaud, victime de l'épidémie de 1835, et Desgenettes ou Clot-Bey, qui, plus heureux, en furent quittes pour de légers accidents, comme Ayoama à Hong-Kong en 94, Hankin et Sticker à Bombay en 1897.

D'autres ont voulu essayer des inoculations qui devaient donner une peste bénigne et préserver d'atteinte ultérieure grave.

Les uns, connaissant l'opposition qu'il y a entre la peste et la variole, et d'après laquelle les varioleux ne contracteraient pas la peste, inoculaient un mélange de pus pesteux avec de la sérosité des pustules varioliques, et sur 24 inoculations eurent, paraît-il, 24 succès. Mais le nombre des essais est trop restreint, et en 1803 la peste était peu violente à Constantinople pour y voir autre chose qu'une heureuse coïncidence au bénéfice des tentatives de Valli.

Sola, en 1818, pendant l'épidémie de Tanger, essaya de remplacer la lymphe variolique de Valli par de l'huile. Pendant longtemps, l'huile avait passé pour un préventif et même un agent curatif de la peste (1). Aussi Sola imagina d'inoculer un mélange d'huile et de sanie pesteuse prise sur des malades atteints de peste maligne. Le résultat fut négatif.

En 1824, un Européen, Ceruti, pharmacien en chef au service du vice-roi d'Égypte, proposa une inoculation préventive de la peste. Le résultat fut déplorable, et sur six Européens qui se firent inoculer, cinq eurent une peste mortelle.

Les expériences de Clot-Bey, Lachèze, Pruner et Rossi ont donné des résultats contradictoires. Mais enfin il n'en demeure pas moins admis que l'inoculation peut se faire directement si une solution de continuité des tissus permet au bacille pesteux de pénétrer dans l'organisme.

Mais le contact immédiat n'est pas nécessaire pour le transport de la maladie, et elle peut se transmettre par *divers intermédiaires* qui se chargent de l'agent pathogène, le recèlent, le cachent et le laissent ultérieurement se dégager pour créer un nouveau foyer d'infection.

C'est là, d'ailleurs, un fait qui a été reconnu de longue date, et Massaria écrivait en 1540 :

« Sed cum non omnes mercaturæ malitia aeris putridi inficiantur, omnes eas, quæ possunt et quæ non possunt hanc malitiam suscipere, subscribam generali quâdam enumeratione. Ne fastidio legentibus sim, incipiam autem ab illis quæ facillime inficiuntur, infectæque diu retinent et alias res hominesque inficere possunt si ab eis tractentur, et sunt lanæ sive vellera omnia, cotonum, linium,

(1) Cf. Loir, Immunité contre la Peste chez les marchands d'huile. *Revue scientifique* du 31 mars 1900. Loir étudie le fait admis d'après lequel les marchands et porteurs d'huile de Tunis seraient réfractaires à la peste. Il l'attribue à ce que : 1° il n'y a pas de rats dans les huileries, où on leur fait une chasse assidue par ce fait que si un rat venait à se noyer dans un réservoir d'huile, son cadavre gâterait tout le réservoir; et 2° à ce que, le corps des marchands et porteurs d'huile étant totalement imprégné d'huile, les insectes n'y vont pas, soit que l'huile leur répugne, soit qu'elle les empêche de piquer. Loir a, d'ailleurs, constaté que, si dans une même cage on met un rat pesteux et un rat imprégné d'huile, celui-ci ne contracte pas la maladie, et qu'à la mort du premier ses puces ne viennent pas sur le second, protégé par sa couche d'huile.

cannabis, sericum fila et omnia ex eis ducta vel quæ ex eis fiunt aut texuntur ut panni lanei, bombacinei, linei et serici, tapetæque et pelles, plumæ et pennæ et ejus generis res una cum suis tegumentis, saccis et funibus. Quæ vero nullo modo ab aeri pestilentiali inficiuntur sunt in primis metalla omnia, et ex eis facta, ut sunt vasa et instrumenta diversa ex ære, ferro, plombo, stanno, argento et auro ; et ideo numini sive denarii tam aurei quam argentei aut æri nullam pestiferam qualitatem suscipere apti noti sunt ; instrumenta etiam et arma ferrea minime inficiuntur, quæ tuto accipi possunt ; quod si quis timuerit in aceto ea omnia deponat, vel lavet cum aceto et amota erit omnis infectionis suspicio. Similiter et gemmæ et lapides omnes preciosi et marmora minime inficiuntur. »

On voit qu'au XVIe siècle on distinguait déjà les matières dangereuses et celles qui ne l'étaient pas. Mais ces matières dangereuses le sont-elles réellement ? C'est ce que nous allons voir.

On rapporte que, pendant la peste qui ravagea la Cyrénaïque en 1785, les Nadis, tribu tunisienne très éprouvée, venait jeter pardessus le mur de la Calle des fragments de vêtements de pestiférés espérant ainsi contaminer les Roumis que des précautions d'isolement avaient préservés ; leur tentative fut sans résultat.

Au contraire, c'est au contage *par les vêtements* que plusieurs auteurs rapportent la peste du Maroc en 1718. Il est d'usage, parmi les Musulmans qui font le pèlerinage de la Mecque, de conserver le même *haïk* pendant toute sa durée, et, à leur retour, de le partager comme une relique entre leurs amis, et on a prétendu que quelques haïks contaminés avaient suffi à propager la peste.

Le cas suivant est plus probant. En 1838, vers la fin d'avril, un tailleur grec, parti de Jaffa où régnait la peste, arrive à Beyrouth et en repart, laissant chez d'autres tailleurs grecs une malle pleine de vêtements. Cette malle est ouverte après son départ, et deux domestiques meurent sans qu'on fasse attention à leur maladie. Le 10 mai plusieurs tailleurs font une orgie, à la suite de laquelle ils sont tous malades. Le 13, on reconnait qu'ils ont la peste. Du 13 au 19 il en meurt six sur sept. Le 20, un huitième grec et sa femme, qui avaient été en relations avec eux, sont atteints. Le 22 et le 23, trois ouvriers sont atteints. Le 24, une esclave, qui avait lavé des linges de pestiféré, meurt de la peste, et l'épidémie continue à s'étendre dans le milieu grec.

Massaria rapporte qu'à Vicence la peste fut apportée par un homme, sa femme et ses deux fils qui avaient rapporté des vêtements de Pavie, déjà infectés, et qui furent d'ailleurs les premières victimes, le 15 décembre 1577.

D'après une communication du docteur Grassi, les chrétiens d'Abyssinie, ignorants et fanatiques, loin de considérer la peste comme un fléau, voient en elle une émanation bienfaisante de la divinité, dont l'atteinte assure leur salut pour l'éternité. Ainsi que les autres communions chrétiennes, ils ont un certain nombre de religieux à Jérusalem pour la garde du Saint-Sépulcre; on en comptait 17 lors du voyage du docteur Grassi. La peste s'étant introduite parmi eux, et quelques-uns ayant succombé, leurs frères, jaloux de mériter la félicité éternelle, se revêtirent à l'envi de leurs vêtements et se couchèrent dans les lits où ils étaient morts. Au bout de quelques jours, tous avaient péri.

Les faits suivants manquent de garantie scientifique, et n'ont qu'une valeur historique : c'est à ce titre que nous les donnons.

Orrœus raconte qu'un soldat russe ayant vendu à un juif une pelisse qu'il avait prise à un Turc, ce juif eut la peste et en mourut avec ses deux enfants.

Il raconte encore qu'en 1770, à Jassy, deux soldats, commis à la garde des vêtements pestiférés, ayant eu l'imprudence de dormir sur ces vêtements, furent trouvés morts au bout de quelques heures.

A Caïpha, huit Français se sont successivement communiqué le germe de la peste en se transmettant une fourrure. A Gaza, cinq sur six, en se disputant un habit de drap, dépouille d'un de leurs compatriotes. A Jaffa, quatre, en mettant à leur usage des mouchoirs de cou qu'un pharmacien avait rapportés d'Italie. Ces derniers eurent, d'après Pugnet, des bubons tout autour du cou et périrent du troisième au sixième jour.

En 1815, à Corfou, pendant la peste et dans un village où cette épidémie avait régné plusieurs mois, on avait de bonne heure fermé l'église. Lorsqu'on la rouvrit pour la purifier, le prêtre, qui secouait le drap de l'autel, afin de le nettoyer, est pris tout à coup de mal de tête et de vertige. Il chancelle, il tombe, et au bout de trois heures il meurt avec bubons aux aisselles et pétéchies sur tout le corps.

Enfin le trait suivant semble compléter la série :

Un enfant, recevant d'un bohémien une petite pièce de monnaie, ressentit dans la paume de la main et eut une peste mortelle.

Mais nous voulons demeurer sur une conclusion plus scientifique, aussi terminerons-nous cette étude par le récit de l'expérience faite au Caire, en 1835, en présence de Gaëtani, Clot-Bey, Lachèse et Bulard. Le 15 avril, deux condamnés à mort, Ibrahim-Assan et Ben-Ali, furent couchés dans des lits que venaient d'abandonner des malades atteints d'une peste bien caractérisée. Le 19, Ibrahim avait la peste avec bubon et charbon ; il mourut le 23. Ben-Ali éprouva quelques symptômes prodromiques, mais la maladie avorta.

En présence de ces faits, conclurons-nous comme Bousquet : « Je ne sais pas si la peste peut être transmise par les vêtements, mais je l'affirme ? » Non, mais nous émettrons l'avis que l'on doit être très prudent en fait d'admission de vêtements, tapis, linges, etc., et qu'une rigoureuse désinfection est nécessaire avant de les laisser passer.

Nous en dirons autant des marchandises, telles que les ballots de toile, de laine ou de coton. Aussi la conférence de Venise a-t-elle prudemment établi une liste des matières susceptibles à ne pas laisser entrer, et elle fait précéder sa liste de cette observation : sont suspects tous les objets pouvant entrer immédiatement en contact avec les malades.

Mais il est une catégorie de marchandises qui peut spécialement intéresser, c'est la *question du transport des grains et céréales*. Déjà, en 1540, Massaria s'en était occupé, et il avait émis les règles suivantes :

« Frumenta etiam omnia, ut est triticum, far, hordeum, zea, et similia et eorum farinæ non efficiuntur. Legumina etiam, ut fabæ, cicera, lentes, cicerculæ, fabeoli, pisa et similia infectionem pestilentialem non suscipiunt. Sacci tamen vel eorum tegmenta et funes inficiuntur, quare evacuare oportet frumenta et legumina, deinde sacci et alia tegmenta laventur et purificentur. »

Mais Hankin, qui a poursuivi des recherches sur des bases plus scientifiques que les observations de l'écrivain du XVIe siècle, a trouvé que des grains infectés avec du bacille pesteux étaient susceptibles de tuer des souris et, par conséquent, étaient dangereux. Mais en même temps il est arrivé à cette conclusion que, dans aucun cas, le bacille ne conservait sa virulence après 13 jours dans aucune espèce de grain, ni dans la farine, ni dans les sacs qui servent d'enveloppe.

En faut-il conclure que des grains contaminés pourraient être exportés dans un autre pays, à la condition d'effectuer un voyage d'au moins douze jours ? C'est l'avis qui semble prédominer aux Indes. Mais, d'un autre côté, on a exprimé la crainte que les rats vivants qui se trouvent toujours à bord des navires, transportant des grains et surtout du blé, ne se transmettent la maladie de l'un à l'autre pendant la traversée, et qu'il ne faut pas affirmer que, dans la pratique, le transport des grains ne présente aucun danger.

Ces craintes semblaient tout à fait excessives à M. Proust en 1897. Aujourd'hui, croyons-nous, les opinions se sont un peu modifiées. En effet, nous avons vu le *Peninsular*, ayant à bord une cargaison de blé, présenter des cas de peste plus de 13 jours après son départ de Bombay, et présenter des rats nettement contaminés. Aussi nous nous demandons si le libre transport des grains est toujours prudent.

Voyons maintenant si le bacille pesteux trouve dans la nature même des auxiliaires capables de véhiculer et de propager le germe nfectieux.

C'est aborder une question très discutée, celle du *transport par l'air* du bacille pesteux.

Actuellement on admet, à peu près unanimement, que les courants atmosphériques ne sont pas susceptibles de transporter la peste à de longues distances. Comme le dit Massaria, elle ne passe pas d'un côté de la rue à l'autre si elle n'y est portée par les malades ou par les objets, et, suivant l'expression de Desgenettes : « Le contage est arrêté par un fossé ». Mais il est bien admissible qu'à de petites distances ce contage peut être transporté avec les poussières, et il serait même, nous semble-t-il, difficile d'expliquer autrement la forme pneumonique de la peste.

Pourtant Germano (1) et Baszarow (2) ont montré que le bacille pesteux vit mal dans les poussières. Les limites extrêmes seraient cinq et douze jours.

Kitasato (3) n'a réussi qu'une fois à inoculer une souris avec des poussières de maison où il y avait eu des pestiférés, et Leuman (4) 3 fois sur 25 esssais, et jamais dans les maisons où il n'y avait pas eu de cas de peste.

D'autre part, on tendrait à admettre que le temps pendant lequel on s'expose aux émanations productrices de la maladie aurait une grande importance. Cette idée a parfaitement été comprise par nombre d'observateurs, parmi lesquels Desgenette, Mead (5) et Rigaud, qui, en 1835, mourant de la peste à Alexandrie, disait à de Lesseps qui le visitait : « Venez me voir vingt fois par jour, si vous le pouvez, mais ne restez jamais plus de cinq minutes dans ma chambre. »

Donc le contage par l'air à courte distance peut être tranché dans le sens de l'affirmative. Demandons-nous maintenant ce que devient, dans les poussières et dans le sol, le bacille livré à lui-même.

Yersin, dès 1894, avait constaté que, à des profondeurs de 4 ou 5 centimètres, dans une maison où se sont produits des cas de peste, on retrouve un bacille qui est morphologiquement identique au bacille pesteux, mais ne possède aucune virulence.

D'autre part, nous avons aussi montré la résistance et la vitalité du bacille de Yersin dans certaines conditions, puisque Kazansky l'a trouvé encore vivant après 419 jours.

Ne pourrait-on donc admettre que le bacille peut vivre fort longtemps dans la terre, sans action pathogène, puis, sous l'influence de conditions spéciales, récupérer sa virulence, et faire renaître une épidémie éteinte depuis de longues années ? Et ne serait-ce pas là le secret de la persistance de ces foyers endémiques que nous avons déjà signalés ?

(1) Germano, Die Uebertragung der... Pest... durch die Luft. *Zeitsch. f. Hyg.*, XXXVI.
(2) Baszarow, La peste pneumonique. *Annales de l'Inst. Pasteur*, 1899.
(3) Kitasato, The bacillus of bubonic plague. *Lancet*, 25 août 1894.
(4) Leuman, Leaves from my plague note-book. *Indian med. Gaz.*, 1898.
(5) Mead, *Traité de la Peste*, Paris, 1801.

Enfin, quelle est la *résistance du bacille dans l'eau?*

Ici se place un fait des plus intéressants. C'est l'immunité de ceux qui vivent constamment sur l'eau.

C'est ainsi que, d'après Hodges, pendant l'épidémie de Londres de 1665, 10.000 personnes restèrent à bord des navires et des barques à l'ancre dans la Tamise, sans qu'il y eût un seul cas de peste parmi elles.

En 1813, pendant l'épidémie de Malte, les bateaux amarrés dans le port de la Valette restèrent à l'abri du fléau. A Canton, en 1894, il n'y eut aucun cas de peste sur 80.000 Chinois environ qui s'étaient réfugiés sur les pontons et les bateaux, et beaucoup de Chinois fortunés, connaissant cette particularité, se sont réfugiés sur des jonques et sampangs, où ils ont passé toute la durée de l'épidémie.

Sans doute, il ne faut voir là qu'une conséquence de l'isolement où ces personnes ont vécu, car on ne saurait admettre un rôle protectif du fait de vivre sur l'eau, car alors on ne saurait expliquer les épidémies navales, encore trop fréquentes.

Pourtant, d'après Netten Radcliffe (1), un fait tendrait à faire admettre que le voisinage de l'eau aurait une influence favorable sur la propagation de la peste.

La ville de Packhoï, située près de la frontière du Tonkin, a été souvent envahie par la peste. Or, il y a à Packhoï deux rues parallèles à la mer. La rue la plus rapprochée de la mer est moins souvent et plus légèrement atteinte, et dans cette rue les maisons du côté de la rive resteraient toujours à peu près indemnes.

Quoi qu'il en soit du rôle protecteur de l'eau, on est à peu près d'accord pour lui refuser une part, même légère, dans la diffusion du bacille de la peste.

Les auteurs n'ont jamais signalé la présence du bacille dans l'eau, sauf Hankin, qui l'a rencontré dans un étang salé où l'on avait lavé des linges de malades. Cette eau, ainsi contaminée, avait créé un foyer secondaire, et l'épidémie cessa lorsque Hankin (2) eut fait désinfecter l'étang par l'acide phénique. Enfin, Wilm aurait annoncé avoir, une fois, retrouvé le bacille pesteux dans l'eau d'un puits de Hong-Kong.

(1) NETTEN RADCLIFFE, *Memorandum on the progress of Levantine Plague.*

(2) HANKIN, La propagation de la Peste. *Annales de l'Institut Pasteur*, 1898.

Quant aux expériences *in vitro*, elles sont nombreuses, et toutes montrent le peu de résistance que le bacille de Yersin présente dans l'eau.

Wilm (1) l'a retrouvé après 20 jours dans l'eau distillée, 10 jours dans l'eau de puits, et 6 jours dans l'eau de mer. Les conclusions d'Abel sont identiques. Les membres de la Commission allemande n'auraient plus rien trouvé après 10 jours dans l'eau distillée et 5 jours dans l'eau ordinaire de Bombay.

Kasansky aurait trouvé dans l'eau une survie variant de 10 à 48 jours.

Drosdorowsky (2) a opéré en plaçant dans l'eau courante des fils imprégnés de bacilles pesteux. Il aurait retrouvé le bacille pendant 7 jours dans l'eau de mer, et 14 jours dans l'eau douce, mais, en même temps que la virulence diminue, la forme se modifie, et le bacille se présente sous forme de sphère à centre plus réfringent.

Mais, même en refusant à l'eau le droit de véhiculer le contage, peut-on admettre que la peste se peut propager par les *voies digestives?* M. Netter pense que les amygdales sont quelquefois le siège d'une porte d'entrée. Wilm n'a pu réussir à obtenir l'infection expérimentale, mais il se base sur la fréquence des lésions intestinales et des adénopathies mésentériques pour accepter ce mode d'infection. Kitasato et Yersin, au contraire, ont réussi l'inoculation expérimentale, mais celui-ci fait remarquer qu'elle ne réussit qu'avec un bacille provenant directement de l'homme ou n'ayant subi que deux ou trois passages par l'organisme des animaux.

Les expériences des médecins de la mission russe à Bombay leur auraient montré que l'introduction du bacille dans l'estomac reste toujours sans effet s'il n'y a pas de lésions des voies digestives. Simond (3) n'a pu inoculer des rats en leur faisant manger des bacilles pesteux, tandis que Hankin a réussi en employant des cultures très virulentes.

(1) Wilm, A report on the epidemic of plague at Hong-Kong, in the year 1896. *Indian medical Gazette*, 1897.

(2) Drosdorowsky, Influence de l'eau potable de constitution chimique diverse sur la virulence du bacille pesteux. *Revue d'Hygiène*, 30 octobre 1898.

(3) Simond, Propagation de la Peste. *Annales de l'Inst. Pasteur*, 1898.

*
* *

Donc, les modes d'infection sont multiples, et le bacille de la peste a bien des façons de s'introduire dans l'organisme. Mais, le plus souvent, l'agent de contage est transporté par les animaux. Avant donc de voir quels sont les désordres que le bacille de Yersin produit chez l'homme, voyons rapidement quel est son **mode d'action sur les animaux.**

Nous avons déjà parlé du rapport vu entre les rats et la peste par les Philistins et les divers commentateurs de la Bible.

Au XVIe siècle, la citation suivante, empruntée à Ambroise Paré, montre que la mortalité des animaux, au début des épidémies de peste, avait aussi frappé les observateurs :

« Aussi sortent... taulpes, crapauds, vipères, couleuvres, lézards, aspics, crocodiles et autres de plusieurs et diverses espèces : toutes lesquelles bêtes sortent pour la fascherie de la vapeur d'icelle (la terre), de laquelle mesme la plus grande part de vermine se fait : joint aussi qu'on les trouve quelquefois mortes en grand nombre. »

Au cours des épidémies d'Angleterre, Skenne et Lodges ont aussi signalé la mortalité des rats, des taupes et des serpents.

D'après Mgr Fenouil, qui fut plus de 40 ans évêque dans le Yunnan, les épidémies de peste seraient précédées d'épizooties frappant successivement les rats, les chats, les chiens, les cochons et les buffles.

Cependant, les dernières expériences montrent que les chats, les chiens et les buffles seraient réfractaires à la peste. Quant aux cochons, malgré l'avis de Boccace, dans la préface du *Décaméron* la plupart des expérimentateurs ont échoué dans leurs tentatives d'inoculation.

Mais il est des animaux pour lesquels la contagiosité de la peste ne fait aucun doute : ce sont les rats, les souris, les singes, certaines marmottes, les serpents.

La mortalité des rats, au début des épidémies, est signalée par nombre de médecins : Plank, Pearson, Hutcheson (1), Francis (2) ont

(1) HUTCHESON, *Mahamari or the plague in British Garhwaland Kumdun*, 1897.

(2) FRANCIS, Epidemic plague in India. *Trans. of the epidem. Society*, 1878-79.

relaté l'épizootie qui les décime. Cantlie (1), Rennie (2) ont étudié l'agent infectieux, comme l'avaient déjà fait Yersin, Calmette et Kitasato. Bitter (3) et Noury-Bey (4) ont constaté la même mortalité sur la souris. Ce fait est intéressant, car le rat moderne, *Mus decumanus*, est d'importation toute récente en Europe, et le gros rat noir qui l'avait précédé ne fut acclimaté en Angleterre qu'au XVIIe siècle. On n'eût donc pas pu leur faire remonter la responsabilité des épidémies meurtrières du XIIe au XVIe siècle; mais on peut penser que leur voisine, la souris, est peut-être pour quelque chose dans la propagation de ces épidémies.

A côté du rat et de la souris, nous avons cité le singe comme pouvant contracter la peste. Hankin (5), Alice Corthorn et Milne (6), Simond (7) ont constaté ces épidémies. Calmette (8) a repris leurs recherches et a fait avec succès toute une série d'expériences qui lui ont montré avec quelle facilité le singe se contaminait. Zabolotny (9), de son côté, a publié d'intéressantes recherches sur l'inoculation et l'immunisation du singe contre la peste.

Mead (10) et Diemerbweck prétendent que les oiseaux et les pigeons, en particulier, peuvent contracter la peste. Les avis sont encore quelque peu partagés, mais les recherches faites aux Indes, et surtout celles de London (11), semblent ne pas confirmer cette opinion.

(1) Cantlie, The plague in Hong-Kong. *Brit. med. Journ.*, 25 août 1894. A Lecture on the spread of plague. *Lancet*, 4, 11 janvier 1897.

(2) Rennie, The plague in the East. *Brit. med. Journ.*, 15 sept. 1894.

(3) Bitter, Ueber die Haffkine Schütz impfüngen gegen Pest, und die Pest bekämpfung in Indien. *Zeitsch. f. Hygiene*, XXX.

(4) Noury-Bey, La Peste à Djeddah en 1898. *Ann. de l'Inst. Pasteur*, 1899.

(5) Hankin, Note on the relation of insects and rats to the spread of plague. *Central. f. Bakter.*, XXII, 30 octobre 1897.

(6) Al. Corthorn et Milne, Plague in monkeys and squirrels. *Ind. med. Gaz.*, mars 1899.

(7) Simond, *loc. cit.*

(8) Calmette, La peste bubonique de Porto. *Ann. Inst. Pasteur*, 1900.

(9) Zabolotny, Expériences d'inoculation et d'immunisation des singes contre la peste. *Russk. Arch. patol. Klin. Med. u. bakter.*, Saint-Petersb., 1897, III, 640.

(10) Mead, *Traité de la Peste*, Paris, 1801.

(11) London, Les oiseaux sont-ils sujets à l'infection par la peste bubonique. *Arch. biol. nauk.*, Saint-Pétersb., 1897-98, VI, 66-69.

Au contraire, certains animaux à sang froid, comme les serpents, semblent susceptibles d'être contaminés.

Francis et Thompson (1) affirment que dans l'Inde la mortalité des serpents est presque aussi forte que celle des rats. Déjà, au XVe et au XVIe siècle, Skene, Hodges et Ambroise Paré ont cité cette mortalité anormale des serpents.

Cicéron (2) rapporte que les Égyptiens adorent les Ibis, parce que ceux-ci « sauvent l'Égypte des maladies contagieuses en tuant et mangeant les serpents que les vents de Lybie envoient en Égypte. »

Enfin Nuttall (3) a réussi à inoculer un serpent maintenu à 26°-28° et a échoué à 13°.

D'autre part, Devell (4) a pu inoculer des grenouilles, et obtenir par une série de passages un renforcement très marqué de la virulence.

De tous ces animaux, celui qui nous intéresse le plus, qui nous inquiète surtout le plus est, sans contredit, le rat, qui, par sa généralisation, son ubiquité, nous entoure constamment, mettant sans cesse le danger à notre portée. Nous avons vu avec quelle facilité le rat se contamine, puisque le simple contact du bacille sur ses muqueuses non excoriées suffit à provoquer l'infection. Mais il est plus intéressant de savoir comment il la propage.

Le contage peut être fourni par des déjections ou des excrétions, les cadavres des pestiférés, les objets souillés; il peut enfin être fourni par des rats vivants ou morts atteints de la peste.

Dans ce dernier cas, Simond pense que, le plus ordinairement, ce sont les puces qui se chargent du transport, et il a publié des expériences qui paraissent démonstratives.

D'ailleurs, on avait déjà admis que les insectes peuvent se charger de transporter le contage. Le P. Kircher, que nous avons déjà cité,

(1) THOMPSON, The plague at Hong-Kong. *Brit. med. Journ.*, 1894.

(2) CICERON, *De Natura Deorum*, *l. c.*, p. XXXVI.

(3) NUTTALL, On the role of Insects, Arachnids and Myriapods, in the spread of bacterial and parasitic diseases of men and animals. *John's Hopkins Hospit. Rep.*, 1899.

(4) DEVELL, Ueber die Empfänglishkeit der Frosche fur Infection mit Bubonenpest. *Central. f. Bakter.*, XXII, 12 octobre 1897.

les incrimine avec une précision bien nette dans la citation suivante :

« Imo, muscas tam infirmorum, tam cadaverum succo saturatas mox in alias domos vicinales transmigrantes, dum sordibus suis comestabilia inficiunt, hominibus attulisse, Mercurialis refert.

« Nobilis quidam in nupera peste Neapolitana cum nescio quid ad fenestram observaret, ecce crabro quidam advolans naso incedit et promuscidis spiculo eidem infixo tumorem quemdam effecit quo sensim crescente et intra viscera serpente veneno intra biduum (haud dubio ex contagioso humore quem musca ex cadavere susceperat) contracta peste, extinctus fuit. »

En 1896, Yersin, examinant les mouches crevées dans son laboratoire, a constaté qu'elles renfermaient assez souvent le bacille de la peste et en a conclu, ce que Kircher avait déjà observé, que ces mouches sont susceptibles de transmettre le contage de la peste.

Nuttall (1) a fait de nombreuses expériences, qui l'ont amené à la même conclusion.

Hankin a trouvé le bacille pesteux dans le corps de fourmis recueillies sur le cadavre d'animaux inoculés. Ogata l'a rencontré dans des puces capturées dans les mêmes conditions, Nuttall chez des punaises qu'il avait placées sur des animaux malades, mais ces insectes n'ont pas pu donner la maladie à d'autres animaux.

Quant aux expériences de Simond elles sont plus concluantes. Il place des rats dans des bocaux divisés par un treillage, de telle sorte que les animaux malades ne puissent approcher des animaux sains. Mais le treillage n'empêche pas les puces de passer d'un compartiment à l'autre et d'apporter la peste des animaux malades aux animaux sains que ce procédé contamine régulièrement.

On ne saurait contester que, dans nombre de circonstances, les puces des rats puissent porter le contage de la peste chez l'homme. Simond et Hankin ont cité des faits assez nombreux de sujets atteints de la peste après avoir touché des rats morts ou malades.

Hankin rapporte que, parmi les journaliers chargés à Bombay de ramasser les cadavres de rats, un grand nombre contractèrent la

(1) NUTTAL, Zur aufklärung der Rolle welche die Insekten bei der Verbreitung der Pestpielen. *Cent. f. Bakt.*, XXII, 13 août 1897.

peste, et Simond pense que dans ces cas encore il faut attribuer aux puces un rôle essentiel. Avec M. Netter, nous sommes tout disposé à partager son opinion, en considérant toutefois que les insectes parasites d'une espèce animale ne s'attaquent pas le plus souvent aux autres espèces.

Mais Simond attribue au rat une importance encore plus grande en lui confiant la propagation de la peste à de grandes distances du foyer primitif.

Il est en effet d'observation courante de voir émigrer les rats en grand nombre lorsqu'une épizootie pesteuse se déclare chez eux. Le fait a été contrôlé bien souvent, et tout récemment encore Valassopoulo (1) y a insisté au sujet de la peste d'Alexandrie, et Veir (2) l'avait déjà constaté au sujet de la première apparition de peste à Bombay, où elle fut apportée de Mandvï. M. Netter (3) a relaté cette importation dans un de ses mémoires et a bien montré la différence de temps mise pour contagionner les différents quartiers.

Quant aux cas de peste que peuvent transmettre les rats par leur séjour à bord des navires, les cas survenus à bord du *Shannon* en 1898, de la *Gironde* en 1899, du *Niger* en 1900 et du *Sénégal* en 1901, montrent que ces dangereux rongeurs sont susceptibles d'étendre et de couver des épidémies.

Faut-il aller plus loin et prétendre que les rats d'un navire à quai peuvent, en se mélangeant avec les rats d'un pays, leur communiquer la peste et la propager ainsi dans ce pays.

Il y a quelques jours, une communication faite à la tribune de l'Académie de Médecine annonçait que les rats de navires et les rats d'égouts ne frayaient pas entre eux et qu'il n'y a de ce chef aucun danger de contagion. Nous avouons demeurer assez sceptique à ce sujet et nous craignons que ces deux espèces ne soient pas aussi éloignées qu'on a bien voulu le dire.

Mais, en tous cas, lorsqu'un navire apporte des cas de peste dans un pays sain, est-il toujours légitime d'incriminer les rats ?

(1) Volassopoulo, *La Peste d'Alexandrie de* 1899 *au point de vue clinique, épidémiologique*, etc., Paris, 1901, Malvine édit.

(2) Veir, Notes on the spread of the plague in Bombay. *Ind. med. Gaz.*, 1897.

(3) Netter, *La Peste et son microbe*, Paris, 1900, Naud édit.

On les a depuis quelques années accusés de bien des méfaits, et pourtant il est bien difficile d'affirmer qu'à côté de ses rats pesteux, le navire n'a pas aussi débarqué quelques objets contaminés. Nous n'en voulons pour preuve que le rapport de la Commission chargée de rechercher l'origine de l'épidémie d'Alexandrie et qui considère comme possible ce mode d'importation.

Aussi, tout en accordant avec M. Netter une grande importance au rôle des rats dans la transmission de la peste, nous nous demandons avec lui si l'on ne tend pas aujourd'hui à exagérer cette importance, au détriment de l'importation par *les malades* et par *les objets.*

Hankin cite une observation bien intéressante à ce point de vue, établissant que dans une localité indienne la peste a été communiquée à la fois aux rats et aux hommes par des objets venant d'une femme morte de la peste.

« Un habitant de Bombay ayant perdu sa femme se rendit dix jours après à Hurnaï, où il n'y avait pas de peste, emportant les vêtements de sa femme. Au bout d'une semaine on trouve des rats morts dans la maison, et la peste frappe cet homme et plusieurs de ses cohabitants avant de s'étendre aux autres maisons du village. »

Il est possible qu'il en soit souvent ainsi et que les premiers rats morts que l'on trouve ne soient que les victimes de l'épidémie dont on les accuse d'être les auteurs.

L'immunité dont jouissent en pleine épidémie de peste les communautés absolument séquestrées, comme les prisons de Rome en 1656, les couvents de Marseille en 1720, l'hospice des enfants à Moscou en 1771, les casernes et les écoles à Alexandrie et au Caire, ne s'expliquerait guère par la seule théorie des rats, car on n'a jamais rien fait pour empêcher ces animaux de pénétrer dans les maisons.

Il nous a paru opportun de faire ces réserves qui ont déjà été formulées par M. Netter (1). Mais elles ne nous empêchent pas de considérer que la multiplication des rats crée un danger certain, et qu'il y a lieu de continuer les mesures dirigées contre eux.

(1) NETTER, Le Microbe de la Peste. *Arch. de Médecine expérimentale*, Janvier 1900.

*
* *

Nous allons voir maintenant quelles sont les **formes de l'infection pesteuse chez l'homme.**

La forme la plus classique, la plus commune, celle qui a donné son nom à la maladie, est sans contredit la **forme bubonique**, dans laquelle les engorgements ganglionnaires sont le phénomène dominant.

Le *début de la maladie* est souvent dramatique et rappelle celui de la pneumonie. Le sujet est brusquement pris de frissons plus ou moins intenses, d'abord courts et espacés, qui vont en augmentant de durée et en se rapprochant, jusqu'à devenir presque subintrants. Ensuite survient de l'angoisse, une soif très vive, des vomissements alimentaires ou bilieux et, suivant les cas, de la diarrhée ou de la constipation. Puis, au bout de quelques heures apparaît l'engorgement ganglionnaire, le plus souvent limité à un seul groupe de ganglions. Un bubon ne tarde pas à se constituer, accompagné d'une tuméfaction douloureuse, au niveau de laquelle le moindre contact arrache des cris au malade. La température s'élève en général très vite à 39°, à 40° et plus. Le pouls est fréquent, parfois dicrote, mais régulier. La respiration est accélérée, le facies typhique, les yeux rouges, hagards, larmoyants avec une expression d'angoisse et de terreur. La langue est sèche, blanchâtre, avec un liseré rouge à la pointe et sur les bords.

Quelquefois, dès le début, les malades, après une courte période d'excitation et de terreur folle qui les pousse à s'enfuir et à courir devant eux jusqu'à ce qu'ils tombent épuisés devant un obstacle, sont pris tout à coup de somnolence invincible et de collapsus. Mais parfois ils en sortent pour vouloir repartir, et alors, dans des accès de délire actif épouvantable, ils brisent les meubles, enfoncent les portes, démolissent les croisées, jusqu'à ce que, la période d'excitation passée, ils reviennent à leur état de torpeur.

Ils ressemblent alors à des malades atteints de fièvre typhoïde grave adynamique. Ils ont la tête renversée en arrière, les paupières demi-closes, la bouche entr'ouverte, les dents fuligineuses. Il est difficile de les faire sortir de cet état, et, si on cherche à les en tirer, on n'obtient que quelques mots, bredouillés, lents, sans suite. Si la période d'excitation se maintient, le malade accuse des hallucinations, voit des personnes ou des animaux, se débat contre eux, réalise assez bien le type des délires toxiques.

L'attitude générale est réglée par les localisations ganglionnaires.

L'évolution de la maladie n'est pas toujours très régulière.

La température, dans les cas qui doivent guérir, tombe assez rapidement et, très souvent, descend ensuite au-dessous de la normale, à 35°,5, et même au-dessous.

Le bubon augmente de volume, et nous l'avons vu atteindre le volume d'une tête de fœtus à terme. Avec ces énormes tumeurs, on constate, naturellement, des troubles circulatoires dans le membre correspondant, où les vaisseaux comprimés ne peuvent plus donner libre passage au courant du sang.

Mais ces dimensions sont rarement atteintes, et les bubons n'atteignent pas le plus souvent un bien gros volume. Lorsqu'il ne se produit pas de complications, le bubon se termine en général par la suppuration. La température remonte un peu, la paroi s'œdématie, la fluctuation s'établit et, à la ponction ou à l'incision, le pus sort.

On a beaucoup discuté sur la *nature de ce pus*. Les uns veulent que, quand le bubon a suppuré, les bacilles aient, le plus souvent, disparu, ou soient remplacés par les agents ordinaires de la suppuration, streptocoques ou staphylocoques. Pour certains, le pus est souvent stérile. M. Calmette ne partage pas cette opinion. Très souvent, à Oporto, le pus des bubons ouverts après suppuration lui a donné des cultures de peste. Nous-même avons souvent pu contrôler la présence des bacilles dans le pus, et l'une des cultures les plus virulentes que nous ayons obtenues provient d'un ganglion suppuré et incisé.

Mais quelquefois la maladie ne se présente pas avec cette intensité. Comme une inscription dont plusieurs fragments ont disparu, et qu'il faut reconstituer, ces formes frustes n'apportent qu'un de leurs caractères, quelquefois même plus ou moins modifié, et il faut un médecin aux aguets pour la dépister. C'est ainsi que Simpson et Cobb (1) découvrirent le bacille de la peste dans un

(1) SIMPSON et COBB, Pestis ambulans. *Ind. med. Gaz.*, 1896.

certain nombre d'adénites que présentaient les soldats d'un régiment en garnison à Hong-Kong, et qui présentaient une sorte d'allure épidémique.

Une Commission, nommée pour contrôler leurs affirmations, fut d'avis qu'il ne s'agissait pas de peste, mais bien de bubons simples, non vénériens (1).

En réalité, Simpson et Cobb avaient raison. Ils s'étaient trouvés en face d'un de ces faits que les anciens avaient appelés *Pestis mitior*, et que l'on rencontre parfois au cours des épidémies légères ou au début des manifestations.

Certains cas, parmi les malades de l'épidémie du *Laos*, se manifestèrent sous cette forme : un bubon assez douloureux, un peu de fièvre, et guérison par résorption de l'adénite, qui persiste longtemps sous forme d'une petite induration persistante.

C'est dans le même cadre que doivent se ranger les faits observés à la Réunion par M. Thiroux, et qui, étiquetés avant lui *lymphangite infectieuse*, appartiennent en réalité au cadre nosologique de la peste, comme il l'a victorieusement démontré. Et pourtant, depuis longtemps, la maladie était endémique aux îles Mascaraignes, et nul n'avait songé à ce foyer, si voisin de nos colonies.

Mais, à côté de cette forme atténuée de la peste, on trouve souvent aussi une forme beaucoup plus grave, et qui, jusqu'à ces derniers temps, était fatalement mortelle, la **forme pneumonique**.

Cette forme, assez rare en tant qu'affirmation absolue, semble, au contraire, dans certaines épidémies, se présenter avec une fréquence toute exceptionnelle.

A Kolobovka, par exemple, survint, en 1899, une petite épidémie, qui atteignit 24 personnes. Les 24 cas présentèrent la forme pneumonique (2).

Cette forme a été approfondie par Childe (3), qui paraît l'avoir le premier mise en lumière au cours des épidémies récentes, car elle

(1) Rapport officiel de la commission chargée d'examiner les faits de la communication de MM. Simpson et Cobb. *Ind. med. Gaz.*, 1897.

(2) Tchistovitch, La peste à Kolobovtka. *Annales de l'Inst. Past.*, 1900, p. 132.

(3) Childe, The pneumonic type of plague. *Ind. med. Gaz.*, juin 1897.

avait déjà été constatée en 1348, au cours de la peste, et Guy de Chauliac avait remarqué que la peste s'accompagnant de crachements de sang était particulièrement contagieuse. Au commencement du siècle, on l'avait décrite au cours des épidémies de Gahrwal et de Kumaon. Mais elle paraît avoir régné à Bombay d'une façon toute spéciale. Après Childe, Baszarow (1), Beinarow (2), Hojel (3), Koch (4) ont étudié cette manifestation du bacille de Yersin. Tous sont d'accord pour lui reconnaître une virulence plus grande et une contagiosité plus marquée.

Calmette et Yersin ont montré que des injections intraveineuses de sérum antipesteux, pratiquées assez tôt, pouvaient parvenir à juguler et enrayer la marche de la maladie, mais que cette forme était toujours d'un pronostic extrêmement grave. Personne n'a oublié les cas malheureux qui se produisirent à Vienne en 1898, et amenèrent la mort du garçon de laboratoire Barish, du docteur Muller et d'une garde-malade, emportés tous trois par une petite épidémie de peste à forme pneumonique.

Le diagnostic de cette forme de peste implique l'examen microscopique, car les phénomènes cliniques ne comportent aucune différence avec les manifestations de la pneumonie franche classique : même point de côté, même élévation de température, mais, au lieu du pneumocoque, on trouve dans les crachats rouillés le bacille de Yersin.

Après la mort, l'examen bactériologique du poumon montre les alvéoles pulmonaires absolument bourrés de bacilles.

Nous n'avons jusqu'ici considéré que le cas où la maladie débute franchement par la forme pneumonique, et où l'on a la pneumonie pesteuse primitive. Mais cette pneumonie peut aussi être *secondaire* à une forme primitivement bubonique, et venir créer une redoutable complication.

Dans ce cas, la pneumonie peut être due à une réinfection par apport du bacille par les voies aériennes. C'est ainsi qu'Horna-

(1) Baszarow, La peste pneumonique. *Ann. de l'Inst. Past.*, 1899.

(2) Beinarow, Sur la question de l'immunisation contre la peste pneumonique. *Arch. russes des sciences biologiques*, VI, 1898.

(3) Hojel, Clinical types of plague. *Ind. med. Gazette*, juin 1897.

(4) Koch, *Reiseberichte über Rinderpest, Bubonenpest*, etc., 1898.

brook (1) a vu deux malades entrés pour une peste à bubon et pris de pneumonie pesteuse après l'admission d'un malade atteint de pneumonie pesteuse et couché dans le lit voisin.

Mais, le plus souvent, la réinfection pulmonaire est d'origine métastatique et due au transport des bacilles par les vaisseaux ou par les lymphatiques.

C'est ainsi que cette complication se produirait plus souvent, a-t-on remarqué, chez les malades atteints d'adénites axillaires ou cervicales.

La métastase, dans ce cas, serait-elle facilitée par le voisinage plus immédiat du poumon ? Y aurait-il au préalable infection des ganglions trachéo-bronchiques et ensuite une propagation par voisinage. Nous ne savons, mais, quelle qu'en soit la cause, le fait est admis, et l'on est obligé de le constater. Aussi doit-on plus étroitement surveiller les malades atteints d'adénites situées au cou ou sous l'aisselle, afin d'être prêt à intervenir énergiquement au premier signe de pneumonie.

Mais il ne faudrait pas, d'un autre côté, s'inquiéter trop tôt. Il est de règle en effet que, dès le 3e ou le 4e jour, on trouve constamment les signes sthétoscopiques de la broncho-pneumonie. La toux est sèche, pénible ; elle se termine quelquefois par l'expulsion de quelques crachats aérés, visqueux, renfermant parfois le bacille pesteux (2).

Une autre complication, qui s'observe quelquefois, et qui avait frappé les observateurs lors de l'épidémie de 1346, c'est l'apparition chez les malades *de pustules* à contenu séro-sanguinolent louche, ou de véritables *charbons*. Ceux-ci sont volumineux chez certains malades, et caractérisent le type spécial très grave auquel les auteurs anciens ont donné le nom de peste noire. Les pustules et les charbons peuvent être disséminés sur toutes les parties du corps.

Sur les 38 malades qui ont motivé ce travail, il nous a été donné deux fois de constater cette complication. Les deux fois, le charbon s'est constitué à la partie la plus élevée d'un volumineux bubon

(1) HORNABROOK, *Report on the Darwaar Plague Hospital*, August 28 th to December 18 th 1898.

(2) CALMETTE, *Communication au Congrès de Rotterdam*, 13 avril 1901.

crural, et les deux cas se sont terminés par la mort, malgré des injections intraveineuses de sérum artificiel.

A Oporto, Calmette et Salimbeni ont observé une femme dont le corps en était littéralement couvert.

Elle présentait en même temps une éruption de petites pustules sur le bord interne de l'iris, avec synéchies et déformations de la pupille.

Un détail curieux, c'est que, en dépit de la gravité des cas de peste à forme charbonneuse, l'inoculation de la sérosité prise dans la phlyctène d'un charbon pestilentiel n'aurait jamais donné la peste aux observateurs qui l'ont essayé avant la découverte de Yersin.

Enfin, la forme la plus rare de peste sans bubon est la **septicémie pesteuse** ou **pesticémie** qui, comme toute septicémie, évolue avec une marche extrêmement rapide, et qui résulte de la pullulation intense du bacille pesteux dans le sang et dans tous les organes (Voir obs. 6).

Ordinairement, à l'autopsie de ces cas, on trouve les ganglions mésentériques et rétropéritonéaux très engorgés. Ce fait semblerait militer en faveur d'une porte d'entrée gastro-intestinale, mais il nous semble que cette généralisation peut être due à une insuffisance des barrières ganglionnaires, ou encore à une introduction directe dans le torrent circulatoire, à la faveur d'une petite plaie sanguinolente.

Quoi qu'il en soit de la porte d'entrée, cette forme-là est de beaucoup la plus grave de toutes et, malgré les moyens de défense dont nous disposons, il faut encore la regarder comme fatalement mortelle.

BIBLIOGRAPHIE

BANDI et BALISTRERI. — Die Verbreitung der Bubonenpest durch den Verdauunsweg. *Zeitsch. für Hyg. und Infect.*, Leipzig, 1898, XXVIII, 261, 275.

BIANDI et STAGNITTA BALISTRERI. — Sulla trasmissione della peste bubbonica per le vie digerenti. *Ann. d'hyg. sper.*, Rome, 1898, ns. VIII, 291, 305.

BITTER. — On the pathology of plague : important diagnosis features of the diseases. *Indian med. Rec.*, Calcutta, 1898, XIV, 513, 515.

BROUARDEL. — La propagation de la peste d'après le mémoire de M. le Dr P.-L. Simond. *Ann. d'hygiène*, Paris, 1898, 3 s. XL, 542, 556.

CHILDE. — The pathologie of plague. *Brit. med. Journ.*, 1898, II.

COCHRANE. — Some notes on the plague. *St-Barth. Hosp. J.*, London, 1897, 8 v. 88, 92.

DANISZ. — Sur l'extension de la peste et son traitement. *Medycyna Warszawa*, 1858, XXVI, 1189-1193.

DORVEAUX. — La propagation de la peste par les animaux. *Chron. med.*, Paris, 1898, V. 764, 766.

— Monkeys and squirrels as means of conveying the infection of plague. *Indian med. Rec.*, Calcutta, 1899, XVI, 141.

GALEOTTI et POLVERINI. — Sui disturbi dell' apparato circolatorio nei malati di Peste bubbonica. *Settim. med. e speriment.*, Firenze, 1898, LII, 397.

HANKIN. — La propagation de la peste. *Ann. de l'Inst. Pasteur*, Paris, 1898, XII, 705, 762.

JOUSSET. — De la peste, son mode de transmission et la valeur du sérum antipesteux. *Art Médical*, Paris, 1898, LXXX, VII, 321, 325.

KAWANKI. — Dissémination de la peste. *Kyo-Rin No-Shiori*, Tokio, 1898, X, nos 7, 13, 22.

KREBS. — Die einhemischen namen der ostasiatischen Pest. *Globus Bruschwg*, 1898, LXXIV, 310.

L. — Opmerkingen naar aanleinting van de pestgevallen te Weenen. *Hyg. blatt.*, Amsterdam, 1898, I, 363, 374.

LEUMAN. — Plague bubo in sarcomatous glands. *Practitionner*, London, 1898, LX, 289.

LORANS. — Report on his mission to India, to study the plague, its manifestations, and the means of preserving the colonie against it. *Proc. san. com.*, Madras, 1897-1898, 104, 120.

MATIGNON. — Symptomatologie de la peste bubonique en Mongolie. *Med. moderne*, Paris, 1898, IX, 113.

MURAKANI et TAKAHASHI. — Recherches sur la cause de la peste bubonique qui a existé dans l'île de Formose en 1897. *Chingai Igi Shimpo*, Tokio, 1898, XIX, nos 439, 26, 33.

PALMIRSKY. — Sur la contagion de la peste. *Wiadomosci farm. Warszawa*, 1898, XXV, 95, 100.

Plague on board the steamschip Carthage. *Lancet*, London, 1898, II, 272.

POIARES. — Sobre a etiologia da peste bubonica. *Rev. portugeza de med. e cirurg. prat. disb.*, 1898-99, V, 8, 17, et *Médecine contemp.*, Lisbonne, 1898, XVI, 367, 369.

SCHILLING. — Ueber Pestpeumonie. *München. Med. Wochens.* 1898, XLV, 1435.

SIMOND. — La propagation de la peste. *Annales de l'Institut Pasteur*, 1898, XII, 625, 687.

SINHA. — A case of pneumonic plague simulating acute bronchitis. *Ind., med. Rec.*, Calcutta, 1898, XV, 371.

SIRCAR. — The symptoms and diagnosis of plague. *Ind. med. Rec.*, Calcutta, 1898, XV, 45-47.

WEICHSELBAUM. — Bericht über die Infection des Dieners am pathologisch-anatomischen Institute Franz Barisch mit Pestbacillen. *Osterreich san. Wes.*, Wien, 1898, X, Beil, Z. Nr. 43, 25, 30.

YOKOTE. — Ueber die lebensdauer der pestbacillen in der beerdigten Thierleiche. *Centralbl. f. Bakter.*, 1 abt., Jena, 1898, XXIII 1030-1033

KRAUS. — Referat uber den gegenwartigen Stand der Lehre von der Pest. *Mitth. d. Ver. d. Aerzte in Steiermak*, Graz, 1898, XXXV, 143.

STICKER. — Die Pest in Berichten der Laien und in Werken der Künstler. *Janus*, 1898.

WETZEL. — Ueber die Pest. *München. med. Wochenschrift*, 7 et 14 février 1899.

COLLIN. — La propagation de la peste en Egypte. *Acad. de Méd.*, 2 février 1897.

BUCQUOY-PROUST-MONOD. — La peste à bord du *Sénégal. Acad. de méd.*, octobre-novembre 1901.

BASZAROW. — La peste pneumonique. *Annales de l'Inst. Pasteur*, 1899.

BÉLIAVSKI. — Note sur sept cas de mort consécutive à l'emploi de la viande d'Arétomys Babal. *Revue d'hygiène*, 1875.

BRUCE. — The clinical characters of the plague epidemic in India. *Lancet*, 21 octobre 1899.

CANTLIE. — A lecture on the spread of plague. *Lancet*, 4, 11 janvier 1877.

CHILDE. — The pneumonic type of plague. *Ind. med. Gazette*, juin 1897.

CORTHORN and MILNE. — Plague in monkeys and squirrels. *Ind. med. Gazette*, mars 1899.

DESCHAMPS. — La peste. *Arch. génér. de méd.*, avril 1899.

GRAYFOOT. — The human factor on the spread of plague. *Ind. med. Gazette*, may 1897.

HOJEL. — Clinical types of plague with urin analysis. *Ind. med. gaz.*, july 1897.

LEGRAND. — *Rapport présenté à la commission chargée de rechercher l'origine de la peste à Alexandrie en* 1899.

LEUMANN. — Leaves from my plague note-book. *Ind. Med. Gazette*, 1858.

LONDON. — Les oiseaux sont-ils sensibles à la peste bubonique. *Arch. sciences biologiques*, VI.

LORIGA. — La prophylaxie de la peste bubonique au moyen de la suppression des rats et des souris. *Revue d'Hygiène*, 1899.

DI MATTEI. — Intorno alla trasmissione della peste bubbonica in suinsi, agli ovini o aivolatili. *Atti del congresso d'Igiene de Torino*, 1898.

NEPVEU. — Études sur les lésions infectieuses de la peste. *C. R. Acad. des Sciences*, 8 juin 1897.

NEPVEU. — Coagulation de la fibrine du sang par le bacille de la peste. *Bull. Société Biol.*, 26 juin 97.

NEPVEU. — Lésions du cerveau dans la peste. *Bulletin de la Société de Biologie et Congrès de* 1897.

NEPVEU. — Causes des troubles circulatoires dans la peste et porte d'entrée de l'infection. *Marseille médical*, 1897.

NUTTAL. — On the role of insects, Arachnids and Myriapods in the spread of bacterial and parasitic diseases of men and animals. *John's Hopkins Hospital Reports*, 1899.

PERES. — I gangli lymfatici nelle infezioni. *Ann. d'Hygiene sperimentali*, 1898.

PROUST. — *La Défense de l'Europe contre la Peste*, 1897.

RECHETNIKOFF. — La transmission à l'homme de la peste de l'Arétomys babal (analyse). *Revue d'Hygiène*, 20 octobre 1895.

SAMOÏLOWITZ. — *Mémoire sur l'inoculation de la Peste*, 1781.
SIMPSON et COBB. — Pestis ambulans. *Ind. med. Gazette*, 1896.
THIROUX. — Rapport sur la lymphangite infectieuse de la Réunion. *Annales d'Hyg. et de Méd. coloniales*, 1900.
VAN DEN STRICHT. — Lésions anatomo-pathologiques produites par le microbe de la peste. *Bulletin de l'Académie royale de médecine de Belgique*, 1897.
WEIR. — Note on the spread of the Plague in Bombay. *Indian Medical Gaz.*, 1897.
YERSIN. — Rapport sur la peste aux Indes. *Archives de Médecine navale*, 1857.
YERSIN. — Rapport sur la peste bubonique à Nha' Frang. *Annales de l'Institut Pasteur*, 1899.
YERSIN, CALMETTE et BOREL. — La peste bubonique. *Annales de l'Inst. Pasteur*, 1895.

CHAPITRE IV

OBSERVATIONS

PREMIÈRE SÉRIE

Paquebot Niger. 27 août-6 octobre 1900

OBSERVATION 1.

Communiquée par M. le docteur JACQUES, d'après le docteur BIGOT, médecin du *Niger*.

Nicham Acham, originaire de Kharpont, embarqué à Alexandrette.

22 août 1900. — Étant dans le port de Constantinople, vers une heure de l'après-midi, je fus appelé auprès de cet Arabe, âgé d'une quinzaine d'années.

Je le trouvai couché sur le pont et présentant tous les signes d'une fièvre intense : peau sèche et brûlante, visage vultueux, yeux injectés, lèvres sèches; la langue, humide, était jaunâtre sur la face dorsale, rouge à la pointe et sur les bords. La température était de 39°,8; le pouls battait 115.

On m'avait dit que le malade souffrait à la jambe. Or, comme je portais la main vers le membre désigné, le malade fit un mouvement de défense qui m'amena à examiner son aine gauche. J'y trouvai, un peu au-dessus de l'arcade de Fallope, un ganglion de la grosseur d'une noisette, dur, sans adhérence à la peau ni aux parties profondes, très mobile sous le doigt. Ce ganglion était extrêmement douloureux; l'examen de la jambe et des parties génitales ne révéla aucune lésion pouvant justifier cette adénite.

Dans l'aisselle, du même côté, on trouvait un chapelet de petits ganglions, le plus gros de la dimension d'une chevrotine, durs et mobiles, douloureux, mais moins que celui de l'aine.

L'interrogatoire du malade, assez difficile, m'apprit que, depuis la veille, il souffrait de céphalée et que la fièvre avait débuté vers le milieu de la nuit précédente par un violent frisson.

Devant ce tableau clinique, je pensai à la peste et je fis immédiatement isoler le malade, ses bagages et ses effets dans une des cabines situées sous le gaillard.

Je prévins alors le commandant du *Niger* de mes craintes ainsi que de mon désir de voir, avant toute déclaration, mon diagnostic confirmé par l'examen bactériologique.

Cet examen fut fait très obligeamment par MM. les docteurs Rewfick-bey et Haïm-bey, assistants de M. le docteur Nicolle à l'Institut Impérial de bactériologie. Avec la pulpe du ganglion incisé, on pratiqua des cultures sur plaques et des frottis. Dans ces derniers, le microscope montrait une grande quantité de coccobacilles offrant les caractères du microbe de Yersin.

J'injectai alors au malade 20 centimètres cubes de sérum antipesteux. A cette heure, tous les symptômes s'étaient aggravés. La prostration était complète. Le thermomètre indiquait 40°,8. Le pouls, petit et dépressible, battait 120.

23. — Au matin je trouvais le malade dans le même état, sauf une légère rémission de la température qui était à 39°,2. Je fis une seconde injection de 20 centimètres cubes de sérum de Yersin. Le malade, la figure grippée, le pouls misérable, était dans le plus complet abattement. Anurie presque complète. Le peu d'urines émises est chargé de pigments. Pas d'albumine.

Le soir, une détente semble se produire. Je fais une troisième injection de 20 centimètres cubes de sérum antipesteux.

24. — Le lendemain, le tableau change. La fièvre est tombée à 38°,7. Le malade est éveillé. Il veut se lever et réclame des pastèques et du pain. La quantité d'urines émises est plus grande, l'état des ganglions n'a pas changé.

Vers 2 heures de l'après-midi nous arrivons au lazaret de Clazomène, où, d'après les instructions du Gouvernement turc, le malade doit être débarqué. Ce qui est fait.

Nicham Acham peut se rendre à pied, de l'embarcation qui l'a amené, jusqu'au pavillon d'isolement.

. . . .

Nous avons appris ultérieurement que ce malade avait guéri sans suppuration de ses adénites.

Observation 2.

Communiquée par M. le docteur Jacques, d'après M. le docteur Bigot, médecin du *Niger*.

Allègre, Albert, garçon de bord, âgé de 48 ans.

23 juillet. — Cet homme, depuis deux jours, souffrait de céphalalgie, courbature, vomissements, et je le traitais pour un embarras gastrique fébrile. Le 23, dans l'après-midi, l'examinant de plus près, je trouvai dans la région inguinale droite deux ganglions, situés l'un dans le triangle de Scarpa, l'autre un peu au-dessus de l'arcade crurale. Ces ganglions, assez peu douloureux pour que le malade ne se fût pas aperçu de leur existence, étaient adhérents à la peau et entourés d'une gangue de périadénite. Ils grossirent très rapidement.

24. — Le lendemain, lors du débarquement du malade à Clazomène, la peau, rouge et chaude à leur niveau, annonçait la suppuration.

L'état général du malade était mauvais ; il s'aggrava encore le lendemain, et la température de 39°,2 était montée à plus de 40° au moment du débarquement.

Les vomissements incessants fatiguaient beaucoup le malade très déprimé. Les urines, très rares, présentaient des traces d'albumine.

Ce malade a reçu en trois fois 60 centimètres cubes de sérum antipesteux.

. . . .

Des renseignements ultérieurs nous ont permis de savoir que ce malade a, comme le précédent, guéri sans suppuration.

Observation 3 (Personnelle).

Docteur B., René, médecin du paquebot *Niger*.

24 août 1900. — Dans l'après-midi, au moment même où le *Niger* quittait Constantinople, le docteur Bigot était pris de maux de tête et de vomissements. Le soir, la fièvre se déclarait et le thermomètre marquait 38°,5. Le lendemain, les vomissements devenaient incessants, la céphalée intolérable, s'accompagnant de vertiges. Il continue cependant son service, se refusant à voir des symptômes de peste dans ces malaises et escomptant une rapide amélioration.

25. — Le lendemain, devant la recrudescence des symptômes, il était obligé de prendre le lit. En même temps, l'apparition de ganglions dans l'aine et dans l'aisselle forçait le diagnostic. Il se fait alors en deux fois une injection de 50 centimètres cubes de sérum de Yersin.

A partir de ce moment, les souvenirs du docteur Bigot sont des plus vagues. De cette traversée de trois jours jusqu'à Marseille, il ne lui reste que l'impression de céphalées atroces que la glace sur le front soulageait un peu, de vomissements continuels se répétant huit ou dix fois dans une nuit. La température devait être élevée; malheureusement, l'unique thermomètre du bord avait été cassé dans un coup de roulis. Les urines, en quantité normale, présentaient des traces d'albumine dans l'examen qui en fut fait au début. Enfin, le 28, le *Niger* arrivait à Marseille, et le 29 le docteur Bigot était admis au lazaret de Ratoneau.

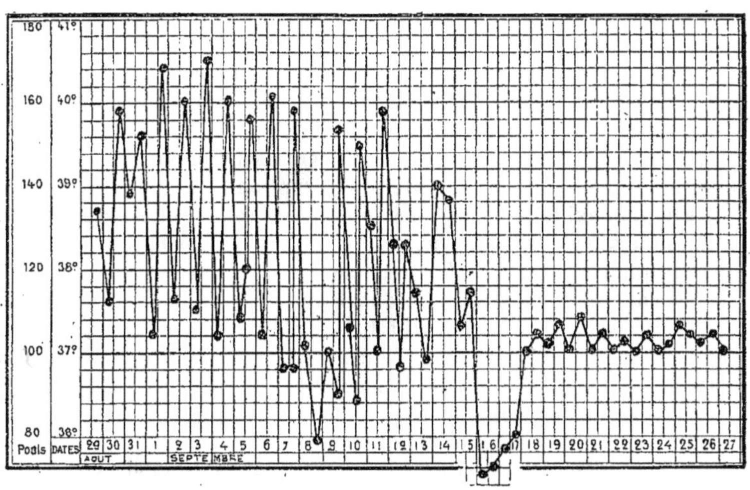

TRACÉ I.

29. — Au moment de son arrivée, il présentait une température de 38°,7 et un pouls à 117. Le malade est très abattu, avec vomissements, facies déprimé, sueurs abondantes. L'examen de l'aine droite décèle un ganglion douloureux, petit, mobile, sans adhérence aux tissus voisins et très dur. A l'aine gauche, chapelets de ganglions indolores. Polyadénite à l'aisselle droite, avec un ganglion plus douloureux. Injection sous-cutanée de 20 centimètres cubes de sérum antipesteux.

30. — Le malade repose un peu, et la nuit n'a pas été mauvaise. Le lait est assez bien supporté. Pas de modifications des adémites ; les ganglions décelés ne sont pas plus gros, mais toujours aussi durs et douloureux

Le soir, l'abattement a un peu diminué. Le ganglion axillaire droit paraît se résorber, mais l'état général reste mauvais avec de la fièvre et des vomissements. Eruption abdominale consécutive aux injections de sérum.

31. — L'adénite axillaire diminue, mais les autres restent sans modification. La nuit n'a pas été bonne. Le malade est, ce matin, plus déprimé, avec des vomissements. Urines abondantes, mais albumineuses.

A 3 heures du soir, il est plus affaissé encore, avec une température très élevée. Il refuse une injection de sérum antipesteux de peur que la réaction ne l'empêche de dormir. D'ailleurs, vers 6 heures, la température est redescendue à 37°,9, et l'état général s'est relevé.

1er septembre. — Nuit agitée, ganglion indolore. Quoique très faible accuse une sensation de mieux général. A pu se lever quelques minutes dans la matinée.

2. — La matinée est aussi bonne que possible. Le malade urine mieux; plus abondamment, des urines plus claires, mais qui renferment encore un peu d'albumine.

Il se sent très faible, mais ses mouvements sont plus libres. La peau est sèche, brûlante, et ne présente pas d'éruption.

Le ganglion axillaire droit a bien diminué de volume et est gros comme un noyau d'olive et absolument indolore. Vers 3 ou 4 heures, la température monte brusquement pour retomber dans la soirée.

Le malade est très affaissé et manque entièrement de résistance et de tonus, soit corporel, soit moral. Il a besoin d'être fortement remonté.

3. — La nuit a été très bonne. Le malade a mieux dormi que précédemment. Il paraît très reposé et n'accuse plus aucune courbature. La quantité d'urines émises a bien diminué, mais il n'y a plus d'albumine. Pas de modifications ganglionnaires.

Dans l'après-midi, apparition du mouvement fébrile déjà signalé les jours précédents, mais qu'accompagne cependant un abattement moins considérable.

Injection de 20 centimètres cubes de sérum antipesteux.

4. — Nuit mauvaise, agitée. Le malade est ce matin en hypothermie. Injection de 0 gr. 25 de caféine.

A 2 heures élévation journalière de température. Quoique les téguments soient brûlants, le malade se plaint du froid et demande à être très couvert. Il présente une teinte particulière des téguments, bronze vert, clair, étendue au tronc et aux membres supérieurs.

Il demande à ce qu'on le laisse dormir et refuse toute injection.

5. — Nuit mauvaise. Urines troubles et fébriles. Injection de caféine et de 20 centimètres cubes de sérum antipesteux dans le flanc, le malade refusant absolument une injection intraveineuse.

L'alimentation est bien supportée et la courbature et la céphalée ont disparu. La température présente les grandes oscillations des fièvres de suppuration, sans que l'on trouve chez lui de foyer de suppuration.

6. — La teinte bronzée signalée persiste, plus ou moins accentuée,

mais toujours très nette. Urines légèrement albumineuses, état général assez soutenu.

Dans la nuit a présenté des phénomènes délirants très violents. Très agité, il se lève et renverse divers objets dans sa chambre. Vers le matin a un peu reposé, et, à son réveil, s'est plaint de céphalée.

Dans la journée, deux injections de sérum artificiel, de 300 grammes chacune, amènent une sensation de mieux très nette chez le malade.

7. — Pas de modifications bien sensibles dans l'état local ou général. La langue est assez bonne, le malade peut lire sans fatigue, mais le soir élévation brusque de température, qui monte à 39°,9. La peau est colorée en vert d'eau clair.

8. — La teinte du corps est beaucoup plus accusée que la veille. La nuit a été plus paisible que les précédentes, et dans la matinée le malade se sent mieux. Mais vers 2 heures, brusquement apparaît une crise d'hypothermie, avec algidité et cyanose, que le malade attribue à une abondante transpiration qui l'a précédée.

Dans la soirée l'hypothermie se maintient avec transpiration profuse. Le nez est pincé, les lèvres décolorées, les yeux excavés. La respiration est normale ; la langue assez bonne : chargée au centre, la pointe et les bords rouges. Tous les mouvements sont très pénibles, et comportent une lourde sensation de fatigue.

Mais au repos, la sensation de calme et d'euphorie est complète.

La soirée est mauvaise. Le malade très excité refuse momentanément toute intervention thérapeutique.

9. — La nuit a été mauvaise. Le malade a présenté un délire actif assez accusé. Urines rares, très chargées, sans albumine, diarrhée abondante, avec selles inconscientes. La cyanose du visage est extrêmement accusée, et le corps est parsemé d'îlots verts bronzés, beaucoup plus foncés que le reste du corps qui a gardé la teinte vert clair du début.

Injection de 300 centimètres cubes de sérum artificiel.

Vers 6 heures et demie frisson violent avec élévation très élevée de température, avec transpiration légère.

10. — La nuit a été assez bonne, calme, avec un peu de sommeil vers le matin. Dans la journée, affaissement profond, injection sous-cutanée de 500 grammes de sérum artificiel avec 0 gr. 50 de caféine, et un peu plus tard 1 demi-milligramme de strychnine.

Dans l'après-midi, bain tiède prolongé, qui amène un peu de repos. Le soir, injection de 20 centimètres cubes de sérum antipesteux et 500 grammes de sérum artificiel.

A 10 heures du soir, élévation brusque de température, avec fièvre, courbature, dyspnée, etc.

Oligurie très prononcée : moins de 400 centimètres cubes dans la journée.

Pouls petit, dépressible, dicrote avec tension artérielle très faible.

11. — La nuit a été supportable, et le malade a pu un peu reposer.

Diarrhée profuse et fétide avec matières mal colorées. Pouls régulier, mais mal frappé. Dans la journée, et à diverses reprises, 700 centimètres cubes de sérum artificiel avec caféine, arséniate de strychnine, etc.

Le soir, crise fébrile quotidienne, mais un peu retardée, et sans la période de dépression qui la précède habituellement.

12. — Etat stationnaire, malade très déprimé. Apparition dans la fosse iliaque gauche d'une légère tumeur douloureuse, rémittente, mal délimitable au palper, et qui fait penser à un phlegmon profond, dû à la suppuration de ganglions iliaques.

14. — L'état est stationnaire, mais la tumeur devient plus saillante, plus douloureuse, mais toujours mal délimitable.

15. — En présence des symptômes de suppuration de la tumeur (?) pelvienne, on décide pour le lendemain une intervention chirurgicale. Le malade paraît d'ailleurs un peu moins mal. La température a de petites oscillations, et se maintient dans les environs de 39°.

Le soir, une injection sous-cutanée de chlorhydrate de quinine.

16. — La nuit n'a pas été trop mauvaise, mais le matin, vers 7 heures, le malade éprouvant un impérieux besoin d'uriner, émet une quantité abondante, plus d'un litre, d'urine, à coloration vert foncé, qui, presque aussitôt, se partage en deux couches, l'une liquide, verdâtre, et l'autre épaisse, grumeleuse, purulente. En même temps la tumeur abdominale s'affaisse, l'abdomen est moins ballonné, moins douloureux, la submatité disparaît.

« L'examen microscopique du dépôt, dit M. le docteur Gauthier (1), dans son étude, décèle beaucoup de globules de pus et de très nombreux bacilles à espace clair.

« Ces urines offrent très nettement la réaction de la pyoxanthine et du pigment vert fluorescent, faiblement celles de la pyocyanine; ce qui fait conclure qu'un adéno-phlegmon avec infection mixte par un bacille chromogène s'est rompu dans la vessie, mettant en liberté les pigments qui donnaient précédemment au malade une teinte si spéciale. Le sang puisé dans une veine contient en abondance des microorganismes variés, et un certain nombre de bacilles à espace clair, mais les cultures et les inoculations en restent négatives »...

Dans la journée, le malade est en algidité absolue. On cherche à combattre le collapsus par des bains chauds et des frictions excitantes.

Le soir, la prostration est absolue : le malade est complètement insensible à toute excitation, la cornée dépolie, la face contractée en un masque pénible de douleur.

Injection de 20 centimètres cubes de sérum de Yersin.

(1) JACQUES et GAUTHIER, *Presse médicale*, 3 juillet 1901.

17. — La nuit a été bonne, mais le malade est toujours dans une algidité voisine du collapsus.

La teinte générale est plus claire. Le thorax a repris une coloration normale, mais les membres sont encore livides, et la face d'un bronze brunâtre. L'abdomen est souple, moins sensible.

Injection de 20 centimètres cubes de sérum antipesteux et 500 grammes de sérum artificiel chaud.

Dans la journée, bain chaud et frictions excitantes. Les urines sont encore nettement colorées en vert, mais les diverses réactions caractérisent moins nettement les pigments que la veille.

18. — Nuit mauvaise et agitée. Tous les téguments sont le siège d'une exquise hyperesthésie qui fait que le malade ne peut supporter le moindre contact.

Injection de 10 centimètres cubes de sérum Yersin et 500 centimètrès cubes de sérum artificiel. L'aspect général est meilleur que la veille, la température remonte à la normale et les urines ont repris la coloration habituelle, jaune clair, mais cependant elles présentent sur les parois du vase un anneau à reflets verdâtres. Elles ne donnent plus de réaction. On commence à alimenter un peu le malade.

19. — La nuit a été très bonne. Le malade a bien reposé. La température oscille entre 37° et 37°,5. Il persiste seulement un peu de douleur dans la fosse iliaque gauche qui est sensible à la pression. Injection de 15 centimètres cubes de sérum de Yersin. L'alimentation se fait bien.

20. — La convalescence s'établit rapidement, mais il persiste un degré considérable d'asthénie ; le malade est très affaissé, mais il est évident qu'il se remonte de jour en jour.

24. — La convalescence est nettement établie. Le malade est placé en période d'observation, et son exeat définitif lui est accordé le 6 octobre. A cette date, quoique la guérison soit complète, le malade est encore très faible et anémié, et le moindre exercice amène rapidement une grande fatigue. Mais nous l'avons revu depuis, et il nous a appris qu'il était définitivement remis.

Observation 4 (Personnelle).

Caratini A., chauffeur à bord du *Niger*.

Cet homme, très robuste et très solide, n'avait pendant la traversée rien présenté d'anormal. Mais le 30 août, au moment de l'arrivée du navire au Frioul, il se plaint de céphalalgie, de courbature, et l'on constate une adénite axillaire gauche, de la grosseur d'un œuf de pigeon, avec empâtement péri-axillaire. Le malade est aussitôt envoyé au lazaret de Ratonneau.

30 août 1900.— Au moment de son arrivée θ : 39°,6. Langue sale et saburrale, sauf sur les bords et à la pointe. Pas de vomissements ni de nausées.

Constipation absolue depuis 48 heures. Ventre ballonné et tendu, mais sans gargouillement ni douleur.

Facies vultueux, pommettes rouges, yeux battus, peau brûlante et transpiration assez abondante.

Polyadénite dans l'aisselle gauche, avec empâtement de toute la région, au milieu de laquelle on parvient à circonscrire un ganglion plus volumineux, dur, mobile et très douloureux. Les aines et l'aisselle droite sont libres. Pas de phénomènes thoraciques.

Ponction dans l'atmosphère périganglionnaire et ensemencement. Prise

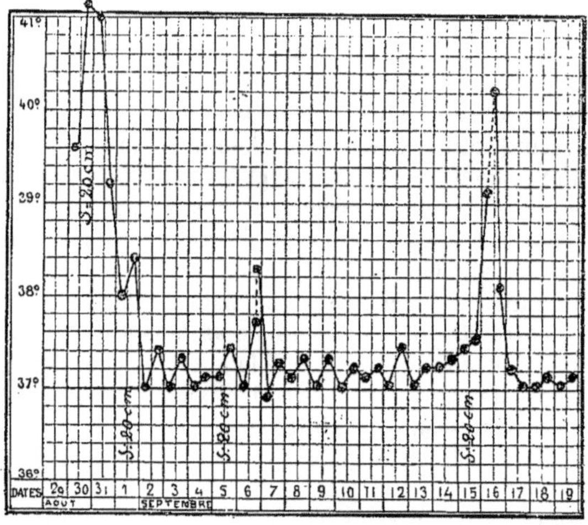

TRACÉ 2.

de sang dans une veine. Injection de 20 centimètres cubes de sérum antipesteux.

31. — Augmentation sensible de volume du ganglion axillaire gauche, qui est toujours très douloureux.

Réaction également douloureuse au niveau de l'injection du sérum. Tout mouvement est impossible. La céphalée est moins intense et le malade plus éveillé, et l'on peut avoir avec lui une conversation suivie. En résumé, état à peu près stationnaire.

1er septembre. — La nuit a été très agitée. Le malade transpire abondamment. Selle diarrhéique. Ganglion axillaire gauche toujours aussi volumineux et douloureux, sans tendance à la suppuration. Dans l'après-midi, le malade est très abattu, brûlant. Injection sous-cutanée de 20 centimètres cubes de sérum antipesteux, qui amène rapidement une sédation des phénomènes.

2. — Nuit bonne et calme. Céphalalgie moins intense. Ganglion axillaire gauche toujours aussi volumineux, toujours dur, mais moins empâté et surtout moins douloureux.

Apparition d'un début de conjonctivite de l'œil droit.

La dernière injection de sérum n'a pas produit la réaction cutanée.

3. — L'adénite paraît tendre à la résorption. L'empâtement de l'aisselle et la polyadénite ont bien diminué. Le ganglion lui-même est bien moins douloureux.

Malade très résistant avec un état moral excellent.

Dans l'après-midi, léger épistaxis. Facies terreux, nez pincé, paupières battues.

4. — La conjonctivite signalée avant-hier est en train de disparaître. Le ganglion est franchement en voie de résorption. Le malade le constate lui-même et trouve qu'il n'a plus qu'une pointe au lieu de la boule des jours précédents. La douleur a totalement disparu. Etat général très bon. La température s'étant maintenue depuis 24 heures dans les environs de 37°, alimentation légère.

5. — Nuit excellente. On ne trouve plus dans l'aisselle qu'une petite tumeur du volume d'une noix, absolument indolore. Injection sous-cutanée de 20 centimètres cubes de sérum antipesteux.

6. — La nuit et la matinée sont excellentes, mais, vers midi, brusque élévation de température, due à un accès de paludisme comme le montre le sang qui renferme des amibes.

A partir de cette date, l'état reste à peu près stationnaire.

Le ganglion se résorbe peu à peu, tout en restant très dur.

La température se maintient régulièrement dans les environs de 37°.

15. — Injection de 20 centimètres cubes de sérum antipesteux.

16. — Brusque élévation de température (40°,2). L'examen du sang montre de nombreux amibes, mais pas de bacilles.

19. — Le malade, en pleine convalescence, est isolé en période d'observation.

29. — Il obtient son exeat définitif. Le même jour, nouvel accès de paludisme.

Observation 5 (Résumée). — (Personnelle).

De Montarnal, Charles, commissaire à bord du *Niger*.

Pendant la traversée, avait suppléé le docteur Bigot, atteint, et avait soigné les malades du bord.

A l'arrivée du *Niger*, il se plaignait de céphalée, courbature, vomissements et nausées, et présentait une adénite axillaire, droite, dure, douloureuse, petite. N'a pas eu de grande élévation de température.

Son état s'est maintenu stationnaire pendant une huitaine de jours, puis a cédé à quelques injections de sérum de Yersin, représentant un total de 60 centimètres cubes.

Mis une première fois en isolement le 5 septembre, revient au pavillon Belzunce pour aider à remonter le moral du docteur B... Isolement à nouveau le 17 et sorti complètement guéri le 27.

Revu depuis à plusieurs reprises, se porte bien.

Observation 6.

(Résumée). — Communiquée par MM. Jacques et Gautier.

Lieutaud, Marius, chauffeur à bord du *Niger*.

Le chauffeur L... n'avait rien présenté d'anormal durant la traversée. Le 29 septembre il accuse quelques vagues malaises, mais se refuse à consulter le médecin ; mais le 31 il est plus mal et dans la soirée expire brusquement, sans avoir présenté ni adénite, ni phénomènes pulmonaires quelconques pouvant éveiller l'idée de peste. Son corps est transporté immédiatement au lazaret de Ratoneau où M. le docteur Jacques procède à son autopsie. Tout le corps est cyanosé, teinte asphyxique des téguments tendus et comme cirés. Tous les organes sont fortement congestionnés. La rate très diffluente est très augmentée de volume. Pas de ganglions augmentés de volume.

Examen microscopique (Jacques et Gauthier, *loc. cit.*, p. 11). Les frottis du foie et de la rate présentent en très grande abondance un microorganisme ayant tous les caractères morphologiques et les réactions colorantes du bacille de Yersin. Les ganglions d'un rat inoculé par simple piqûre sous-cutanée, et qui meurt le sixième jour, donnent des frottis aussi typiques. Mais nous n'obtînmes pas les cultures nettement caractéristiques. . . . .

Nous verrons plus loin comment nous avons essayé de résoudre ces faits en apparence contradictoires.

Observation 7 (Résumée). — (Personnelle).

Cf. Jacques et Gauthier (*Presse Médicale*, juillet 1901).

Docteur R... Jacques, médecin chef de service au lazaret de Ratoneau.

Au moment de l'arrivée du *Niger* (29 août), le docteur J. fut chargé du service médical du lazaret.

Le 1er septembre il fait l'autopsie que nous venons de relater (Obs. 6). Le soir même, élévation de température que l'on pourrait probablement rattacher à des accidents palustres antérieurs, et subit le même jour une injection de 20 centimètres cubes de sérum antipesteux.

Le 3 septembre, nouvelle injection.

Le 5, apparition de malaise et de courbature intenses, avec céphalée, qui diminue le 6, mais est de nouveau exacerbée le 7.

Le 8 se montre une adénite inguinale droite, du volume d'une olive, presque indolore, avec empâtement de l'aine.

Les jours suivants polyadénite s'étendant aux deux aines et à l'aisselle gauche, avec dyspnée intense.

Le 11 et le 13, accès de fièvre. Le 15, l'examen du sang décèle l'existence de nombreux bacilles à espace clair, de forme plutôt allongée, et ne

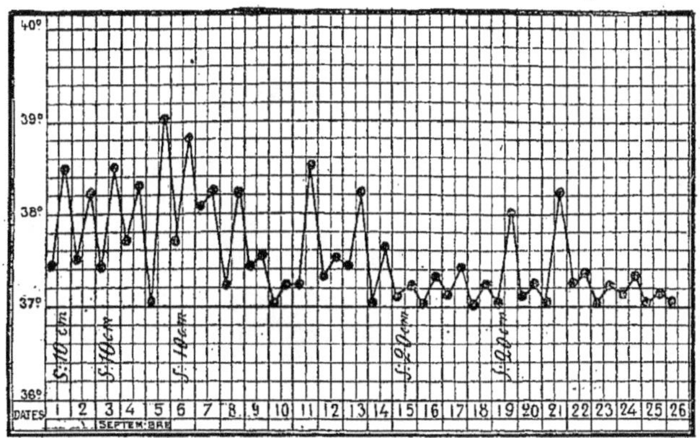

Tracé 3.

prenant pas le Gram, presque tous d'ailleurs englobés dans des leucocytes.

La convalescence est lente, avec asthénie cardio-vasculaire persistante.

La polyadénite persiste très longtemps, et elle est encore très nette, lorsque, le 6 octobre, le docteur J. quitte le lazaret.

Observation VIII (Personnelle).

Cf. Jacques et Gauthier (*Presse Médicale*, 3 juillet 1901).

Le Docteur G. a présenté au cours de séjours réitérés aux colonies des manifestations non douteuses de paludisme, mais les derniers accès remontent *à huit* ans ; il a subi le 1er septembre la vaccination par le sérum de Yersin et prend le service du lazaret de Ratoneau le 7 du même mois. Le 17, une douleur assez vive à l'aisselle droite fait découvrir l'existence d'un ganglion de la grosseur d'une noisette. La température atteint à peine 38°, les phénomènes généraux sont assez peu accusés anorexie, langue jaune, dysenterie.

Les jours suivants, adénites multiples aux deux aisselles et aux aines, dyspnée amenant à pratiquer une injection intraveineuse de 20 centimètres cubes de sérum. Au huitième jour, retour de la fièvre, qui affecte la forme rémittente, atteignant le soir entre 38°,5 et 39°. L'examen du sang pratiqué à ce moment révèle l'existence d'amibes de Laveran, et le traitement quinique institué fait disparaître rapidement ces phénomènes fébriles, tandis que la polyadénite persiste longtemps avec des retours de dysenterie.

DEUXIÈME SÉRIE

Paquebot Laos. — 7 juillet-31 août 1901.

Observation 9.

D'après le livre de bord du *Laos* (communiqué par le docteur Cédié (1).

Ahmet Saaleh, chauffeur arabe. Se présente à la visite le 29 au matin.

29 juin. — La veille au soir, après une journée normale, a été pris brusquement de mal de tête, frisson, courbature et fièvre et a vomi en même temps qu'il souffrait de l'aine droite. C'est un sujet fort et robuste. Il est à bord depuis plusieurs mois. N'est pas allé à terre depuis l'escale de Yokohama. Très surmené depuis 15 jours.

On constate une tumeur inguinale molle, empâtée, de la grosseur environ d'une cerise, douloureuse, et, dans le voisinage, de petits ganglions indolores que le malade déclare avoir depuis longtemps. Sur la face dorsale du gros orteil du même côté se trouve une petite plaie recouverte d'une croûte sous laquelle la pression du doigt fait sourdre du pus. Cette plaie est le résultat d'un léger traumatisme remontant au 25 juin.

(1) Nous tenons à remercier le docteur Cédié de l'obligeante amabilité avec laquelle il nous a communiqué tous les renseignements et tous les documents qu'il a pu nous fournir.

Interrogé plus minutieusement, le malade dit avoir aussi éprouvé la veille au soir une douleur le long de la face interne de la jambe et de la cuisse, ayant duré plusieurs heures et maintenant disparue. *Isolement.* 0. M., 40° ; S., 40°,7. Pas d'albumine dans les urines. L'auscultation révèle une diminution de l'amplitude respiratoire et quelques craquements aux sommets.

30. — Léger délire pendant la nuit... Peu de changement dans l'état général et local. Mêmes signes à l'auscultation. Toux très légère. expectoration épaisse peu abondante. 0 : M., 39°,7 ; S., 39°.6.

1er juillet. — L'état général paraît s'être amendé légèrement. La température est un peu supérieure à 38° de quelques dixièmes.

A Suez, le malade, après avoir été examiné par les médecins sanitaires inspecteurs et par le directeur de la Santé, est débarqué à l'hôpital à 7 heures du matin. La libre pratique est accordée au navire.

Observation 10.

(D'après le livre de bord du *Laos*, communiqué par M. le docteur Cédié.)

Arboch Aden, chauffeur arabe, embarqué le 25 juin à Djibouti.

2 juillet. — Malade depuis la veille (frisson, courbature générale). Apris

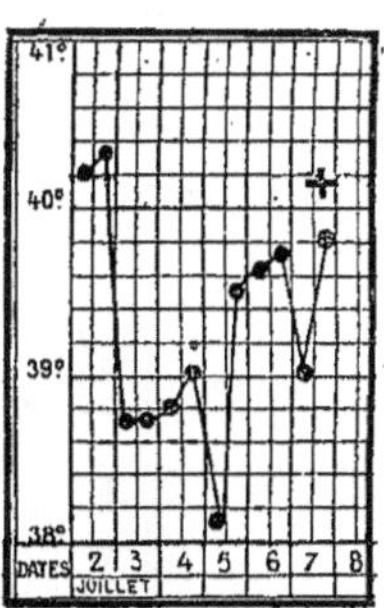

Tracé 4.

un purgatif ; se plaint surtout d'une courbature générale très violente.

Dans l'après-midi, apparition d'un petit ganglion inguino-crural gauche, dur, limité, presque indolore et sur lequel le malade n'attire pas l'attention. Isolement. Auscultation négative. Potion tonique. θ : M., 40°,2 ; S., 40°,3.

3. — Persistance de la courbature. Langue humide et légèrement blanchâtre. État général et glanglion stationnaires. Le soir, la courbature est beaucoup moins intense : le malade ne se plaint que d'un certain degré de rachialgie localisée à la région sacrée.

Pas de selles depuis cinq jours. Un examen plus attentif fait découvrir une épididymite du côté droit sur laquelle le malade ne peut fournir aucun renseignement. θ : M., 38°,7 ; S., 38°,7.

4. — Le malade a une selle. L'état général est meilleur. La courbature diminue. L'auscultation ne révèle qu'une légère diminution du murmure vésiculaire. Ganglion beaucoup moins douloureux. θ : M., 38°,8 ; S., 39°.

5. — L'état général reste assez bon. Persistance de la douleur lombo-sacrée. En outre du ganglion principal stationnaire apparaissent quelques ganglions secondaires très peu douloureux. Légère adénite axillaire gauche presque indolore. θ : M., 38°,1 ; S., 39°,5.

6. — Persistance des douleurs de tête et à la région sacrée. Ganglion inguinal gauche plus gros et plus douloureux. θ : M., 39°,6 ; S., 39°,7.

7. — Le ganglion diminue. Sensation de fluctuation obscure. A l'auscultation on perçoit des râles crépitants à la pointe de l'omoplate droite. Crachats visqueux et rouillés. θ : 39° ; S., 39°,8.

8. — Décès à 4 heures et demie du matin.

Observation 11.

(D'après le livre de bord du *Laos*, communiqué par M. le docteur Cédié).

Saaleh Abdallah, chauffeur, ancien à bord.

4 juillet. — Malade depuis la veille au soir. Frisson, malaise, céphalalgie, vomissements, sensation de forte chaleur dans l'abdomen. Paraît très abattu. Aucune tuméfaction ganglionnaire. θ : 40°,5 ; S., 40°.

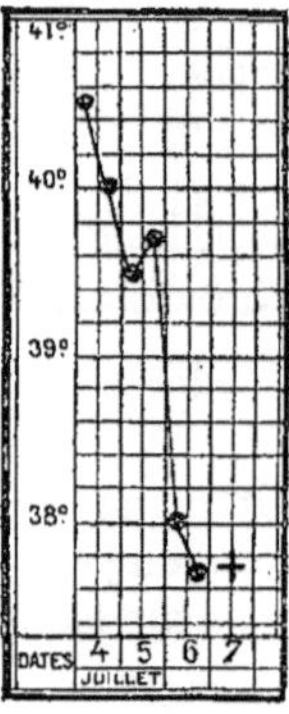

Tracé 5.

5 — Le matin, la céphalée et l'abattement semblent encore plus marqués. Apparition d'un ganglion axillaire gauche douloureux. Le soir, apparition d'un ganglion axillaire droit de la grosseur d'une amande, indolore. A l'auscultation on constate des signes de congestion bilatérale. Oppression. Ventouses sèches. θ : M., 39°,5 ; S., 39°,7.

6. — A l'auscultation on n'entend des deux côtés et dans toute l'étendue de la poitrine qu'un souffle rude, et, çà et là, quelques gros râles humides. Forte oppression ; un peu de délire. État de stupeur prononcé. Langue sèche, noirâtre et croûteuse à sa partie antérieure.

Pouls imperceptible. Ganglion axillaire stationnaire, peu douloureux. A 5 heures S., injection de 30 centimètres cubes de sérum artificiel. θ : M., 38° ; S., 37°,7.

7. — Pas de changement notable. Mort à 11 heures et demie. P. M.

Observation 12 (Personnelle).

Seïn Ahmed, chauffeur, ancien à bord, ancien pavillon Belzunce, n° 40.

4 juillet. — Malade depuis trois jours. Céphalalgie, frisson, fièvre, constipation. Ganglion crural droit aplati, indolore ; ganglion axillaire gauche indolore. Laxatif. θ : M., 39° ; S., 39°,8.

5. — Céphalalgie et lumbago. État général assez satisfaisant. Apparition d'un nouveau ganglion axillaire droit du volume d'un haricot, indolore comme les précédents. θ : M., 39°,6 ; S., 38°.

6. — État général très bon, n'accuse plus qu'un léger mal de tête. Auscultation négative. Apparition de nouveaux ganglions axillaires droits et gauches, qui, comme les précédents, demeurent indolores. θ : M., 36°,6 ; S., 36°,3.

7. — Aucun changement. θ : M., 36° ; S., 37°.

8. — Évacué sur l'hôpital de Ratoneau. Présente à son arrivée quelques petits ganglions inguinaux et cruraux. Dans l'aisselle gauche un ganglion indolore de la grosseur d'un œuf de pigeon. Respiration un peu soufflante, surtout à droite. Langue bonne. Pouls ralenti. Céphalalgie, urines abondantes et claires. Le malade est en hypothermie. θ : 36°.

9. — Mêmes signes ganglionnaires que hier. Apparition dans l'aisselle droite d'un ganglion dur, arrondi, de la grosseur d'une noisette. La langue est bonne. La respiration est un peu soufflante à droite et à gauche. Le pouls est ralenti. L'état général semble bon. θ : 36°,5.

10. — L'état ganglionnaire demeure stationnaire, sauf dans l'aisselle droite où est apparu un nouveau ganglion, gros à peu près comme une bille. A l'auscultation, on perçoit à gauche, avec une respiration généralement soufflante, quelques râles crépitants et sibilants, répartis dans toute l'étendue du poumon. A droite, un peu de souffle.

Le pouls se maintient assez bon. θ : 36°,2.

11. — L'état ganglionnaire persiste sans grandes modifications. On constate actuellement un ganglion crural gauche, assez allongé, indolore ; un ganglion crural droit plus petit. Dans l'aisselle gauche, une masse indurée, assez volumineuse et bâtie contre la paroi, tandis qu'à droite on relève deux ou trois petits ganglions mobiles et sans adhérence avec les plans sous-jacents. Ils paraissent, d'ailleurs, plus superficiels que de l'autre côté.

L'auscultation ne révèle rien de bien particulier, sauf un peu de souffle généralisé signalé ces jours-ci, avec une nette tendance à la régression.

Le pouls est bien frappé à 56, mais donne une sensation de reflux. La langue se maintient normale. La $\theta = 36°,5$.

13. — Bon état général. Le malade, qui, hier, a commencé à se lever, se livre aujourd'hui à de petites occupations. L'adénopathie persiste sans modification appréciable. A l'auscultation, il semble qu'il y a au sommet droit quelques frottements un peu rudes. Partout ailleurs, la respiration est normale, mais elle présente, aux bases surtout, un timbre grave particulier. Pouls : M., 100 ; S., 104. θ : M., 36°,3 ; S., 36°,7.

14. — Les ganglions ont une tendance très nette à la régression, surtout le ganglion axillaire gauche, que l'on sent presque diminuer, et qui est maintenant bien plus petit que le ganglion crural gauche.

L'état général est bon. La respiration est normale et l'auscultation ne révèle rien de spécial P. : M., 80 ; S., 96. θ : M., 36° ; S., 36°,8.

16. — Le malade est en pleine convalescence. Il conserve encore quelques traces de son adénopathie, sous forme de petites indurations ganglionnaires dans les territoires atteints. L'auscultation est maintenant entièrement normale. Le malade va et vient sans difficulté, se livrant sans fatigue à toutes sortes de travaux.

24. — Mise en observation.

3 août. — Exeat.

Observation 13 (Personnelle).

Saaleh Motana, pavillon Belzunce, n° 41, chauffeur indigène, embarqué à Djibouti le 25 juin.

2 juillet. — Malade depuis 24 heures. Frisson, céphalalgie légère, peu d'abattement, un vomissement. Le malade se plaint d'une douleur dans l'aine gauche. A l'examen, on trouve dans la région crurale de ce côté un ganglion douloureux, de la grosseur d'une noix, arrondi. Aucune lésion apparente ni dans le membre inférieur, ni aux organes génitaux ; n'en peut donner l'origine. θ : M., 39°,9 ; S., 40°,3. Isolement.

L'auscultation révèle quelques râles sibilants. A 5 heures du soir, injection sous-cutanée de 15 centimètres cubes de sérum antipesteux. Potion tonique.

3. — Le malade accuse une céphalalgie violente et est très abattu. La langue est sèche, rôtie. Le ganglion douloureux, sans modification de volume. A l'auscultation, on entend toujours quelques râles sibilants plus marqués à gauche. Les urines sont légèrement albumineuses. Dans la soirée, le ganglion apparaît plus volumineux, plus saillant.

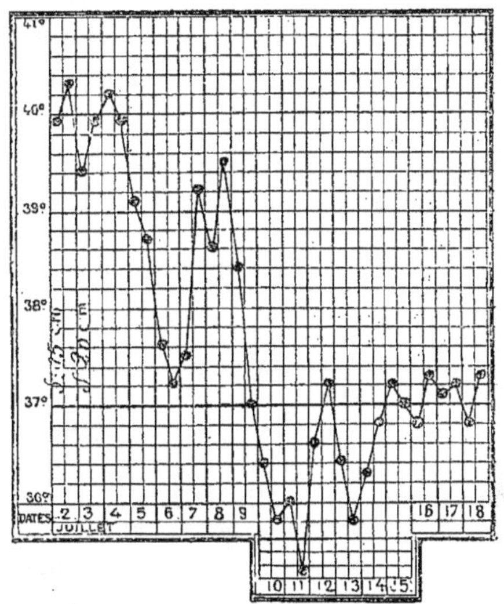

Tracé 6.

Injection de 20 centimètres cubes de sérum antipesteux. 0 : M., 39°,4; S., 39°,9.

4. — Etat général stationnaire. La langue est plus humide, moins rôtie. A l'auscultation, on perçoit toujours les mêmes phénomènes, peu marqués. Le glanglion crural est toujours saillant et douloureux. Dans la journée apparaissent une chaîne de ganglions péri-œsophagiens et un ganglion dans l'aisselle gauche. Ils sont tous peu volumineux et peu douloureux.

5. — Le malade a *vomi* un lombric d'environ 12 centimètres cubes. Son état général est stationnaire, mais les ganglions péri-œsophagiens sont plus douloureux. A la visite du soir, le gros ganglion crural du début semble s'acheminer vers la suppuration. 0 : M., 39°,1 ; S., 38°,7.

6. — Le ganglion crural gauche a atteint le volume d'un œuf de pigeon

et est très douloureux. Nous n'avons pas à noter de changement appréciable dans l'état général. Le malade continue à se plaindre de céphalalgie et de rachialgie. Les ganglions péri-œsophagiens continuent à être douloureux. θ : M., 37°,6 ; S., 37°,2.

7. — L'état général persiste assez bon. La céphalée et la rachialgie ont diminué, mais le ganglion crural gauche est toujours très douloureux et donne une sensation de fluctuation obscure. θ : M., 37°,5 ; S., 39°,2.

8. — Le malade est évacué sur l'hôpital de Ratoneau. Il présente à son arrivée, dans la région crurale gauche, un ganglion assez gros, accompagné d'une chaîne de petits ganglions. A droite, un groupe de petits ganglions indolores.

Dans l'aisselle gauche, adénopathie assez volumineuse mais absolument indolore. Le malade accuse un peu de céphalalgie, mais pas de rachialgie. La langue est rosée et humide. A l'auscultation, on constate, des deux côtés de la poitrine, de gros râles ronflants et sibilants, avec un peu de congestion des bases. Les urines, claires et abondantes, ne renferment pas d'albumine. Le pouls est bon, la respiration un peu fréquente, mais sans dyspnée. θ : M., 38°,9 ; S., 39°,5.

9. — Les adénopathies n'ont subi depuis hier aucun changement. A l'auscultation, les râles et la congestion persistent, mais l'état pulmonaire ne paraît pas tendre à l'aggravation. La langue est bonne. La céphalée persiste, mais bien diminuée. Le malade a passé une nuit bien calme, mais dans la journée a eu à deux reprises des vomissements alimentaires. L'état général est bon. θ : M., 37°,2; S., 37°.

10. — Le ganglion crural gauche rétrocède avec une rapidité remarquable. C'est à peine s'il est maintenant plus volumineux que les autres éléments de la chaîne ganglionnaire qui occupe la région. L'adénite axillaire gauche paraît aussi diminuer, mais, dans l'aisselle droite, est apparu un nouveau ganglion dur, volumineux et roulant sous le doigt. La langue est bonne, humide. Le pouls est assez bon, non accéléré, mais paraît petit et dépressible. A l'auscultation, on a la sensation de poumons normaux, sauf un peu de souffle au sommet gauche. L'état général est bon et semble tendre à l'amélioration, mais le malade présente une hypothermie très marquée. θ : S., 35°,8.

11. — Le malade a passé une bonne nuit, et paraît assez bien ; mais, à l'auscultation, on constate que le souffle s'est généralisé et occupe actuellement toute la hauteur des deux poumons. L'état ganglionnaire se maintient sans modifications, mais l'hypothermie persiste. Le malade n'a ce matin que 35°,1 ; avec un pouls à 56.

12. — L'adénite axillaire droite, récemment survenue, a disparu sans laisser de traces. Dans l'aisselle gauche, on constate encore la présence d'un ganglion dur, indolore, gros comme une bille. Aux deux aines persistent des chaînes ganglionnaires dures, mais toutes ces adénopathies sont indolores. La langue est bonne. A l'auscultation, on constate que le

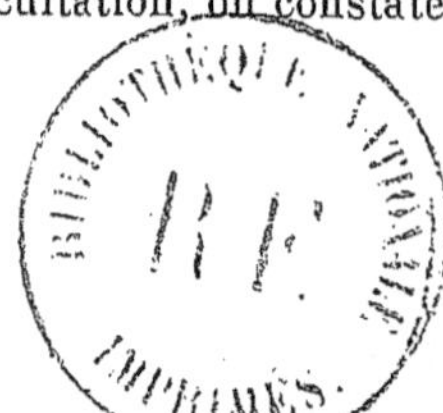

souffle commence à rétrocéder et n'occupe plus aujourd'hui qu'une zone limitée à la partie moyenne du poumon gauche, où l'on perçoit également quelques frottements ; le foie est normal, mais la rate est grosse et douloureuse. Autour de l'anus et à la région lombaire, éruption furonculeuse. Le pouls donne 80 pulsations, dont plusieurs d'avortées. Sous l'influence d'une injection de 10 centimètres cubes de sérum antipesteux, la température paraît se relever et remonte à 37°,2.

13. — L'état général se maintient bon. L'auscultation est aujourd'hui parfaitement normale. Les adénopathies ne paraissent pas se modifier beaucoup. La température est retombée à 35°,8, tandis que le pouls se maintient à 76, avec quelques pulsations avortées, il est vrai. L'auscultation cardiaque ne révèle aucun phénomène pathologique du côté de cet organe.

14. — La furonculose déjà signalée persiste et s'étend à la région dorsale et aux cuisses. L'état général continue à être aussi satisfaisant que possible, mais l'auscultation dénote un petit peu d'obscurité aux bases, où la percussion révèle un certain degré de matité. Les ganglions persistent à l'état de petites indurations mobiles et indolores. Le pouls est bon à 80. 0 : 36°,3.

18. — Le malade est en pleine convalescence. C'est à peine si l'on peut retrouver quelque trace de ses adénopathies, qui ont complètement disparu. Le fonctionnement de tous les organes est parfait.

24. — Mise en observation.

3 août. — Exeat.

Observation 14 (Personnelle).

Saaleh Abdallah, dit Cheyba, pavillon Belzunce, n° 43, vieillard usé, très surmené depuis une quinzaine de jours, est allé à terre à Yokohama et à Saïgon.

2 juillet. — Malade depuis la veille au matin (malaise, frissons, fièvre), a eu quelques selles diarrhéiques. Se présente à la visite à 2 heures du soir. Abattement, courbature générale, céphalalgie. Au niveau de l'aisselle droite, derrière le bord du grand pectoral, on constate un léger empâtement mal circonscrit et peu douloureux. Pas d'adénite inguinale ni sous-maxillaire. A 8 heures du soir, aggravation de l'état général. 0 : à 2 heures, 39°,2 ; à 8 heures, 40°.

3. — L'empâtement axillaire est resté stationnaire. L'auscultation est négative. Le malade est plongé dans le plus profond abattement, ne fait aucun mouvement, obéit comme une masse inerte, ne prononce aucune parole et refuse toute espèce d'aliment. Isolement. 0 : M., 40° ; S., 39°,8. A 5 heures S., injection de 20 centimètres cubes de sérum artificiel

4. — Au matin, amélioration considérable ; le malade se meut spontanément, parle et s'alimente et ne se plaint que d'une légère douleur au creux axillaire, où l'empâtement est à peine perceptible. Dans la soirée, la douleur dans l'aisselle est plus forte, et on constate en même temps l'apparition d'un ganglion inguinal 0 : M., 39°,2; S., 39°,8.

5 — La douleur dans la région axillaire, assez forte le matin, diminue le soir. On constate un ganglion très mobile de la grosseur d'un haricot. Malgré une certaine agitation, l'état général se maintient assez satisfaisant. 0 : M., 39°,5; S., 39°,2.

6. — État général et local stationnaire. Ganglion axillaire droit toujours douloureux ; toux légère ; auscultation négative. 0 : M., 39°.6 ; S., 38°,8.

7. — Le ganglion initial forme, avec quelques autres nouvellement apparus, un gros paquet dur et presque indolore. L'état général est bon. 0 : M., 38°,6 ; S., 39°,2.

8. — Evacué sur l'hôpital de Ratoneau.

A son arrivée, on constate dans l'aisselle droite un empâtement dur et volumineux, et dans la région inguinale du même côté un chapelet de petits ganglions durs et roulants sous les doigts. La langue est sèche, rôtie et fendillée. A l'auscultation quelques râles des congestions aux deux bases. Dans les deux tiers supérieurs, diminution du murmure vésiculaire. Les urines sont rouges et foncées, mais non albumineuses. Constipation absolue ; l'haleine est mauvaise, le pouls est assez bon et bien frappé. 0 : 38°,6.

9. — Dans la région inguinale gauche, apparition d'un ganglion superficiel et mou. Dans la région axillaire droite, persistance de l'empâtement volumineux, déjà signalé. On constate, dans l'aisselle gauche, la présence de trois ganglions, ayant chacun le volume d'un gros poids, durs, arrondis et roulant sous les doigts. L'auscultation révèle, au lieu de la diminution du murmure vésiculaire constaté hier, l'apparition de nombreux râles fins. Langue rôtie, à bord rosés et, au centre, recouverte d'un enduit fuligineux. Le pouls est fréquent et bien frappé. La céphalalgie a complètement disparu. Les urines, rouges et foncées, sont rares. L'état général semble meilleur. 0 : M., 38°,2 ; S., 38°,3.

10. — Les adénopathies paraissent stationnaires. A l'auscultation, les râles, qui, hier, remplissaient les poumons, paraissent avoir disparu, et l'état pulmonaire semble s'améliorer. La langue est rouge, mais toujours sèche et fendillée. Le malade se plaint de ne pas pouvoir uriner. Cependant, lorsqu'on le sonde, on trouve la vessie vide. L'état général continue, semble-t-il, à s'améliorer, mais reste toujours très faible. Le pouls est fort bien frappé à 96. 0 : M., ; S., 37°,8.

11. — Au fond du vase du malade on trouve à peine quelques gouttes d'urine, rouge foncé, sans albumine. Au pli inguinal droit, on trouve toute une série de ganglions petits et durs, et au-dessous un gan-

glion crural, long et mince, bien différent de la galette aplatie classique.

Dans l'aisselle droite, l'empâtement a fait place à un ganglion net, dur, roulant sous le doigt et un peu douloureux. L'haleine a toujours une odeur *sui generis* insupportable. La langue est humide, recouverte d'un enduit blanchâtre qui laisse la pointe et les bords libres et rouges. L'état pulmonaire est notablement amélioré. C'est à peine si l'auscultation révèle une respiration légèrement soufflante à gauche, et à droite quelques sibilants, qui paraissent très lointains. Mais l'état général est grave : le malade est déprimé et très affaissé. Le pouls se maintient assez fort, bien frappé à 88, la température à 37°,2 le M. et le soir à 37°,6. Sérum antipesteux, 20 centimètres cubes.

12. — L'adénopathie inguinale reste stationnaire. Le ganglion axillaire droit s'étale et reste toujours dur. A gauche, nous avons toujours les trois ganglions signalés, durs, mobiles et indolores.

Le malade commence à expectorer. Les crachats, muqueux, sont légèrement colorés. Les urines sont très abondantes, très épaisses, à odeur forte, hémaphéiques et avec un dépôt très abondant.

La percussion révèle, dans toute l'étendue du poumon gauche, une matité absolue, matité que l'on retrouve moins intense dans la moitié supérieure du poumon droit. A l'auscultation, nombreux râles humides dans toute cette zone de matité.

Le foie est normal, la rate est grosse et douloureuse. θ : 37°,5.

13. — Les urines sont beaucoup plus rares que la veille, troubles et fortement odorantes. Les adénopathies demeurent stationnaires. A l'auscultation frottements durs dans la zone moyenne du poumon gauche. Le pouls s'est un peu relevé.

Le soir, anurie totale. La langue est sèche ; les ganglions sont stationnaires, mais l'état pulmonaire paraît un peu meilleur. Le pouls est toujours petit. Le malade accuse une douleur assez vive le long du tiers supérieur du bord interne du tibia droit. P. : M., 84 ; S., 76. θ : M., 37°,3; S., 37°,9.

14. — Les adénites inguinales ne présentent pas de modifications, mais le bubon axillaire droit suppure nettement. La fluctuation est bien sensible. Le malade a passé une nuit bien calme. L'auscultation indique une rétrocession des phénomènes pulmonaires. L'anurie a cessé, mais les urines restent rares et chargées. La douleur signalée en arrière du tibia droit persiste avec des exacerbations passagères, sans qu'on puisse en retrouver la cause. L'état général est bien meilleur.

Le soir, incision de son bubon axillaire. Le pus, assez profond, n'est pas très abondant, inodore et bien lié. Pansement humide et drainage à la gaze. Sérum antipesteux, 20 centimètres cubes.

15. — L'incision a donné issue à une petite quantité de pus. La région axillaire n'est pas douloureuse et les mouvements du bras ne sont pas gênés. Les urines ont repris l'abondance normale, mais elles sont tou-

jours colorées, épaisses, troubles, hémaphéiques. Elles donnent par l'acide azotique un anneau hémolytique très net. Pas d'albumine. La respiration s'améliore, mais la régression paraît plus lente à droite qu'à gauche où les sensations sont plus nettes à l'auscultation. La douleur de la jambe droite semble diminuer. Le pouls est bon à 92. 0 : M., 36°,5 ; S., 37°.

16. — L'incision du bubon axillaire continue à suppurer très peu, et ne fait pas souffrir le malade. Les autres adénites persistent sans modification sensible. L'état général continue à s'améliorer avec une extrême lenteur. P., 92. 0 : M., 37°,6.

17. — La suppuration augmente notablement. Le pansement est traversé. La douleur persiste à la jambe droite. On sent en arrière du tibia une masse résistante, profondément située. L'auscultation paraît normale. Le malade est légèrement constipé. La langue est blanche. Pouls, 100. 0, 37°,3.

18. — Les diverses adénopathies non suppurées tendent à disparaître. Quant au bubon axillaire, il continue à suppurer avec une certaine abondance. La douleur de la jambe droite a presque disparu, mais l'on sent toujours, en arrière du tibia, une masse indurée, dans laquelle la pression réveille une certaine douleur. Le malade tousse un peu, mais l'auscultation ne révèle aucun phénomène pathologique, sauf un peu d'obscurité aux deux bases, où la percussion dénote une zone de submatité. Le pouls est dépressible à 104. 0, 36°,1.

19. — L'état du malade se maintient à peu près stationnaire. Son bubon diminue de volume lentement, et le gâteau empâté qui remplissait l'aisselle paraît se résorber.

20. — La suppuration continue à se montrer abondante. L'état général se maintient à peu près, mais le malade paraît s'affaiblir.

21. — Le bubon diminue de volume, mais continue à suppurer beaucoup. Tout irait bien si le malade n'était pas aussi amaigri et affaissé.

24. — Le malade accuse un peu de céphalée qui cède à 50 centigrammes d'antipyrine. Injection de 40 centimètres cubes de sérum antipesteux.

25. — La suppuration diminue nettement, en même temps que le bubon. On ne sent plus dans l'aisselle qu'une masse grosse comme un œuf de pigeon, adhérente à la peau, mais indépendante des tissus profonds.

4 août. — Sous la cicatrice primitive une poche s'est formée, fluctuante, superficielle, dont l'incision donne issue à quelques centimètres cubes de sérosité purulente, sans conséquence, la nouvelle incision étant de nouveau cicatrisée en quelques jours.

14. — Mise en observation.

25. — Exeat.

Observation 15 (Personnelle).

Saaleh Motana, pavillon Belzunce, n° 44.

7 juillet. — Vu le soir. Dit être malade depuis l'avant-veille au matin (céphalalgie, frisson, douleurs articulaires, lumbago). Les selles sont régulières. Le malade n'accuse pas de toux et l'auscultation est négative. Dans chaque aine on constate une chaîne de ganglions inguino-cruraux presque indolores. 0 : 39°,3.

8. — Évacué sur l'hôpital de Ratoneau. 0 : 38°.

A son arrivée, on constate que la région crurale gauche est remplie par une tumeur aplatie qui semble en voie de ramollissement et du volume

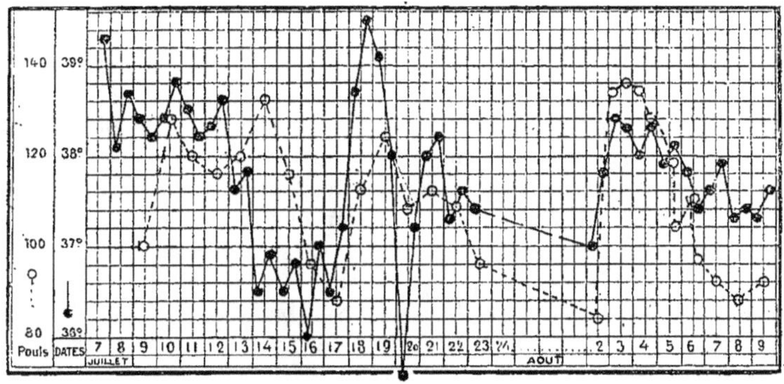

Tracé 7.

de la paume de la main. Dans le pli inguinal du même côté, on trouve deux ganglions allongés assez volumineux. A droite, un petit chapelet de ganglions roulant sous le doigt. Rien aux aisselles. Langue rouge, fendillée, comme rôtie. A l'auscultation, on perçoit des deux côtés de la poitrine de nombreux râles crépitants et sibilants. Les urines, en quantité normale, sont troubles et foncées. Le pouls est petit et fréquent. 0 : 38°,7.

9. — La tumeur crurale paraît bien rénitente, sinon fluctuante, et semble nettement en voie de suppuration. Les petits ganglions de l'aine droite ne se sont pas modifiés et les aisselles sont toujours libres. A l'auscultation, dans toute l'étendue des deux poumons, on entend, du sommet à la base, une pluie de fins râles sibilants. On ne peut avoir de renseignements sur l'expectoration, le malade crachant à terre ou sur son lit, sans qu'un puisse lui faire comprendre de cracher dans un crachoir. La

langue est bonne. Le malade transpire abondamment. Le cœur tient bon et le pouls à 100 est bien frappé. 0 : 38°,2 ; R., 24.

10. — Le ganglion crural gauche a atteint le volume d'une belle orange, et est le siège d'une fluctuation très nette. A droite, les petits ganglions inguinaux paraissent augmenter de volume. A l'auscultation, on constate toujours la même pluie de râles dans toute la hauteur des deux poumons, mais ils paraissent changer de nature et s'humidifier sensiblement. Il y a toujours un peu de toux et quelques crachats muqueux, blancs. Les urines, abondantes, sont foncées et troubles. Elles ne renferment pas d'albumine, mais donnent nettement la réaction hémolytique. La langue, rouge sur les bords et à la pointe, est recouverte d'un enduit blanchâtre. Le malade se plaint de ce que la tête lui tourne comme s'il était ivre. Le système digestif fonctionne normalement, mais la transpiration, très abondante, fatigue le malade qui se sent affaibli et abattu. Le pouls est rapide à 128. 0 : 38°,8. Sérum antipesteux, 20 centimètres cubes.

11. — Dans la région ilio-crurale gauche, masse énormément empâtée, ayant à peu près les dimensions d'une tête de fœtus de six mois. Sous l'influence de l'empâtement le pli inguinal est presque effacé, comme s'il était soulevé par la tumeur. Celle-ci est nettement fluctuante. A droite, deux gros ganglions, l'un inguinal, l'autre crural. Dans l'aisselle droite apparaît un petit ganglion assez superficiel, peu volumineux et indolore. Dans l'aisselle gauche, un petit ganglion dur et mobile. A l'auscultation on constate que les deux poumons sont pris. A droite, au sommet, on a des phénomènes de bronchite capillaire avec un véritable bruit de tempête. A la base fins crépitants et frottements pleuraux. A gauche, le sommet est le siège de phénomènes analogues à ceux du côté droit, la base est absolument obscure. A la percussion, matité généralisée, surtout marquée à la base gauche.

La langue est blanche, humide, la pointe et les bords restent rouges.

La langue s'étale et porte sur ses bords les empreintes dentaires.

Le malade accuse de la céphalée. Il y a une véritable anhélation.

Le pouls est dépressible, fin, mal frappé à 120. Resp. : 36. 0 : 39°,2.

Le malade s'émacie de plus en plus. Etat très grave.

12. — Incision de son bubon, qui donne un flot de pus, immédiatement ensemencé en gélose nutritive. Pansement humide au sublimé dilué. Les autres adénopathies demeurent stationnaires.

L'état pulmonaire persiste à peu près sans modifications.

Le malade, très essoufflé, est en proie à des accès de suffocation très pénibles. La langue paraît un peu se dépouiller. La peau est moite et la transpiration persiste, abondante.

Le foie est douloureux et déborde des fausses côtes de deux travers de doigt environ. La rate, indolore, n'est pas perceptible.

Le pouls à 118 paraît se relever un peu. 0 : 38°,3.

Injection de 10 centimètres cubes de sérum antipesteux.

13. — Suppuration abondante, mais on constate déjà une diminution sensible dans le volume du bubon. L'état pulmonaire reste toujours menaçant. Urines abondantes, rouges, ammoniacales, à réaction hémolytique. P. : 112. θ : 37°,6.

Le soir les adénopathies ne présentent pas de modifications sensibles. La langue est bonne, mais le pouls paraît faiblir : à 120, il présente quelques faux pas, que l'auscultation du cœur n'explique pas.

Aux poumons, à gauche, matité complète avec obscurité remontant jusque dans l'aisselle. A droite, nombreux râles avec quelques frottements pleuraux. Le malade continue à suffoquer avec des accès de dyspnée intense. Transpiration absolument intense qui résiste à tous les traitements (poudre d'agaric, strychnine). θ : 37°,8.

14. — La suppuration est abondante, et la régression du gâteau ganglionnaire paraît s'accentuer. Les autres adénites ne paraissent subir aucune involution. Mais les phénomènes pulmonaires s'amendent bien lentement. La dyspnée persiste et le malade est dans un état asphyxique permanent. Peu ou pas d'expectoration. A l'auscultation, la respiration est courte et voilée. Le pouls à 132 n'est pas trop mauvais, mais ne concorde pas avec la température qui atteint à peine 36°,5.

15. — La nuit a été un peu meilleure et le malade a un peu reposé. Ce matin, selle verdâtre, mal moulée. L'état pulmonaire semble vouloir un peu s'améliorer, mais cette amélioration est bien légère. La respiration est toujours courte et voilée, avec une dyspnée très marquée. Le pouls est bon à 116. θ : 36°,5. Le bubon continue à suppurer abondamment, mais paraît arrêté dans son évolution.

16. — L'état pulmonaire tend à s'améliorer à droite, mais à gauche les phénomènes sont toujours les mêmes. Le pus de son bubon s'écoule de plus en plus abondant malgré les lavages bi-quotidiens au sublimé. La transpiration persiste. P. : 96. θ : 36°.

17. — L'état général s'améliore lentement, mais d'une façon bien sensible, mais le malade est toujours dans un état d'anémie intense. La nuit a été bonne et calme. Pas de modification dans les adénopathies. A l'auscultation, le poumon droit est normal, mais au poumon gauche le murmure vésiculaire est complètement aboli, l'obscurité est complète et l'on perçoit de l'œgophonie avec un peu de pectoriloquie aphone. Pas de souffle. θ : 36°,5. P. : 84.

18. — La transpiration a disparu et maintenant la peau est sèche, la langue est bonne, nettoyée. La suppuration continue. Au point de vue pulmonaire on n'a pas à noter de modifications, sauf l'apparition à gauche de quelques frottements pleuraux. P. ; 112. θ. : 38°,7.

19. — L'état général du malade semble s'améliorer et cependant au poumon gauche les phénomènes persistent avec leurs mêmes caractères. A l'œgophonie, à la pectoriloquie aphone, aux frottements, sont venus se surajouter un souffle généralisé avec propagation dans l'aisselle et point

de côté très douloureux. En même temps la température remonte à 39°,1 et le pouls à 124. M. le docteur Gillet porte le diagnostic de pleuropneumonie. Le pronostic devient très sombre.

Injection intraveineuse de 20 centimètres cubes de sérum antipesteux.

20. — Les phénomènes pulmonaires ne paraissent pas modifiés beau coup, mais il ne s'est pourtant pas produit d'aggravation. L'amaigrissement est extrême, la suppuration très abondante.

Une brusque chute de température s'est produite à 35°,5.

Le pouls reste rapide et plein à 108. Le corps est couvert de sueur.

21. — L'auscultation ne révèle pas de grandes modifications dans l'état pulmonaire. Les phénomènes persistent, mais la dyspnée diminue ainsi que la cyanose faciale. Le point de côté paraît également moins intense. La température s'est relevée à 38°. Le pouls est à 112. Le malade accuse une légère douleur abdominale et se plaint d'un peu de céphalée, mais n'a pas de rachialgie. La langue est bonne.

Injection sous-cutanée de 40 centimètres cubes de sérum antipesteux.

22. — Les phénomènes pulmonaires paraissent s'amender légèrement. L'auscultation est plus nette. Le souffle et les frottements diminuent notablement. L'état général est meilleur, mais le ventre est ballonné, douloureux. Constipation. La douleur se localise surtout dans la région hépatique, descendant jusqu'à l'ombilic, avec deux maximum d'intensité : l'un au niveau des fausses côtes, l'autre au niveau de l'ombilic. A la percussion, toute cette région paraît mate, mais l'examen est difficile, le moindre attouchement provoquant une exacerbation des douleurs. θ : 37°,3.

23. — L'amélioration pulmonaire diminue. L'œgophonie et la pectoriloquie aphone ont presque entièrement disparu. L'obscurité diminue, comme hauteur et comme intensité. Les douleurs abdominales ont diminué à la suite d'un léger purgatif, mais non pas complètement disparu. La paroi abdominale paraît légèrement œdématiée. La suppuration continue, mais les adénopathies non suppurées paraissent disparaître peu à peu. θ : 37°,4.

24. — La *restitutio ad integrum* pulmonaire est presque un fait accompli. C'est à peine si à la base gauche on note encore un peu d'obscurité et quelques frottements.

Les phénomènes abdominaux s'amendent également.

Le malade a l'air de reprendre. Il s'intéresse davantage à ce qui se passe autour de lui, parle à ses compatriotes.

Pendant une semaine environ ces phénomènes d'amélioration persistent. Une augmentation notable d'appétit, la diminution de l'anémie, une reprise des forces, enfin une amélioration sérieuse de l'état général nous paraissaient définitivement établir la convalescence, lorsque, vers le 30 juillet, le malade recommença à se plaindre, à souffrir, et à présenter de graves accidents.

2 août. — L'état pulmonaire, qui s'était amélioré, recommence à devenir sérieux, et le malade n'est pas sans nous donner de réelles inquiétudes. L'auscultation permet de constater que les phénomènes de régression pulmonaire sont non seulement arrêtés, mais encore totalement transformés. Le poumon droit est soufflant dans toute sa hauteur, souffle de moyenne intensité, à tendance plutôt rude et de timbre assez grave.

A la base, matité et obscurité complète. Le poumon gauche présente trois zones bien distinctes. Au sommet, respiration ronflante avec expiration prolongée et sonorité normale. La partie moyenne présente un souffle nettement circonscrit, beaucoup plus rude que le souffle perçu à droite et d'un timbre beaucoup plus aigu. C'est absolument le souffle de la pneumonie franche lobaire. A la base, de même qu'à droite, on trouve une région absolument mate et obscure.

Le soir nous trouvons que les phénomènes constatés le matin se sont encore aggravés. Au poumon droit, la matité de la base s'est élevée et occupe actuellement presque toute la moitié inférieure du poumon. Dans la partie supérieure, le souffle persiste avec les mêmes caractères, mais peut-être un peu plus voilé. A gauche, les phénomènes sont encore plus sérieux. Non seulement la matité de la base s'est étendue au point d'envahir presque tout le poumon, mais le souffle perçu ce matin a fait place à des indices certains d'hépatisation générale. C'est à peine si l'on perçoit encore un peu les bruits respiratoires qui sont absolument voilés et paraissent très lointains. Le malade n'expectore pas et n'a pas de température. M., 37° ; S., 37°,8. Le cœur paraît se maintenir assez bon ; le pouls est assez bien frappé à 84. Le visage est partiellement cyanosé, la respiration pénible et haletante. Le malade ne pouvant garder le décubitus horizontal, il a fallu disposer des coussins pour le tenir à demi relevé. L'état général est des plus sérieux. Tant que le cœur fonctionne régulièrement, on peut conserver quelque espoir, mais au moindre faux pas une issue fatale est à redouter.

Injection sous-cutanée de 80 centimètres cubes de sérum antipesteux.

Légères traces d'albumine dans les urines, avec une forte quantité de pigments biliaires (réaction de Gmelin) et anneau hémolytique très marqué.

3. — Journée mauvaise pour le malade dont l'état paraît s'aggraver. Le poumon gauche semble entièrement hépatisé du sommet à la base ; les vibrations thoraciques sont abolies ; à l'auscultation, le souffle a disparu et l'oreille ne perçoit absolument rien dans tout ce bloc que les pulsations cardiaques qui se transmettent à travers poumon et paroi. A droite, on a dans la moitié supérieure un souffle, mais moins net, plus lointain, plus voilé que hier. Dans la moitié inférieure, matité et obscurité totale.

Nous notons une anhélation extrême, avec visage cyanosé, une angoisse respiratoire très marquée. Le malade reste toujours à demiassis sur son lit. Le pouls est précipité, dépressible en hypotension très marquée à 134 le M., 136 le S. 0 : 38°,4 le M., 38°,2 le soir, R. 28, 30.

Le cœur se maintient assez bon.

4. — Le malade présente aujourd'hui une très légère amélioration. La respiration reste saccadée, courte, mais un peu moins bruyante. Le facies est toujours le même, très amaigri, cyanosé, et le malade reste, la bouche ouverte, assis sur son lit, le décubitus étant toujours insupportable.

Au poumon droit, la matité est un peu descendue ; elle ne comprend plus aujourd'hui que la moitié inférieure du poumon, à peu près jusqu'à la pointe de l'omoplate. En même temps, les bruits respiratoires deviennent plus perceptibles et l'on entend avec plus de netteté un souffle rude qui paraît occuper la moitié inférieure du poumon. A gauche, au lieu de la matité absolue d'hier, nous retrouvons comme au début trois zones bien distinctes. Le sommet et la base sont absolument mats, tandis qu'au centre la partie médiane conserve la sonorité normale. Les signes d'auscultation sont en rapport avec les renseignements fournis par la percussion, tandis que l'oreille ne distingue aucun bruit pulmonaire au sommet ou à la base ; on perçoit dans la partie médiane une respiration soufflante, mais voilée et lointaine.

Le cœur est toujours bon. Le pouls rapide, bien frappé, mais un peu dépressible à 134 le M. et 128 le S. 0 : M., 38° ; S. 38°,3. R. : 27. Les urines sont peu abondantes, claires, légèrement albumineuses. Le malade est constamment trempé par une abondante sueur profuse.

5. — Pas de modifications bien importantes. Le mieux léger signalé hier paraît se maintenir, mais le malade paraît faire une déglobulisation intense.

Dans ses urines jaunes, claires, à reflets verdâtres, on trouve une forte proportion de pigments biliaires.

6. — Le malade se maintient dans cette situation satisfaisante. La matité des deux poumons se localise aux deux bases. Les deux tiers supérieurs, à droite surtout, ne présentent plus qu'une légère submatité. A l'auscultation, le poumon droit reste soufflant dans ses deux tiers supérieurs. A la base, silence complet. A chaque expiration la base du thorax tout entière est le siège d'une véritable rétraction, très sensible à l'oreille et à la main et due sans doute à des adhérences pleurales.

Le poumon gauche s'améliore avec une lenteur beaucoup plus considérable. Les bruits du cœur sont nettement perçus à travers la masse pulmonaire dans toute la hauteur du poumon. On perçoit en même temps un souffle doux, mal délimité, très éloigné. Le cœur est bon. Le pouls meilleur à 96. La température normale.

La diurèse est extrêmement abondante. Les urines ne renferment plus d'albumine, mais des phosphates en grande abondance. Les pigments biliaires continuent à se présenter, mais l'anneau hémolytique diminue sensiblement.

7. — La nuit est bonne, l'amélioration persiste.

A partir du 8 août, l'état de ce malade est allé en s'améliorant lentement mais régulièrement.

La résorption pulmonaire se fait peu à peu. La respiration se fait de plus en plus nette en même temps que l'état général s'améliore. L'anémie diminue et le malade se remplume légèrement. Son bubon suppure toujours mais avec une tendance très nette à la cicatrisation, qui évolue en quelque sorte parallèlement à l'état pulmonaire, et a marché très vite à dater du jour où celui-ci est redevenu normal.

21. — Mise en observation.

31. — Exeat.

Observation 16 (Personnelle).

Hassem Saäleh, pavillon Belzunce, n° 45, chauffeur arabe, ancien à bord.

5 juillet. — Malade depuis la veille après-midi (frisson, étourdissement, douleur dans l'aine gauche). On constate un ganglion crural gauche, aplati, volumineux, douloureux, et au-dessous quelques petits ganglions aplatis, sensibles.

Auscultation négative. 0 : M., 40°,1 ; S., 40°,3.

6. — Douleur dans la région sacrée. Etat général assez bon. A l'auscultation, respiration rude et diminution du murmure vésiculaire. Le ganglion crural, douloureux, a le volume d'un œuf de pigeon.

Le soir, la peau est plus chaude et plus foncée au niveau du ganglion. Langue humide et blanchâtre. 0 : M., 39°,7; S., 39°,3.

7. — État stationnaire. Mêmes phénomènes à l'auscultation.

8. — Evacué sur l'hôpital de Ratoneau.

A son arrivée on constate une tumeur partant du pli inguinal gauche et remplissant toute la région crurale. Cette tumeur, très volumineuse, est douloureuse, aplatie, assez dure. Deux ou trois petits ganglions dans chaque pli inguinal. Rien aux aisselles. La langue est blanche, sèche, recouverte d'un enduit saburral.

Le malade n'a pas uriné depuis son arrivée. Il est constipé depuis trois jours. Le pouls est fréquent et dépressible. A l'auscultation, gros râles des deux côtés de la poitrine. Le malade, abattu et déprimé, gémit et se plaint. La respiration est fréquente et saccadée. 0 : M., 39°,7; S., 39°,8. Sérum de Yersin, 20 centimètres cubes.

9. — La tumeur de la région inguino-crurale gauche, d'aplatie qu'elle était, bombe et devient saillante sous la peau. Dans la moitié inférieure du poumon droit, l'auscultation révèle de gros râles à tonalité aiguë. La langue

est blanche, fendillée, rôtie. Le malade prétend ne pas avoir uriné depuis 48 heures. Le pouls est rapide, mais bien frappé à 124, la respiration à 27, la température à 39°,5 le matin, 39°,5 le soir. État général grave.

10. — La tumeur est toujours saillante et très dure. Nouveaux ganglions inguinaux droits et gauches du volume d'une bille. Depuis 48 heures ce malade n'a pas cessé de délirer, et présente actuellement un délire bruyant, violent, avec idées de persécution. La langue est sèche, fendillée. Le cœur est mou; le pouls petit, fin, dépressible à 158 avec plusieurs pulsations avortées. A l'auscultation, les phénomènes pulmonaires n'ont subi aucune modification. θ : 39°.

11. — Le malade est profondément amaigri, aussi sa tumeur paraît-elle encore plus volumineuse. Au-dessus la paroi est œdématiée, infiltrée. Au-dessous on sent que la base de la tumeur est adhérente aux plans sous-jacents. Au pli inguinal gauche, au-dessus de la tumeur crurale, gros ganglion. A droite, plusieurs petits ganglions inguinaux. Dans l'aisselle gauche on constate l'apparition de deux ganglions mobiles et peu volumineux. Le malade continue à délirer avec les mêmes idées de persécution. Les urines sont peu abondantes, rougeâtres, à dépôt brique pilée. Elles ne renferment pas d'albumine. A l'auscultation, râles sibilants très aigus aux deux tiers inférieurs gauches. A droite, on entend aussi quelques sibilants, mais surtout des râles de congestion passive. Le pouls à 116 est très dépressible. θ : 38°,7. L'anorexie est absolue; le malade refuse même le lait. La langue est très sèche, fendillée, blanche au centre, rouge à la pointe et sur les bords.

12. — Rate imperceptible. Le foie, non hypertrophié, est très douloureux. Les adénopathies sont stationnaires. L'énorme ganglion crural, chaud, à paroi rouge, tend à se ramollir, mais n'est pas encore fluctuant.

Le pouls à 128 est petit, dépressible, misérable.

Le malade a une vraie langue de perroquet, complètement sèche, à bords rouges. Il continue à refuser toute alimentation. L'état local est mauvais, et l'état général est très grave. θ : 39°,5.

Injection sous-cutanée de 20 centimètres cubes de sérum antipesteux.

13. — Le ganglion crural gauche commence à se ramollir. Le malade est un peu plus calme, mais continue à délirer, déclarant qu'on le bat et le vole. A l'auscultation, à droite, obscurité respiratoire et œgophonie sans pectoriloquie aphone et avec persistance des vibrations thoraciques. A gauche, la respiration est normale. La langue est sèche, rôtie, fendillée. Le pouls est petit et misérable à 128. θ : 37°,5.

Le soir le malade est plus calme, la langue est plus humide, mais l'anorexie persiste presque aussi absolue qu'au premier jour, et le malade a beaucoup maigri depuis son entrée. Les urines ont une odeur forte et sont très alcalines. A l'auscultation la respiration s'éclaircit nettement. Le ramollissement du bubon est plus accentué, mais on n'a qu'une sensation de fluctuation profonde et confuse.

14. — Le malade exhale une odeur forte et désagréable très prononcée, analogue à l'odeur ressentie en entrant dans une ménagerie de singes. Il s'amaigrit de plus en plus et continue à refuser toute nourriture. C'est à peine s'il absorbe un peu de lait. Le délire continue, mais beaucoup plus calme. Les idées tristes ont succédé aux idées de colère. Son ganglion rouge et douloureux est nettement fluctuant. Incision qui donne peu de pus, épais et profondément situé. A l'auscultation, les phénomènes paraissent s'améliorer. Cependant le poumon droit est encore un peu soufflant et l'on perçoit quelques crépitants très fins au sommet gauche. Le pouls à 112 est mauvais. 0 : 37°,2.

Le soir, son adénite a bien suppuré et l'on est obligé de renouveler le pansement fait avec du bichlorure très dilué.

15. — L'état général s'améliore. Le délire a disparu et le malade est bien calme. Son bubon suppure abondamment mais n'est pas douloureux.

A l'auscultation, la respiration, un peu courte et rapide, tend à redevenir normale. La langue, encore sèche et rugueuse, l'est cependant moins que les jours précédents. Le pouls est meilleur, mieux frappé à 108. 0 : 37°,1.

16. — Son bubon suppure peu. L'état général continue à s'améliorer. A l'auscultation, on constate que les phénomènes pulmonaires sont à peu près normaux. La langue est humide, mais elle est toujours recouverte d'un enduit saburral blanchâtre. L'on constate toujours un peu de délire nocturne, mais très calme ; le pouls est à 140 en discordance absolue avec la température qui atteint à peine 37°,2.

17. — L'état général est meilleur. La nuit a été bonne. Il n'y a que peu de suppuration dans son bubon, d'ailleurs complètement indolore. Plus de délire. L'alimentation est mieux supportée et le malade commence à réclamer une nourriture plus solide. A l'auscultation on a encore quelques légers troubles pulmonaires, mais bien modifiés. Pouls : 112. 0 : 37°.

18. — Le malade est aujourd'hui un peu déprimé. Il a la peau sèche, la langue blanche et sale. L'auscultation est à peu près normale, avec, aux bases, quelques râles de congestion. Le pouls fin est assez bon à 120, toujours en discordance avec la température qui ne dépasse pas 38°,2.

19. — Sous l'influence d'une purgation légère, les troubles signalés hier ont disparu. La langue est meilleure, la peau moins sèche, l'état général bon. Mais, pour la première fois, on constate au niveau de la pointe un souffle systolique bien net. Le pouls est à 134. 0 : 38°,6.

20. — Le souffle cardiaque perçu hier se maintient et s'accuse. Pas d'albumine dans les urines. L'adénite crurale gauche continue à suppurer. L'auscultation ne révèle plus aucun phénomène pulmonaire pathologique. 0 : 37°,3.

21. — Diminution du souffle cardiaque. L'état général est très bon. Le bubon continue à donner un peu, mais très peu. L'auscultation est normale. P. : 120. D θ : 38°,6.

22. — L'état satisfaisant se maintient.

Du 23 juillet au 13 août, le malade est allé en s'améliorant lentement. D'abord très faible et incapable de se mouvoir, les forces sont revenues progressivement. Le souffle cardiaque a disparu. Son adénite s'est fermée lentement et la cicatrisation était complète vers le 10 août. L'état général suit une marche parallèle.

14 août. — Mis en observation.

25. — On constate l'apparition d'un nouveau ganglion, dur, indolore situé à la partie supérieure de l'arcade crurale gauche et à son centre, semblant plonger en arrière, gros comme une belle noix avec sa coque verte. Un ponction ne ramène que quelques gouttes de sang.

31. — Exeat.

Observation 17 (Personnelle).

Omar Youssouf, pavillon Belzunce, n° 46, chauffeur indigène, embarqué à Djibouti le 25 juin.

5 juillet. — Malade depuis la nuit dernière (frisson, céphalalgie, etc.). Douleurs dans l'aisselle gauche où l'on constate un certain degré d'empâtement douloureux à la pression.

Toux ; diminution du murmure vésiculaire ; respiration soufflante.

Le soir, vomissements bilieux fréquents. Abattement. θ : M., 39°,7 ; S., 39°,8.

6. — Persistance de vomissements bilieux. Céphalalgie, rachialgie, affaissement général. Langue humide, blanchâtre, portant sur ses bords l'empreinte des dents.

Dans l'empâtement axillaire on perçoit un ganglion du volume d'une petite cerise, très douloureux. θ : M., 38° ; S., 38°,6.

7. — Paraît un peu moins affaissé. N'a vomi qu'une fois depuis la veille, tousse peu. La tuméfaction axillaire, plus diffuse, est molle (fluctuante?), est très douloureuse et atteint le volume d'une mandarine. θ : M., 39° ; S., 39°,2.

8. — Evacué sur l'hôpital de Ratoneau.

A son arrivée on constate quelques ganglions petits, durs et mobiles dans le pli inguinal gauche ; rien à droite. Dans l'aisselle gauche, un empâtement mal circonscrit derrière le bord du grand pectoral, douloureux et assez considérable. Rien à droite. La langue est humide et blanche. Le pouls est fréquent et dépressible. La respiration un peu dyspnéique. A l'auscultation, quelques râles des deux côtés, mais peu caractéristiques. Céphalalgie et rachialgie violentes. Urines très foncées. Un ganglion sous-maxillaire gauche. En notre présence, le malade a eu un crachat très légèrement teinté de sang. Ne pouvant le recueillir aseptiquement, il nous a été malheureusement impossible de le conserver. 0 : M., 39°,2 ; S., 39°,6.

9. — Ce matin, pendant la visite, le malade a eu en notre présence un vomissement bilieux. Augmentation de volume des ganglions inguinaux gauches et apparition de ganglions inguinaux droits. Ramollissement du ganglion sous-maxillaire gauche qui semble entrer en suppuration. Il en est de même dans la région axillaire gauche où l'empâtement semble augmenter en superficie et être en voie de suppuration.

Aggravation des signes sthétoscopiques et apparition des deux côtés

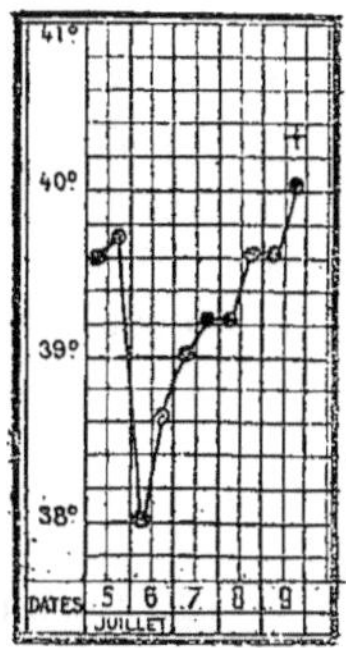

Tracé 8.

de la poitrine de râles de broncho-pneumonie. Dyspnée intense. Nombreux crachats hémoptoïques. Le pouls est imperceptible et incomptable. Les pulsations cardiaques absolument précipitées. La langue est blanche, l'haleine mauvaise, la dépression considérable. R. : 38. 0 : M., 39°,5 ; S., 40° à 8 heures et demie. Décès brusque dans un accès de dyspnée plus intense.

Observation 18 (Personnelle).

Ali Motana, pavillon Belzunce, n° 47, chauffeur indigène, ancien à bord.

6 juillet. — Malade depuis la veille, midi (vomissements, frisson, céphalalgie, courbature). Depuis la veille au soir souffre dans l'aine gauche.

On constate un ganglion crural gauche du volume d'un œuf de pigeon, très douloureux, et dans l'aisselle gauche un ganglion du volume d'un haricot, mobile, indolore. Toux. Expectoration ; respiration rude et râles sibilants des deux côtés. θ : M., 39°,6 ; S., 38°,8.

7. — Ganglion crural beaucoup moins douloureux. θ : M., 37° ; S., 36°,7.

8. — Evacué sur l'hôpital de Ratoneau.

A son arrivée, on constate un ganglion crural gauche, allongé, dur et douloureux. Dans les deux aines, adénopathie inguinale, surtout marquée à gauche. Rien aux aisselles. Langue blanche et humide. Pouls normal et bien frappé ; l'auscultation est à peu près normale. Constipation très marquée. Urines foncées, sans albumine. θ : 39°,6.

9. — Le ganglion crural gauche a augmenté de volume. Il fait actuellement saillie sous la peau, toujours dur et douloureux. A l'auscultation, râles de broncho-pneumonie dans toute l'étendue des deux poumons, mais plus obscurs aux deux bases. Souffle cardiaque très marqué au premier temps. La langue, blanchâtre, est rouge au centre et sur les bords. Les urines sont abondantes, rouge foncé. Le malade présente des vomissements dès qu'il essaye d'absorber quelque aliment. Le lait, même glacé, n'est pas supporté. Le pouls bien frappé, à 120, présente un dicrotisme très net. R. : 24. θ : 39°,2.

Le ganglion crural gauche est en voie de ramollissement. A gauche et à droite, quelques petits ganglions inguinaux. A droite, un ganglion crural de la grosseur d'un haricot. Les vomissements ont cessé ; le malade peut prendre un peu de lait glacé. Les urines sont normales. A l'auscultation, on constate que l'obscurité aux bases a diminué et que les râles perçus sont beaucoup plus humides que hier. La nuit a été calme et le malade est bien reposé. Le pouls est bien frappé à 92 ; la langue est bien dépouillée, humide. L'état général semble s'améliorer. θ : 37°,9.

11. — La tumeur crurale est toujours dans le même état. Dans le pli inguinal les deux ou trois petits ganglions déjà perçus sont plus nets, plus libres. A droite apparaît un nouveau ganglion assez développé, profondément situé dans la région crurale. Dans le pli inguinal on perçoit toujours les deux ou trois ganglions que l'on y trouvait le premier jour. Ils n'ont pas augmenté de volume et sont absolument indolores. L'adénite crurale gauche, quoique volumineuse, n'est pas douloureuse non plus, et le malade la peut heurter fortement sans paraître en souffrir. A l'auscultation, la respiration paraît normale à gauche, mais à droite on trouve toujours quelques râles. Les urines, très rouges, avec un abondant dépôt brique pilée, ne renferment pas d'albumine. La langue est bonne ; le pouls bien frappé à 84, la température à 36°.

12. — On constate l'apparition, au-dessus du ganglion crural gauche, d'une nouvelle adénite ayant le volume d'une amande. Le ganglion primitif paraît actuellement demeurer stationnaire. La rate est un peu

augmentée de volume ; le foie ne dépasse pas le rebord des fausses côtes. Le malade accuse quelques vagues douleurs abdominales, sans diarrhée ni constipation. Le malade tousse légèrement. L'auscultation révèle quelques râles fins au sommet gauche où la sonorité est un peu diminuée. Le pouls à 88 est en hypotension manifeste, tout petit. Les urines, toujours rouges, ont encore le même abondant dépôt. θ : 38°. Sérum de Yersin, 20 centimètres cubes en injection hypodermique.

13. — Les adénopathies déjà signalées demeurent sans modifications, mais on constate un nouveau ganglion sous-maxillaire droit, dur, mobile, du volume d'un gros pois. Le malade tousse toujours un peu. A l'auscultation, le poumon droit paraît normal, mais au poumon gauche nombreux crépitants fins, dans toute la hauteur, surtout dans la moitié inférieure. Le pouls à 84 est toujours petit et dépressible. θ : 36°,4.

14. — Les adénopathies sont stationnaires, mais les ganglions cruraux gauches paraissent se fondre pour ne former qu'une seule masse, dure, indolore. La toux diminue, mais à l'ausculation on perçoit encore de nombreux sibilants avec quelques frottements doux. Le pouls se relève comme tension et plénitude. Il est mieux frappé à 72. θ : 36°,3.

15. — L'adénite crurale gauche augmente de volume. Elle a à peu près le volume d'un bel œuf de poule, saillante, dure, indolore et profondément enfoncée. Elle ne paraît pourtant pas comprimer les vaisseaux dans lesquels on ne perçoit pas de souffle. Cette masse ganglionnaire ne paraît pas évoluer vers la suppuration. A l'auscultation, les deux poumons paraissent normaux : Pouls 68. θ : 36°.

16. — Une ponction dans le ganglion donne quelques gouttes d'un liquide louche, non purulent, dans lequel le microscope montre de nombreuses cellules et quelques cocco-bacilles bipolaires. Ce ganglion est un peu douloureux. Rien à l'auscultation. Langue normale. Pouls : 60. θ : 36°.

17. — La ponction faite hier n'a pas modifié son adénite qui reste dure, et légèrement douloureuse à la pression. L'état général est excellent, l'auscultation normale, le pouls à 60, la θ à 36°,3.

18. — L'état général et local demeure stationnaire. Le malade, avec un état général excellent, conserve une tumeur qui ne se modifie pas, volumineuse, indurée et indolore.

A divers reprises : août 2, 5, 12, ponctions exploratrices dans l'épaisseur de cette masse.

Les deux premières ramènent, comme celle du 16 juillet, quelques gouttes de liquide louche, sanguinolent. La dernière n'a absolument rien donné.

14 août. — Mis en observation.

Pendant la durée de son isolement, ses adénopathies subissent une répression lente mais très nette.

24. — Il ne présente plus actuellement que quelques petits ganglions

dans les deux aines et dans la région crurale gauche, où se trouvait le volumineux bubon, un ganglion du volume d'une noisette.

26. — Exeat.

Observation 19 (Personnelle).

Messem Ahmed, pavillon Belzunce, n° 48, chauffeur indigène, ancien à bord.

5 juillet 1901. — Malade depuis la veille au matin, frisson, céphalalgie. A l'auscultation, râles de bronchite. Le malade déclare tousser un peu depuis un mois.

Pas de selles depuis la veille.

Ganglion inguinal douloureux datant de deux jours.

Le soir, ganglion axillaire gauche du volume d'une noisette. θ : M., 39°,6; S. 39°,6.

6. — A eu une selle. A l'auscultation, diminution du murmure vésiculaire, râles sibilants. Céphalalgie, ganglion inguinal stationnaire, douloureux. θ : M., 37°,3; S., 37°,2.

7. — A eu un léger vomissement. Quelques râles sous-crépitants à la base gauche. θ : M., 37°; S., 39°,8.

8. — Évacué sur l'hôpital de Ratoneau.

A son arrivée, on constate un ganglion inguinal gauche, dur, mobile, pas très volumineux mais assez douloureux. Les aisselles paraissent libres. La langue est étalée, sèche, rôtie, le malade accuse une violente céphalalgie et de vives douleurs rachialgiques.

A l'auscultation, on a des deux côtés de gros râles ronflants et sibilants. Les urines sont rares et foncées. Le pouls est petit, dicrote, mal frappé à 92. θ : M., 38°,8; S., 38°,9.

9. — Le ganglion inguinal gauche, très douloureux, a notablement augmenté de volume et bombe sous la peau. Il est sinon fluctuant, tout au moins rénitent et semble en voie de fluctuation.

Le malade tousse un peu et, à l'auscultation, on perçoit, à droite surtout, des râles de congestion mélangés à de nombreux râles fins. Des deux côtés la sonorité est diminuée, mais la matité est surtout accusée à droite. La langue est toujours étalée, sèche, rôtie, blanche au centre et rouge sur les bords et à la pointe, avec l'empreinte des dents tout autour. Le pouls est petit et dépressible à 98; la respiration un peu oppressée à 24. θ : 36°,9.

10. — Le ganglion inguinal gauche bombe fortement sous la peau. La fluctuation est aujourd'hui très nette.

Au-dessous, dans le pli inguinal, deux ou trois petits ganglions gros comme des pois. Dans le pli inguinal droit, trois ou quatre petits ganglions durs, indolores et mobiles.

A l'auscultation, on perçoit au sommet droit un petit foyer de souffle, nettement circonscrit, avec autour une zone de crépitants fins. A la percussion, sonorité diminuée en ce point. Partout ailleurs, l'état pulmonaire paraît normal. La nuit a été bonne et le malade a bien reposé. La langue est râpeuse, rouge mais humide.

Le malade a un facies de tuberculeux. Il avoue d'ailleurs avoir reçu, il y a trois ans et demi (en 1898), plusieurs séries de pointes de feu dont on voit encore les traces, en avant et en arrière du poumon droit, pour une *maladie d'estomac* (?). Sérum antipesteux, 20 centimètres cubes.

11. — Incision de son bubon inguinal gauche, qui donne une forte quantité de pus, immédiatement recueilli aseptiquement pour examens ultérieurs. Il renfermait de très nombreux bacilles pesteux virulents. Les autres ganglions ne présentent pas de modifications, mais on trouve un nouveau ganglion dans l'aisselle gauche, petit, dur, indolore, mobile, profondément situé contre le gril costal, en arrière des attaches du grand pectoral.

A l'auscultation, on constate un état pulmonaire sérieux. A gauche, obscurité et matité absolue. On n'arrive à percevoir quelque chose qu'à condition d'obtenir du malade une respiration forcée. Au sommet droit, craquement, souffle et crépitants fins. A la base, râles de congestion. La langue est sèche, rugueuse, d'un blanc sale au centre, avec à la pointe et sur les bords un pointillé rouge. Les urines, abondantes et troubles, ne renferment pas d'albumine. Le pouls est faible, mal frappé à 100. θ : 36°,4.

12. — L'incision de son bubon a abondamment suppuré. La région est un peu douloureuse, mais l'empâtement diminue. A l'auscultation, persistance des phénomènes pulmonaires signalés hier, sans modification notable. Le foie est normal. La rate n'est pas nettement délimitable, mais toute la région splénique est douloureuse à la palpation, avec un réflexe de défense abdominale très marqué, qui rend l'examen plus difficile. Les urines sont foncées, à reflet verdâtre, assez analogues, quoique à un degré bien moindre, à celles du malade B... (obs. 3). Nous n'y avons pas relevé les mêmes réactions de pyocyanine ou de pyoxanthine, mais nous y avons trouvé une forte proportion de pigments biliaires.

La langue est moins chargée que hier, mais il y a toujours sur les bords et à la pointe un liseré rouge bien net. Le pouls à 84° est fin et un peu dépressible. θ : 36°,4. Sérum de Yersin, 20 centimètres cubes.

13. — Le malade est un peu déprimé. Il dit souffrir de son bubon qui continue à suppurer assez abondamment. La plaie a bon aspect et paraît en bonne voie d'amélioration. A l'auscultation, un peu d'amélioration du côté droit, mais le côté gauche ne paraît pas se modifier beaucoup. Les urines sont plus claires, plus limpides, mais ont toujours le reflet verdâtre signalé hier. θ : 36°.

14. — La suppuration diminue notablement. La langue se nettoie, est plus humide, moins rugueuse. A l'auscultation, le sommet droit est tou-

jours pris, mais le reste du poumon est presque normal. A peine quelques fins crépitants disséminés. A gauche, la respiration devient plus nette, mais reste toujours lointaine et voilée. Le pouls à 84 est bien frappé. 0: 35°,6.

15. — Le bubon est à peu près stationnaire. Les autres adénopathies diminuent et disparaissent assez rapidement. A l'auscultation, pas de modifications bien sensibles. Pouls normal à 76. 0 : 35°,6.

16. — Le bubon suppure de moins en moins. L'état général est bon, mais les poumons persistent à ne pas évoluer vers le mieux. On entend à gauche quelques frottements pleuraux et la respiration y est très voilée. P. : 68. 0 : 35°,9,

18. — Le malade est en hypothermie très marquée. Il accuse un peu de céphalée. La langue est un peu blanche. Presque pas de pus. A l'auscultation, à gauche, le souffle persiste avec abolition absolue du murmure vésiculaire, et diminution notable des vibrations thoraciques. Pas de pectoriloquie aphone ni d'œgophonie.

20. — Le malade, toujours en hypothermie 35°,4, va mieux au point de vue pulmonaire. L'obscurité est moins marquée au sommet, et ne dépasse guère la pointe de l'omoplate. La suppuration de son bubon continue, mais bien moins abondante.

L'état général se maintient très bon.

22. — La suppuration ayant presque disparu, on supprime le drainage et l'on substitue au pansement humide un pansement sec au salol.

Le malade entre bientôt en convalescence. Son bubon se ferme peu à peu, mais laisse subsister une masse dure, empâtée, qui remplit la région inguinale, indolore, et ne gênant pas les mouvements du malade.

7 août. — Une ponction est faite dans la masse inguinale et donne quelques gouttes de sérosité sanguinolente.

21. — Mise en observation,

31. — Exeat.

Observation 20 (Personnelle).

Essem Mokari, pavillon Belzunce, n° 49, chauffeur indigène embarqué à Djibouti le 25 juin.

4 juillet. — Se plaint depuis le matin d'une légère douleur dans l'aine gauche. Etat général très bon. On constate, dans l'aine gauche, l'existence d'un petit ganglion dur, non mobile, un peu douloureux, dont le malade rattache l'apparition à une chute survenue le matin même (?). Un ganglion crural droit, aplati, indolore. Aucune lésion dans les organes génitaux. 0 : S., 38°,5.

5. — Un certain degré de céphalalgie. Le ganglion crural droit est stationnaire, mais l'adénite inguinale gauche est un peu plus volumineuse

et très douloureuse. Apparition de petites chaînettes ganglionnaires dans les deux aisselles. Le soir, céphalalgie et lumbago, état général assez satisfaisant. 0 : M., 39°,1 ; S., 39°,3.

6. — Etat général stationnaire. Toux légère. Auscultation négative. Le ganglion inguinal gauche, extrêmement douloureux, atteint le volume d'un œuf de pigeon. 0 : M., 38°,1 ; S., 39°.

7. — Etat général très bon. Le malade ne souffre plus que de son ganglion. 0 : M., 37°,5 ; S., 37°,2.

8. — Evacué sur l'hôpital de Ratoneau.

Empâtement inguinal gauche assez considérable, au milieu duquel on arrive à délimiter une tumeur dure et douloureuse. A droite, un chapelet ganglionnaire. Le malade se plaint de doulours fessières consécutives à la chute qu'il a faite à bord.

L'auscultation ne révèle aucun phénomène anormal du côté du thorax. La langue est rosée et humide. 0 : 37°; S., 37°,2.

9. — La tumeur inguinale gauche paraît en voie de ramollissement. A l'auscultation, râles disséminés des deux côtés de la poitrine. Le malade tousse depuis ce matin. Le pouls est lent et bien frappé. La langue est bonne et humide. Les urines assez abondantes, limpides et colorées, sans albumine. 0 : M., 36°,4; S., 36°,8.

10 juillet. — Le malade a passé une bonne nuit. La tumeur inguinale gauche donne une sensation de faux ramollissement, due à ce que la peau de la région est le siège d'un œdème dur, très marqué, conservant longtemps l'impression digitale. Au-dessus, la région inguinale supérieure est aussi empâtée.

Dans la paroi abdominale droite, nous constatons pour la première fois une petite masse dure, douloureuse à la pression, ayant la forme et les dimensions d'une petite amande, et qui donne la sensation d'un petit ganglion. Le malade prétend que cette induration remonte à plusieurs années, et est apparue après un traumatisme de la région qu'il ne peut définir. Sérum antipesteux, 20 centimètres cubes.

A l'examen pulmonaire, la percussion est normale et égale des deux côtés; mais, à l'auscultation, on trouve des râles disséminés dans toute la hauteur des deux poumons, mais plus marqués au sommet droit et à la partie moyenne à gauche. La langue est bonne, le pouls bien frappé à 88. 0 : M., 36°,3; S., 36°,7.

11. — Ganglion inguinal douloureux. L'œdème de la peau est plus dur et plus sensible. Dans la paroi abdominale on trouve un nouveau petit ganglion, tout près du précédent, au niveau du bord externe du grand droit.

Depuis hier, diarrhée profuse avec coliques. La température cutanée est plus élevée à gauche qu'à droite, et l'on note de ce côté une défense musculaire plus intense qu'à droite. Gargouillements abdominaux.

A l'auscultation, quelques sibilants à la base des deux poumons; langue bonne. 0 : 36°,5, pouls bon quoiqu'un peu faible à 68.

12. — Les ganglions persistent. Ceux de la paroi abdominale paraissent un peu augmenter de volume. Dans la région inguinale gauche, on n'arrive plus à délimiter une adénopathie, mais on perçoit une volumineuse masse bâtie dans l'aine et dont les contours sont mal perceptibles.

Le malade tousse depuis hier, avec une expectoration épaisse. La percussion, normale à gauche, révèle à la base droite une zone de matité assez étendue. A l'auscultation, ronflants et sibilants.

Le foie paraît normal ; la rate ne peut être examinée en raison d'une violente douleur péri-ombilicale. La langue n'est pas mauvaise. P. : 64. θ : 37°,3. Sérum de Yersin, 20 centimètres cubes.

13. — La région inguinale gauche continue à être le siège d'un œdème très douloureux. Hyperesthésie péri-ombilicale. Un peu de toux avec quelques râles de bronchite. Langue bonne. Ganglions sans modifications. Le pouls est bon à 76. θ : 37°,1.

14. — Les diverses adénopathies sont toujours stationnaires. Le ganglion inguinal gauche, toujours œdématié et douloureux, paraît légèrement ramolli. La douleur abdominale a diminué ; respiration normale. θ : 36°,2. Pouls régulier à 82.

15. — L'état général se maintient bon. Pas de modifications ganglionnaires. Quelques râles de bronchite. Pouls, 96. θ : 35°,8.

16. — L'adénite inguinale gauche paraît en voie de suppuration. La peau est énormément œdématiée, la région inguino-crurale est prise en bloc et profondément douloureuse.

Le malade tousse ; quelques crachats épais et muqueux. A l'auscultation, nombreux râles de bronchite. Céphalée intense, quelques douleurs lombaires, sans rachialgie proprement dite ; langue bonne. Pouls, 80 ; température, 36°,5.

17. — Céphalée persistante, malgré l'antipyrine et la phénacétine. Adénopathie douloureuse, dure, volumineuse, empâtée, mal délimitée sous une peau fortement œdématiée. θ : 36°,3.

18. — Peu de modification ; persistance de la céphalée. Sérum de Yersin, 20 centimètres cubes.

20. — Apparition d'une orchite gauche, douloureuse, avec augmentation notable de volume du testicule. Pas trace de blennorrhagie récente. Traitement habituel.

22. — Son bubon paraissant de plus en plus se ramollir, toujours douloureux, on l'incise. Le pus est très profond, et il en sort à peine quelques gouttes.

23. — L'orchite persiste assez douloureuse. L'incision faite hier a donné issue à du pus verdâtre, mal lié, fétide.

La cicatrisation est assez rapide, et le malade entre bientôt en convalescence. Seule, son orchite le fait maintenir en traitement.

8 août. — Mise en observation.

18. — Exeat.

Observation 21 (Personnelle).

Saaleh Dibichs, pavillon Belzunce n° 50, chauffeur indigène, ancien à bord.

4 juillet. — Malade depuis la veille au soir. Se plaint de souffrir de la tête et du ventre... A vomi 3 fois.

Dans les régions inguinale et crurale du côté droit on constate quelques ganglions absolument indolores, que le malade déclare avoir depuis très longtemps. θ : M., 39°,2 ; S., 39°,5.

5. — État général assez satisfaisant. Céphalalgie légère, ganglions toujours indolores. θ : M., 36°,7.

6. — Malgré un peu de délire la nuit dernière et quelques vomissements, l'état général reste assez bon. Auscultation négative.

Le soir, céphalalgie marquée; pas de rachialgie; légère douleur dans l'aine. θ : M., 38°,8 ; S., 39°,5.

7. — Aucun changement notable. θ : M., 39°,7 ; S., 39°,2.

8. — Évacué sur l'hôpital de Ratoneau.

A son arrivée, on constate l'existence d'un ganglion crural droit, un peu plus gros qu'une grosse noix, dur et douloureux. Légère adénopathie inguinale. Rien aux aisselles. Langue assez bonne. Au poumon gauche, quelques râles, ronflants et sibilants. Pouls petit et dépressible. Le malade, très abattu, est en proie à une transpiration profuse. Extrémités froides, hypothermie générale. θ : M., 37° ; S., 36°,2.

9. — Le ganglion crural droit a augmenté de volume et présente à peu près les dimensions d'une mandarine. Il est mal délimitable par le bas. A gauche, apparition d'un petit ganglion dans le pli inguinal. A l'auscultation, un peu de congestion à la base droite. Pouls petit et dépressible. θ : 37°,1.

10. — Le ganglion crural droit a encore augmenté de volume. Il bombe fortement sous la peau, et est très douloureux. On arrive mieux à le délimiter aujourd'hui. Le ganglion inguinal gauche s'est allongé et devient aussi plus douloureux. A l'auscultation, toujours un peu de congestion de la base droite, avec amélioration nette sur la veille. Le pouls est petit et mal frappé à 60. θ : 36,8. L'état général semble s'améliorer. Sérum antipesteux, 20 centimètres cubes.

11. — La tumeur crurale gauche est plus grosse qu'une belle orange. Elle est toujours très dure, et ne paraît pas évoluer vers la suppuration. A droite, le petit ganglion inguinal ne paraît pas se modifier. A l'auscultation, quelques râles des deux côtés. La langue est humide, étalée, avec des empreintes dentaires, rouge sur les bords, blanche au centre et à la base. Le pouls à 56 est bon. θ : 35°,4.

12. — Ganglion crural droit légèrement fluctuant, du volume d'une

orange. La respiration vaguement soufflante avec de nombreux râles humides.

La matité splénique descend très bas ; le foie paraît normal. La langue est bonne. Le pouls lent, à 52. θ : 36°,4. Sérum de Yersin, 20 centimètres cubes.

13. — Incision de son bubon. Le pus est assez abondant, verdâtre, bien lié, sans odeur. Le malade dit souffrir beaucoup. L'état général se maintient bon.

14. — Le malade, qui a passé une bonne nuit, se plaint d'un peu de céphalée. Le bubon incisé hier n'a presque pas suppuré. L'état général se maintient bon. La respiration est normale. Le pouls, lent, est bien frappé à 56. θ : 36°,3.

16. — La suppuration est insignifiante. On sent à la place du bubon une tumeur dure, bosselée, résistante, à peu près indolore. L'auscultation pulmonaire ne révèle plus rien d'anormal. Le pouls est bon à 64. θ : 36°,3.

18. — La suppuration se fait plus abondante que les jours précédents, sans que les phénomènes douloureux paraissent s'accentuer. L'état général est très bon. Le malade engraisse mais l'hypothermie continue ; la température se maintient entre 36° et 36°,5.

24. — Le bubon commence à diminuer, tandis que la plaie de l'incision tend à se cicatriser. Le malade paraît entrer en convalescence.

5 août. — Le bubon est complètement cicatrisé. Il reste une masse dure, assez volumineuse, mal définie. Une ponction exploratrice reste absolument sans résultat.

14. — Mise en observation.

25. — Exeat.

Observation 22 (Personnelle).

Nasser Salem, pavillon Belzunce, n° 51, chauffeur indigène, ancien à bord.

5 juillet. — Malade depuis la veille au soir (étourdissement, sensation de chaleur, courbature). Aucune tuméfaction ganglionnaire. Antipyrine. θ : M., 36° ; S., ?

6. — État général bon. Un certain degré de céphalalgie et de courbature. Auscultation négative. Aucune adénite ; température M., 36°,5 ; S., 37°,5.

7. — *Le matin*, céphalalgie et courbatures plus prononcées. Le malade n'a pas dormi. Apparition d'un ganglion crural gauche, douloureux, du volume d'une noix.

Le soir, respiration rude et soufflante à droite. Ganglion stationnaire. θ : M., 40,1° : S., 40°,7.

8. — Évacué sur l'hôpital de Ratoneau.

A son arrivée, on trouve dans l'aine droite un ganglion volumineux, dur, formant une tumeur douloureuse, avec dans chaque pli inguinal une chaînette de petits ganglions. Rien aux aisselles. Le malade accuse de la céphalalgie et de la rachialgie. Sa langue est rosée, mais sèche: le pouls fréquent et dépressible. Peu de râles à l'auscultation. Transpiration abondante. 0: M., 40; S., 39°,8.

9. — Le ganglion droit est rénitent, sous une paroi œdématiée, mais ne paraît pas suppurer encore. La langue est propre, le pouls est bon. A l'auscultation, râles de congestion, fins et profonds aux deux bases. Les aisselles sont toujours libres. 0: 39°,2.

10. — Le ganglion crural droit paraît en voie de ramollissement. On sent tout autour un chapelet de petits ganglions durs et légèrement douloureux. A gauche, deux ganglions occupent la région crurale; au pli inguinal quelques tout petits ganglions.

Un peu de conjonctivite à droite, avec hypervascularisation intense de la cornée.

La langue est toujours bonne. A l'auscultation, la congestion persiste aux deux bases, avec de nombreux râles, assez fins. Pouls bien frappé, rapide à 104. 0: 39°,4. Sérum antipesteux, 20 centimètres cubes.

11. — Pas de modification bien sensible dans l'état ganglionnaire. Le bubon crural droit est de plus en plus empâté, diffus, mal délimitable. L'œdème de la paroi sus-jacente est de plus en plus marqué. A l'auscultation, on perçoit des deux côtés un souffle très net, à la base de chaque poumon.

Dans le reste des poumons, la respiration est normale quoiqu'un peu plus voilée à droite où les bruits respiratoires sont moins nets.

La langue est bonne. Les urines, abondantes et limpides, ne renferment pas d'albumine. Le pouls, un peu rapide, est bien frappé à 96. 0 : 38°,7.

12. — Les ganglions sont stationnaires. A la percussion, la rate est énormément augmentée de volume, très douloureuse. Respiration rude, avec, aux bases, un peu de congestion. Pouls bon à 80. 0 : 38°,1.

13. — Transpiration abondante, adynamie et faiblesse générale. Amélioration de l'état pulmonaire. Les urines, très foncées, très chargées en urates, donnent un reflet verdâtre et contiennent d'abondants pigments biliaires. Sérum antipesteux, 20 centimètres cubes.

14. — Ramollissement du bubon crural, avec œdème de la paroi et sensation profonde de fluctuation ; P. à 60. 0 : 35°,7. Etat général assombri par l'asthénie et l'hypothermie persistantes du malade.

15. — Incision du bubon, pus abondant, verdâtre; malade très affaissé. Hypothermie encore plus accentuée à 35°,3, malgré les procédés de chauffage employés.

16. — Etat stationnaire. Déglobulisation intense: 3.260.000 globules rouges. Etat général assez bon ; pouls tout petit à 56°. 0 : 36°,6.

17. — Le malade s'amaigrit considérablement. L'anémie ne paraît pas se modifier. P. 48° ; θ : 35°,2. La suppuration, presque nulle, tend à se tarir.

20. — Apparition d'une conjonctivite gauche, brusquement apparue. Pansements humides occlusifs.

24. — Amélioration considérable. Conjonctivite à peu près disparue.

8 août. — Mise en observation.

18. — Exeat.

Observation 23 (Personnelle).

Motana Mosleh, chauffeur indigène, a toujours été bien portant depuis plusieurs mois qu'il est à bord. N'est pas allé à terre depuis Yokohama.

2 juillet 1900. — Malade depuis la veille au soir ; frisson, fièvre, douleur dans l'aine droite. Abattement général. Dans la région crurale droite, ganglion douloureux, surtout à la pression, arrondi, peu saillant, de la grosseur d'une noix. Aucune lésion apparente, ni dans le membre inférieur, ni dans les organes génitaux. Auscultation négative. Potion tonique et *isolement*. θ : M., 39°,4 ; S., 40°,4.

3. — Le malade ne se plaint que du mal à la tête. Etat général assez satisfaisant. θ : M., 39°,2 ; S., 39°,5. Le ganglion, peu douloureux, semble avoir diminué de volume. Respiration normale, pouls inégal et irrégulier.

4. — Etat général stationnaire. Le malade a cependant des vomissements qui se calment dans la soirée. Auscultation négative. θ : M., 39°,2 ; S., 39°,9. Le ganglion est devenu plus saillant et plus douloureux.

5. — Aucun changement notable dans l'état général ; les vomissements ont cessé. θ : M., 38°,4 ; S., 38°,8.

6. — Etat général assez bon. Céphalée et rachialgie légère. θ : M., 36°,6 ; S., 36°,6. Pouls très lent, langue humide et blanchâtre.

7. — Auscultation négative, pouls très lent à 42. Ganglion presque indolore et moins dur. θ : M., 35°,6 ; S. 37°.

8. — Evacué sur l'hôpital de Ratoneau.

A son arrivée, on constate au pli inguinal gauche un chapelet de ganglions. A droite, et dans la région crurale, une tumeur assez volumineuse, aplatie et douloureuse. On trouve un petit ganglion dans chaque aisselle. Rien à l'auscultation. Les urines, abondantes et claires, ne renferment pas d'albumine. La langue est rose et humide, l'état général assez bon.

9. — Le bubon crural droit est très douloureux, et paraît en voie de ramollissement. L'auscultation ne révèle rien d'anormal. Le pouls est bon et lent. θ : 36°,4.

10. — La masse ganglionnaire crurale droite ne paraît pas se modifier.

Elle est mollasse, douloureuse, saillante sous la peau. Dans le pli inguinal, du même côté est apparu un chapelet de ganglions dont l'un est plus volumineux que les autres. Au pli inguinal gauche, on ne trouve plus qu'un seul ganglion, assez volumineux. Pas de modifications du côté des aisselles. La langue est bonne ; les urines, claires et normales ; l'auscultation est normale, le pouls bon et régulier. Le malade est bien reposé.

11. — Le bubon crural droit se ramollit nettement. Les ganglions du pli inguinal du même côté ont augmenté de volume. Polyadénite aux deux aisselles. Rien d'anormal dans l'état général, sauf un commencement d'hypothermie à 35°,6.

12. — Le bubon continue à augmenter de volume ; il est gros comme une orange, avec la sensation d'un peu de pus à la pointe inférieure. Le foie est normal, la rate à peine perceptible. Quelques légers signes de congestion aux deux poumons. La langue est bonne. Le pouls normal. θ : 36°,4.

Injection sous-cutanée de 20 centimètres cubes de sérum de Yersin.

13. — Suppuration nette du bubon qui est incisé. Peu de pus verdâtre, avec des lambeaux mortifiés. Respiration normale.

15. — Peu de suppuration, avec un bon état général et un état pulmonaire normal. Pouls, 92. θ : 36°.

16. — La suppuration a cessé, mais le malade accuse un peu de céphalée.

17. — La plaie opératoire est en bonne voie de cicatrisation ; diminution peu sensible du nombre des globules rouges.

18. — La cicatrisation est complète, mais on constate au-dessous l'apparition d'un nouveau ganglion, dur, aplati, du volume d'une amande, peu douloureux.

19. — Pas de modification dans le nouveau ganglion. Sous la cicatrice du précédent, on sent quelques gouttes de pus collecté et retenu auxquelles on donne issue en incisant à nouveau sur la cicatrice.

23. — Plus trace de pus, et cicatrisation complète. Le dernier ganglion apparu se résorbe peu à peu, et, à la place du premier incisé, on trouve qu'il reste une masse dure, profonde, adhérente.

8 août. — Mise en observation.

18. — Exeat.

Observation 24 (Personnelle).

Mohamed-Ali, pavillon Belzunce, n° 53, chauffeur indigène, ancien à bord.

5 juillet 1900. — Malade depuis plusieurs jours. Étourdissements, un peu de courbature. Aucune adénite suspecte.

6. — État général assez bon. Courbature, céphalalgie. Auscultation

négative. Pas d'adénite le matin, le soir quelques ganglions sous-maxillaires un peu douloureux. θ : S., 40°,3 ; M., 38°,4.

7. — État général stationnaire. Outre les ganglions sous-maxillaires, on constate un ganglion indolore dans l'aisselle gauche. θ : M., 38°,4.

8. — Évacué sur l'hôpital de Ratoneau.

A son arrivée on constate, en plus des adénopathies signalées, deux groupes de petits ganglions inguinaux.

L'auscultation révèle un souffle respiratoire de chaque côté, avec dyspnée accompagnée d'une toux sèche et quinteuse. Pas de crachats. Langue sèche et fendillée.

Pouls fréquent et très dépressible. Urines abondantes, colorées, albumineuses ; céphalalgie et rachialgie. θ : 39°,9.

Injection sous-cutanée de sérum de Yersin : 20 centimètres cubes.

9. — Souffle de pneumonie à droite et à gauche. Matité et hépatisation plus marquée à droite. Hématémèse (200 gr. environ) en notre présence. Langue rouge et rôtie. Augmentation de volume des ganglions sous-maxillaires. 20 centimètres cubes de sérum antipesteux.

10. — Les ganglions sous-maxillaires, très volumineux, donnent au malade l'aspect du cou proconsulaire. Il présente, en outre, un ganglion sur le bord externe du coraco-brachial droit, dans la gouttière du paquet asculo-nerveux. Un autre tout à fait en arrière et externe sur le bord de l'angulaire de l'omoplate. Un ganglion assez volumineux à la région crurale droite, avec tout autour et remontant dans le pli inguinal droit, un petit chapelet. A gauche un autre ganglion, petit, dur, mal délimité. Hématémèses très abondantes dans le courant de la journée.

Tout le jour le malade a été en proie à une dyspnée intense, l'empêchant de demeurer couché et l'obligeant à venir chercher de l'air près de la fenêtre.

A 5 heures, un infirmier entrant dans la chambre du malade le trouve en train de râler. Malgré tous les soins qui lui sont donnés (éther, caféine, etc.), il expire à 5 heures et demie. Le corps est couvert de plaques axphyxiques, le visage est cyanosé, la langue noire.

Observation 25 (Personnelle).

Morgett Abadie, chauffeur indigène, ancien à bord. Pavillon Belzunce, n° 54.

3 juillet 1900. — Vu à 5 heures du soir. Malade depuis la veille après-midi. Courbature, céphalalgie, fatigue générale. Va régulièrement à la selle, ne tousse pas, aucune adénite suspecte. θ : 40°,1.

4. — Le malade se plaint de souffrir de la tête. Pas d'adénite. Le soir, profond abattement, rachialgie, ganglion axillaire gauche peu douloureux. θ : M., 39°,6 ; S., 39°,9.

5. — Céphalée et rachialgie. État général plus satisfaisant. Auscultation négative, ganglion indolore, sans changement de volume. θ : M., 38°,6; S., 39°,7.

6. — Pas de changement général ni local. Le malade ne se plaint plus que d'un certain degré de céphalalgie. Ganglion indolore. θ : M., 38°,1; S., 39°,6.

7. — État général bon avec auscultation négative, et sans modification de son adénite. θ : M., 38°,6; S., 39°,9.

8. — Évacué sur l'hôpital de Ratoneau.

A son arrivée on constate que l'adénite axillaire signalée a presque disparu. Quelques petits ganglions dans les régions inguinales et crurales des deux côtés. Langue normale, le pouls est bon. A l'auscultation, quelques râles de bronchite. Urines abondantes, sans albumine.

9. — État ganglionnaire stationnaire. Quelques sibilants épars dans toute la hauteur des deux poumons. Pouls dicrote, urines colorées et légèrement albumineuses. θ : 39°,5.

10. — Pas de modifications dans l'état général. L'auscultation donne toujours quelques signes de bronchite, le pouls un peu dicrote; les urines, toujours abondantes et très foncées, ne renferment pas d'albumine. θ : 39°,1.

11. — Les engorgements ganglionnaires persistent sans modification. Polyadénite axillaire. Bronchite généralisée, langue blanche, anorexie. θ : 38°,6.

12. — Ganglions stationnaires, paraissant plutôt en voie de régression. Foie et rate normaux, bronchite persistante.

14. — Le malade va mieux comme état général. Les signes de bronchite ont disparu, les adénopathies rétrocèdent, mais il persiste une déglobulisation intense, avec une hypothermie très marquée, 35°,6 représentant la température maximum de la journée.

17. — La convalescence est définitivement établie, et le malade irait tout à fait bien sans cette hypothermie et cette déglobulisation qui persistent. θ : M., 35°,3; S., 35°,5.

23. — Mise en observation.

3 août. — Exeat.

Observation 26 (Personnelle).

Ahmed Abdou, chauffeur arabe, ancien à bord. Pavillon Belzunce, n° 23.

9 juillet. — Se plaint d'un peu de céphalée, courbature légère; langue normale, constipé depuis trois jours.

Ganglion inguinal droit que le malade dit avoir depuis longtemps et qui est complètement indolore. Auscultation négative. θ : M., 35°,7; S., 39°,8.

Évacué à 1 heure P. M. sur l'hôpital de Ratoneau.

A son arrivée il accuse une céphalalgie intense, avec langue sèche et blanchâtre. Rien aux aisselles ni à l'aine gauche. Dans le pli inguinal droit, un ganglion inguinal, dur, du volume d'un œuf de pigeon, un peu aplati. La région crurale du même côté est empâtée et à la palpation on perçoit un ganglion de même volume et de même consistance que le précédent.

Quelques râles disséminés des deux côtés de la poitrine 0 : 39°,7.

10. — Le ganglion crural droit, dur, aplati, a augmenté de volume et est aussi gros qu'une petite mandarine, faisant saillie sous la peau. Quant à celui qui siège dans le pli inguinal, il n'a pas subi de modifications. Les deux poumons sont le siège d'une congestion intense. A la percussion, matité absolue des deux côtés. Langue sale et rôtie. 0 : M., 38°,7; S., 39°,2.

11. — État ganglionnaire stationnaire. A l'auscultation, à droite, râles à grosses bulles au sommet, et bulles fines à la partie moyenne. A la base, obscurité absolue. A gauche, état sensiblement le même malgré les phénomènes stéthoscopiques. Langue humide, blanche au centre, rouge sur les bords et à la pointe, céphalée légère. 0: 38°.

12. — Apparition à gauche de quelques petits ganglions inguinaux et cruraux. Le ganglion crural droit, du volume d'une grosse mandarine, est toujours très dur et douloureux. Au-dessus gros ganglion inguinal. A l'auscultation, bronchite généralisée, plus marquée à droite qu'à gauche, aux sommets qu'aux bases.

Le foie et la rate sont normaux. Le malade a eu toute la nuit un délire très actif et très bruyant. Urines rares et légèrement albumineuses. Cœur mou, avec une pulsation avortée sur 5 ou 6. Sérum de Yersin : 20 centimètres cubes. 0 : M., 39°,2 ; S., 39°,5.

13. — État grave, délire dans la nuit, tentative de fuite par les fenêtres, lutte vive contre les infirmiers. Les ganglions cruraux et inguinaux droits sont volumineux, durs, douloureux. Urines foncées, riches en urates, légèrement albumineuses. Langue bonne, extrémités fraîches. Pneumonie droite avec matité absolue, souffle et point de côté. 0: 39,3.

Le soir, le délire continue. La peau est sèche, brûlante; la langue est rouge, sèche et fendillée, les urines rares et rouges, sans albumine, le pouls misérable à 104. 0 : 40°,1.

Sérum de Yersin, 20 centimètres cubes.

14. — Les ganglions, augmentant de volume, en sont venus à ne former qu'une seule masse, volumineuse, à peine séparée par une scissure entre les deux tumeurs primitives. La peau est rouge, tendue, œdématiée. Le délire a cessé, mais l'état est toujours le même. 0: M., 38°,1 ; S., 39°,3.

15. — Amélioration de l'état général. Le poumon droit paraît devenir plus perméable, mais le poumon gauche se prend à son tour ; transpi-

ration profuse. Cœur arythmique avec quelques faux pas. État ganglionnaire stationnaire. 0 : M., 36°,9 ; S., 38°,9. Sérum de Yersin, 20 centimètres cubes.

16. — Les deux ganglions inguino-cruraux, empâtés, durs, sont très douloureux. L'auscultation montre toujours un poumon gauche peu perméable. Le poumon droit fonctionne mieux. 0 : M., 38°,3 ; S., 38°,7.

17. — Après une bonne nuit, le malade est mieux comme état général, mais il n'y a rien de changé, ni dans son état pulmonaire, ni dans son état ganglionnaire.

19. — Le malade s'amaigrit et s'affaiblit beaucoup. Son bubon est en voie de ramollissement. Les poumons deviennent plus perméables, quoiqu'il y ait encore de la bronchite généralisée. 0 : M., 38°,5 ; S., 38°,8. Sérum de Yersin, 20 centimètres cubes.

20. — Suppuration nette du bubon, qui est chaud, ramolli et douloureux ; incision ; pus abondant et profond. A l'auscultation, gros râles ronflants et sibilants disséminés dans toute la hauteur du poumon gauche. 0 : M., 38° ; S., 37°,6.

21. — Suppuration abondante. L'évolution morbide continue. Sérum Yersin, 60 centimètres cubes.

22. — Œdème très marqué du scrotum et de la région pubienne, dû probablement à l'injection de sérum. Auscultation normale.

24. — Amélioration notable. L'œdème a disparu, mais la suppuration est toujours abondante.

27. — La suppuration a cessé, et la plaie se cicatrise. Le malade présente un peu d'agitation. État de subdélire, que calme une potion au chloral.

33. — Une petite collection purulente s'est formée au-dessous de la cicatrice ; une incision supplémentaire est nécessaire pour lui donner issue.

1er août. — Amélioration notable. Le malade commence à se remplumer un peu. Les forces reviennent lentement, au fur et à mesure que la cicatrisation fait des progrès. Mais il persiste une déglobulisation intense qui ne se répare que peu à peu.

15. — La cicatrisation est complète. Il ne reste plus qu'une grosse masse dure, indolore, adhérente à la peau.

31. — Mise en observation.

31. — Exeat.

Observation 27 (Personnelle).

Mohamed Anam, chauffeur indigène, embarqué à Djibouti, est depuis la veille sur une *allège* mouillée à distance du *Laos*. Pavillon Belzunce, n° 25.

10 juillet 1900. — Malade depuis la veille. Céphalalgie, constipation légère, langue sale.

Ganglion inguino-crural gauche, que le malade dit avoir depuis longtemps, déjà constaté la veille, complètement indolore, mais paraissant aujourd'hui plus gros ; ganglion du volume d'un haricot dans l'aisselle gauche, indolore. Quelques ganglions sous-maxillaires indolores également. Auscultation négative. 0 : M., 39°,7 ; S. (1 h.), 39°,5.

Évacué à 2 heures P. M. sur l'hôpital de Ratoneau. A son arrivée, on trouve dans le pli inguino-crural droit un ganglion volumineux, entouré de plusieurs autres plus petits. Deux ganglions dans la région crurale du même côté. Un autre au pli inguino-crural gauche. Dans la région crurale du même côté, un ganglion du volume d'un gros pois, dur, arrondi et roulant sous le doigt. Rien dans l'aisselle droite. Dans l'aisselle gauche, un ganglion profond, dur, arrondi, collé contre les côtes. Le malade délire et répond fort mal aux questions qu'on lui pose. Il dit avoir vomi, mais ne peut préciser quand. Langue recouverte tout entière d'un enduit blanchâtre, sauf à la pointe où existe un pointillé rosé. A l'auscultation, respiration courte, avec obscurité généralisée. La percussion, normale à gauche, est submate à droite, surtout à la base.

Le pouls est vibrant, plein, fort, bien frappé à 112. R., 26. 0 : 40°,6. L'état général paraît très grave, malade en adynamie profonde.

11. — Apparition dans l'aisselle droite d'un nouveau ganglion, profond, contre la face antérieure du grand dentelé. L'auscultation fait entendre une respiration plus soufflante à gauche, plus lointaine à droite. Le pouls est dépressible à 104 ; la langue, humide et très blanche. Les yeux sont cernés, les traits tirés, le délire a bien diminué. 0 : M., 38° ; S., 38°,9.

12. — Petits ganglions aux aines gauche et droite, grosse adénite crurale droite, dure et douloureuse. Les aisselles sont libres. Le foie est normal, la rate nettement perceptible. Céphalalgie, mais sans rachialgie. Auscultation, à peu près la même que la veille. 0 : 39°,8. Sérum de Yersin, 20 centimètres cubes.

13. — Adénopathies stationnaires, mais douloureuses. Auscultation sans modification. 0 : M., 38°,9 ; S., 39°,3.

16. — Bronchite généralisée, avec, à la base droite, un foyer soufflant limité. Adénopathies sans modifications : les ganglions sont toujours durs et un peu douloureux.

18. — L'adénite crurale droite paraît se ramollir quelque peu. 0 : M., 36°,1 ; S., 38°,2.

21. — Le bubon est franchement ramolli et fluctuant ; incision, qui donne issue à une petite quantité de pus.

Pendant quelques jours, la suppuration est assez abondante, sans caractères bien spéciaux.

25. — La suppuration a cessé, et la plaie, devenue plaie banale, est en voie de cicatrisation rapide.

Comme il reste une tumeur indurée, dans la région crurale sous la cicatrice établie, le

28. — Une ponction exploratrice est faite qui ne ramène que quelques gouttes de sérosité roussâtre, sans caractères, et ne présentant pas de bacilles à l'examen.

8 août. — Mis en observation.

18. — Exeat.

Observation 28 (Personnelle).

Aïd Mohamed, chauffeur indigène, ancien à bord, Pavillon Belzunce, n° 24.

10 juillet 1900. — Depuis quelques jours, légère céphalée, langue normale, selles régulières.

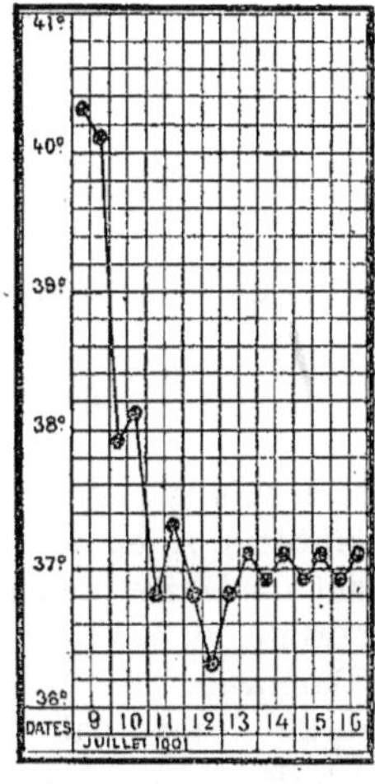

Tracé 9.

Des deux côtés, ganglions axillaires mobiles, du volume d'un haricot. Petit ganglion inguinal droit. Empâtement crural gauche diffus, le tout indolore. Auscultation négative. 0 : M., 40°,3 ; S. (1 h.), 40°.

Évacué sur l'hôpital de Ratoneau à 2 heures P. M.

A son arrivée, en plus des phénomènes précédents on constate un peu de bronchite des deux côtés. Pas de toux, urines normales. Le facies est bon. Langue blanche, rôtie au centre, bords rosés, humides. 0 : 40°,1.

11. — Le malade a passé une bonne nuit. On perçoit nettement aujourd'hui, à la région crurale gauche, un ganglion, dur, mobile, entouré

d'une atmosphère empâtée, molle. Dans l'aisselle droite, tout petit ganglion profond. Un autre, un peu plus gros dans l'aisselle gauche.

A l'auscultation toujours un peu de bronchite, marquée surtout au sommet gauche. θ : 37°,9.

12. — Le malade ce matin transpire légèrement. Les adénopathies ne présentent pas de modifications. La langue est rouge sur les bords et à la pointe, avec le centre blanc. Le foie est normal, la rate perceptible dans le flanc gauche. θ : 36°,8. Sérum de Yersin, 20 centimètres cubes.

13. — Le malade va et vient dans sa chambre. État général excellent, gros bubon crural gauche.

Auscultation à peu près normale. θ : 36°,8.

Le soir, notable diminution des adénopathies. L'empâtement crural gauche se délimite. θ : 36°,3.

15. — L'état général se maintient bon. Le ganglion crural gauche est toujours dur, un peu douloureux. L'auscultation normale, la langue se nettoie. θ : 36°,8.

18. — La convalescence s'établit franchement. Le bubon persiste, légèrement induré, mais très diminué de volume.

23. — Mise en observation.

3 août. — Exeat.

Observation 29 (Personnelle).

Saaleh Salem, chauffeur indigène, ancien à bord. Pavillon Belzunce, n° 26.

11 juillet 1900. — Malade depuis la nuit dernière. Céphalalgie, courbature, douleurs dans les jointures. A eu un vomissement. Auscultation négative. Pas d'adénite, sauf une légère induration chronique, indolore, à la partie externe de l'aine droite. θ : 40°,3.

Évacué sur l'hôpital de Ratoneau.

A son arrivée, on constate au pli inguinal droit quelques ganglions disséminés ; rien à la région crurale. Au pli inguinal gauche, deux ganglions, durs, mobiles, dont le plus gros a le volume d'une bille, et dans la région crurale un petit ganglion aplati, le tout indolore. Aux aisselles micropolyadénite. Langue normale.

L'auscultation ne révèle aucun phénomène anormal. Pouls dépressible à 52. R., 32. θ : 40°,3.

Céphalalgie et rachialgie violentes. Au dire du malade, la période prodromique aurait duré 3 heures. Un peu de conjonctivite ; constipation.

12. — La rachialgie a cessé ; douleur dans la fosse iliaque gauche. Vertiges ; à l'auscultation, râles de congestion aux deux bases. Sérum de Yersin, 20 centimètres cubes. θ : 40°,2.

Le soir, céphalalgie intense, rate grosse et douloureuse, foie normal, P.

80. 0 : 40°,6. Vomissements continuels, en dépit de la potion de Rivière.

13. — État général un peu moins mauvais. Chute brusque de la 0 à 36°,5, probablement due à l'influence du sérum. Les vomissements se sont arrêtés. Auscultation à peu près normale, langue humide mais blanche.

Le soir, la température est remontée à 39°,6. Pas de modifications dans l'état ganglionnaire, adynamie considérable.

14. — Les vomissements ont reparu, continuels, en dépit d'un régime

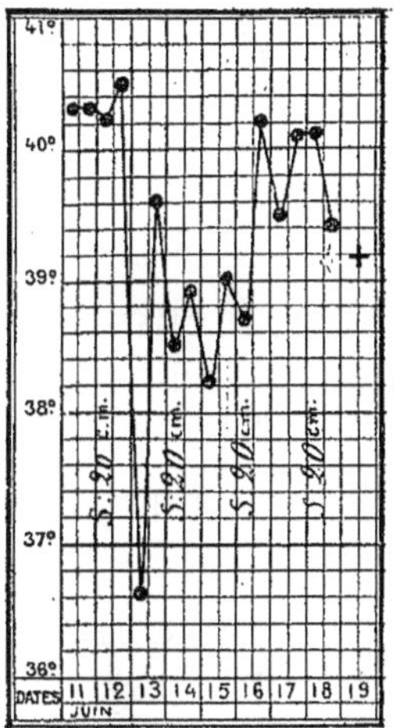

TRACÉ 10.

extrêmement sévère. La langue n'est pas mauvaise. Le foie a un peu augmenté de volume et est légèrement douloureux. La rate est très augmentée, conjonctives jaunes et injectées. État pulmonaire à peu près normal. Sérum de Yersin, 20 centimètres cubes. 0 : M., 38°,5; S., 38°,9.

15. — Diarrhée profuse, grise, avec douleurs abdominales et ténesme. Douleur vive aux deux régions hépatique et splénique. Langue sèche et fendillée, ganglions stationnaires. Percussion mate à la base droite. A l'auscultation, respiration obscure et voilée. Nuit très agitée, avec délire bruyant. Vomissements incoercibles. 0 : M., 38°,2; S., 39°.

16. — Vomissements, peau sèche, état ganglionnaire stationnaire. A droite les phénomènes de la veille persistent, avec en plus de la congestion de la base gauche. 0 : M., 38°,7; S., 40°,2.

17. — Les vomissements continuent en dépit de tous les traitements institués. La nuit a été mauvaise, le délire persiste. Le malade s'affaiblit.

L'adynamie est de plus en plus prononcée. Le malade accuse des douleurs erratiques en divers points de l'organisme. Le ventre est rétracté, peu douloureux. Pas de modification dans les engorgements ganglionnaires ni dans les phénomènes stéthoscopiques. 0 : M., 39°,5; S., 40°,1.

18. — Les vomissements se sont arrêtés, mais les phénomènes pulmonaires deviennent plus graves. Dyspnée intense avec respiration courte, souffle occupant les deux tiers inférieurs du poumon droit, avec quelques frottements pleuraux à la base, toux pénible, crachats un peu hémoptoïques, dans lesquels le microscope montre le cocco-bacille pesteux. Ictère très accentué. Pas de modification des ganglions. 0 : 40°,1.

Le soir, 52 inspirations à la minute, pouls à 128. 0 : 35°,4. Délire violent.

19. — Après une hématémèse assez abondante, le malade meurt à 6 heures du matin.

Observation 30 (Personnelle).

Ahmed Barouff, chauffeur indigène, ancien à bord, Pavillon Belzunce, n° 32.

Dit avoir déjà eu une première atteinte de peste à Bombay en 1898. Présente encore la cicatrice d'un ganglion crural droit qui aurait été incisé à cette époque.

Envoyé par la Compagnie des M. M. comme infirmier et interprète, a refusé à diverses reprises une injection préventive de sérum. Est en service au lazaret depuis le 8 juillet.

14 juillet 1900. — Malade depuis le matin. Courbature générale, céphalée, rachialgie. Polyadénite suspecte à l'aine droite, avec un ganglion sous-maxillaire de chaque côté. Rien aux aisselles. 0 : 39°,9. P. : 116. Sérum de Yersin, 20 centimètres cubes.

15. — Langue sale, blanche avec un piqueté rouge sur les bords et à la pointe. Les ganglions sous-maxillaires sont stationnaires, mais l'adénite inguinale est plus empâtée, plus volumineuse. 0 : M., 36°,3 ; S., 38°,9. Sérum de Yersin, 20 centimètres cubes.

17. — Transpiration abondante, nuit calme, mais insomnie. Diminution de la céphalée. 0 : 38°, 8. Pas de modification des adénopathies; apparition de phénomènes bronchitiques.

19. — Langue sale, chargée toujours un peu de céphalée et de rachialgie; a dormi une partie de la nuit grâce à une potion de chloral. Amaigrissement très marqué. Urines très foncées, avec un abondant dépôt rouge brique, sans albumine. Respiration voilée, avec râles de bronchite. A droite, percussion mate dans la moitié inférieure avec un peu de souffle. 0 : 39°,1. Sérum de Yersin, 20 centimètres cubes.

21. — Amélioration marquée, les adénopathies paraissent régresser, la

respiration revient à la normale, sauf encore un peu d'obscurité à la base droite. θ : 38°,3-37°,5.

24. — La convalescence s'établit, les ganglions ont nettement diminué, et la température est à 36°,5.

8 août. — Mise en observation.

18. — Exeat.

TROISIÈME SÉRIE

Paquebots : Sénégal, Szapary, Ville de la Ciotat. 18 septembre — 5 novembre 1901.

Observation 31.

(Communiqué par M. le docteur Gillet, médecin en chef du Lazaret de Ratoneau.)

Fabre Marius, 47 ans, 2e maître à bord du paquebot *Sénégal*. Pavillon Chevalier-Roze, n° 58.

Septembre 1901. — Dans la nuit du 14 au 15 septembre (nuit qui a suivi le départ de Marseille), le malade s'est senti fortement indisposé et courbaturé.

15. — Fièvre, langue chargée. P. 75. θ : 38°,5. Sulfate de soude, 40 grammes, quinine et antipyrine. Le soir, θ : 39°,5.

16. — Nuit très agitée, gonflement des ganglions inguinaux et cruraux et apparition des adénopathies. θ : M., 39° ; Midi, 40°,4 ; S., 40°,5. Quinine à fortes doses.

17. — État général satisfaisant après une nuit fort agitée. θ : M., 39°,5, à midi et le soir 39°,2. P., 90. Continuation des hautes doses de quinine.

18. — Nuit très agitée. Insomnie. Douleurs dans l'aine. Vomissements. θ : 39°,3.

Débarqué à l'hôpital de Ratoneau à 5 heures du soir. A son arrivée, il accuse de la rachialgie et de la céphalalgie. La langue est sèche, très rouge aux bords, avec un enduit blanchâtre au centre et à la base. Soif vive. Au pli inguinal gauche, on perçoit un gros gâteau empâté, dur, aplati, adhérent à la peau, mobile sur les plans sous-jacents. Cet empâtement, de forme à peu près arrondie et d'un diamètre de 10 centimètres environ, a son centre à peu près au niveau du pli inguinal, descend jusque dans la région crurale et remonte assez haut par-dessous l'arcade. En déprimant fortement avec la main la paroi abdominale on sent la tumeur plonger profondément dans la cavité abdominale, sans pouvoir, tant elle remonte haut, la délimiter nettement. La peau, très rouge, est chaude, et le tout à peu près indolore.

Dans le pli inguinal droit, deux ou trois petits ganglions.

Les deux aisselles sont libres. A l'angle gauche du maxillaire, un empâtement mal délimité. Du côté pulmonaire, la percussion et l'auscultation sont normales, sauf une légère obscurité à droite.

La respiration est un peu fréquente à 34, le pouls bon et bien frappé à 104. 0 : 39°,8.

La face est rouge et congestionnée. Le malade, quelque peu excité, parle avec volubilité, et c'est avec peine qu'on obtient de lui une réponse un peu précise aux questions qu'on lui pose. A eu une selle demi-molle.

A 10 heures du soir, le pouls est à 108, la 0 à 39°,6. Le malade a un

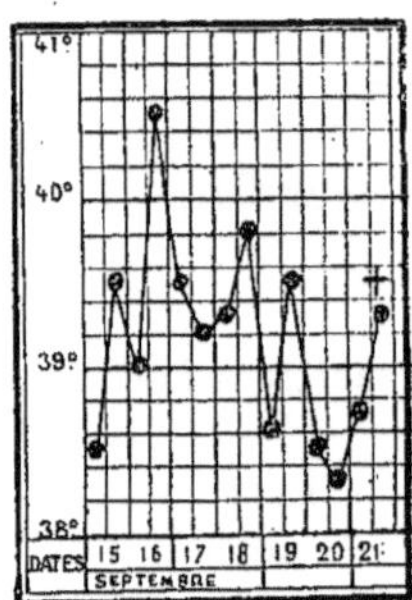

TRACÉ 11.

sommeil entrecoupé, il est agité, parle, tout en dormant, de choses de son métier et commande la manœuvre, puis se réveille avec des yeux effarés. Il veut à toute force se lever pour se rendre au poste d'équipage et fait quelques pas en titubant. Urines en assez grande quantité, foncées, à odeur forte, à dépôt abondant. Injection de 60 centimètres cubes de sérum de Yersin.

19. — Insomnie, agitation, délire continu malgré le chloral. La langue est sèche, fendillée, brûlée et très étalée. Sur les bords, on voit nettement l'empreinte des dents. Au centre, enduit blanchâtre, crémeux, épais, très adhérent.

Légère teinte subictérique des conjonctives et du visage.

Les deux tiers supérieurs de la cuisse gauche sont le siège d'un œdème assez considérable et d'une coloration rouge vineuse. La tumeur est dure, toujours aplatie, quoiqu'un peu plus saillante que la veille. Elle est absolument adhérente à la peau, sur laquelle persiste la dépression blanche qu'y laissent les doigts. Le centre est bridé, comme ficelé, sous l'arcade, et la partie supérieure se perd dans la cavité abdominale. Dans son ensemble, cette tumeur rappelle la forme d'une cornemuse. Comme celle de la cuisse, la peau du ventre est rouge et œdématiée sur une hauteur de cinq travers de doigt au-dessus du pli inguinal.

Au pli inguinal droit nous relevons toujours quatre ou cinq ganglions très durs, dont le plus gros atteint le volume d'un pois chiche. Les aisselles sont toujours libres, et nous relevons encore, sans modification, l'empâtement signalé à l'angle gauche du maxillaire.

Les extrémités sont fraîches, et les membres inférieurs, le gauche surtout, sont le siège de plaques marbrées asphyxiques.

A l'examen des poumons, la percussion dénote une matité beaucoup plus intense à droite, et l'auscultation, assez obscure, laisse entendre cependant des séries de gros crépitants à la base droite. R. 36. Pouls 108. θ : 38°,6.

Les urines sont assez abondantes, rouges et irisées sur les bords.

Plus de rachialgie, et céphalée légère. La rate est perceptible et un peu douloureuse.

Le malade est en proie à un délire incessant, mais doux et tranquille. Il croit voir par la porte de sa chambre une femme se promener dans le couloir.

Le soir, la θ est à 39°,5, le pouls à 120. R. à 38. La rougeur de la cuisse est encore plus intense, l'empâtement augmente et atteint facilement une longueur de 12 centimètres. La tumeur, toujours très dure, sans tendance au ramollissement, devient quelque peu douloureuse à la pression. L'empâtement à l'angle gauche du maxillaire inférieur persiste, mais on sent rouler dans le fond un ganglion arrondi, dur, du volume d'une bille. A droite, à l'angle opposé de ce même maxillaire, apparition d'un ganglion assez petit et allongé.

Le malade délire toujours et se croit sur le pont de son bateau. Il est agité. Calme ce matin, le délire est devenu plus bruyant. Le malade veut se lever et doit être l'objet d'une surveillance continuelle.

20. — Nuit très agitée. Délire continu, insomnie complète ; la langue reste sèche, l'enduit saburral s'est étendu. Constipation. Urines rares, très chargées, à reflets irisés sur les bords. Les conjonctives sont subictériques et fortement injectées, les yeux larmoyants. Les ganglions situés aux angles droit et gauche du maxillaire inférieur restent sans modification.

A l'aine droite, rien de particulier. L'aine gauche est d'une teinte vineuse, et la paroi abdominale inférieure rouge. L'empâtement considérable ne permet de délimiter qu'une énorme tumeur qui devient adhérente aux plans sous-jacents. Quoique dure, elle semblerait avoir une vague tendance au ramollissement, mais il n'y a pas encore trace de fluctuation.

Le malade est assoupi, abattu, endormi d'un sommeil lourd. Il parle tout haut et se croit à bord. A la percussion, matité absolue de la moitié inférieure du poumon droit. A l'auscultation, la respiration est rude dans la moitié supérieure de ce même poumon. La base est congestionnée, en voie d'hépatisation, et l'on perçoit des râles dans toute la moitié inférieure, Le poumon gauche est à peu près normal, sauf un peu de congestion à la base. R. : 34. P. assez bon mais un peu dépressible à 120. 0 : 38°,5.

Les extrémités sont fraîches, les membres inférieurs marbrés de taches violacées, asphyxiques, quelques-unes de la largeur de la main.

Les membres supérieurs et le tronc sont le siège de petites hémorrhagies sous-cutanées. Injection de sérum de Yersin, 80 centimètres cubes.

Le soir journée un peu plus calme. Le délire persiste, mais l'abattement est profond. Le malade demande continuellement à boire. La soif est des plus vives, et la langue est entièrement sèche. Constipation. Urines assez abondantes maïs sanguinolentes. Larges plaques d'un rouge vineux sur les membres inférieurs. Petites hémorrhagies sous-cutanées, abondantes surtout à la poitrine.

État ganglionnaire stationnaire.

A l'auscultation, gros râles dans la moitié inférieure du poumon droit. R. 36. P. un peu mou avec faux pas à 116. 0 : 38°,2. État des plus sérieux.

2. — Insomnie, délire continue. Éruption rubéoliforme particulièrement abondante au visage et au tronc.

Plaque d'un rouge vif à la base du cou.

Le bubon ne se ramollit pas. Il présente en son centre une plaque de sphacèle, allongée, de la forme et de la grandeur d'une petite amande. Par la peau éraillée, il s'est écoulé une goutte d'un liquide louche. A la suite de ponctions pratiquées en quatre points différents de ce bubon, on n'a pas obtenu de pus, mais seulement quelques gouttes de sang.

La voix est cassée, la langue rouge, rôtie. Constipation (lavement de sulfate de soude, séné et glycérine). A l'auscultation, au 1/3 moyen du poumon droit, un foyer de râles crépitants. Le pouls, à 128, est mou, irrégulier avec de nombreux faux pas. R. : 38. 0 : 38°,7.

A 3 heures P. M. aggravation des symptômes précédents. Le malade ne peut plus faire aucun mouvement, c'est une vraie masse inerte. Il ne répond plus aux questions qu'on lui pose, indifférent à tout ce qui se passe autour de lui. Les yeux sont fermés, la bouche ouverte, la respiration bruyante et saccadée.

Les mains et les bras sont froids et recouverts d'une sueur visqueuse.

La plaque de sphacèle s'est encore étendue. Elle est absolument noire, avec, en quelques points de sa périphérie, une teinte vert grisâtre.

Le bubon, toujours dur et d'un rouge violacé, s'étend sur une largeur égale au pli de l'aine. Les membres inférieurs, le gauche surtout, sont violacés et parsemés de taches asphyxiques. Le pouls est filiforme, incomptable. Le cœur affolé par moments. Les injections de strychnine et de spartéine ne parviennent plus à le ranimer.

La respiration est bruyante, à rythme de Cheyne-Stockes.

En outre des crépitants déjà signalés à droite, l'auscultation fait découvrir un nouveau foyer au poumon gauche.

Ni toux, ni crachats. P. : 128. R. : 38. 0 : 38°,7.

A 5 heures, l'état du malade s'aggrave, si c'est possible, de plus en plus. Il n'est plus soutenu que par sa potion d'acétate d'ammoniaque et les injections de strychnine.

Croyant sentir comme une très vague sensation de fluctuation, on pratique une nouvelle ponction de son bubon, et l'on retire de la seringue quelques gouttes de sang, mélangées à un peu de pus. Espérant trouver un foyer purulent, on ouvre profondément le bubon sur la plaque charbonneuse. Par la peau sphacélée, il ne s'écoule qu'un peu de sérosité louche, et le bistouri s'enfonce dans un tissu lardacé sans trace de pus.

A 7 heures l'état est sensiblement le même. Pouls très difficile à percevoir à 156. R. : 48. 0 : 35°,3.

A 5 heures les pieds sont gelés. On place des bouillotes. Injections de strychnine et de spartéine. Acétate d'ammoniaque à haute dose. Le malade, vigoureux et fort, lutte désespérément. Mais l'infection triomphe, et vers 10 heures le pouls devient à peine perceptible. Le malade râle, il reste chaud, mais les extrémités se refroidissent. Il s'en va peu à peu, doucement, sans secousse. Décès à 1 h. 30 matin.

Autopsie. — Un énorme bubon envahit les régions crurale et inguinale sur toute la largeur de la cuisse pour remonter très avant. Il est impossible de savoir si l'on a affaire à un seul ou à plusieurs ganglions. C'est un tissu induré, compact, lardacé, de couleur rougeâtre, sans trace de pus. Les tissus environnants sont œdématiés et infiltrés. Il atteint une profondeur de plusieurs centimètres et repose sur les vaisseaux qu'il devait comprimer, ce qui explique les plaques asphyxiques particulièrement abondantes et étendues de ce membre pendant la vie.

Au pli de l'aine de l'autre côté, une demi-douzaine de petits ganglions de la grosseur d'un pois chiche.

Le foie ne présente pas de caractères macroscopiques bien particuliers. Il ne déborde pas les fausses côtes.

La rate est grosse, diffluente, gorgée de sang et tombe en bouillie.

Un peu de liquide dans le péricarde. Rien de particulier au cœur.

Poumons sans adhérences pleurales, rouges, gorgés de sang, fortement congestionnés dans leurs deux moitiés inférieures. Le droit est plus particulièrement en voie d'hépatisation. Ces signes sont en rapport avec ce que donnait l'auscultation.

N. B. — L'autopsie a été faite 8 heures après la mort.

Observation 32 (Personnelle).

Antonpietri, Pierre, 55 ans, matelot magasinier à bord du *Sénégal*.

Est allé à terre, à Alexandrie, il y a deux mois et demi et depuis n'a plus débarqué qu'à La Ciotat et à Marseille.

Passe la plus grande partie de son temps dans son magasin, situé exactement au-dessous de la cabine du second-maître Fabre, qui a été frappé le premier.

Ne se rappelle pas y avoir constaté une mortalité anormale de rats.

S'est senti indisposé dans l'après-midi du mardi 17 septembre, avec une légère céphalalgie, un peu de rachialgie, diarrhée, quelques frissons. Est évacué sur le lazaret de Ratoneau le 19 septembre à 5 heures du soir.

19 septembre 1901. — A son arrivée, il accuse une céphalée assez violente, en demi-cercle, en arrière du crâne, et occupant toute la région occipitale. Rachialgie, avec exacerbations intermittentes. Dit avoir dormi la nuit dernière, mais d'un sommeil lourd. Langue légèrement saburrale. Pas de vomissements, mais quelques nausées. Perte d'appétit. Urines rares, un peu foncées.

Foie et rate normaux.

A l'aisselle droite un petit ganglion. Rien à gauche. Au pli inguinal droit, un chapelet de petits ganglions arrondis, durs, roulant sous le doigt, du volume de gros pois, un peu douloureux. Enfermés dans une atmosphère cellulaire, on arrive à délimiter par une certaine pression deux ganglions cruraux douloureux. A ce niveau la peau, rouge, est empâtée, œdématiée et forme un bourrelet saillant.

Au pli inguinal gauche, deux ou trois ganglions indolores.

L'auscultation ne révèle rien d'anormal.

P. bon, bien frappé à 84. 0 : 39°,4.

Injection de 60 centimètres cubes de sérum de Yersin.

20. — A légèrement reposé la nuit dernière. La céphalée et la rachialgie sont moins intenses. La langue blanchâtre au centre, rouge sur les bords et à la pointe, est large, étalée et porte l'empreinte des dents. Urines assez abondantes, irisées sur les bords, sans albumine.

Le ganglion de l'aisselle droite a augmenté de volume, mais reste indolore. A l'aine droite les ganglions restent stationnaires, un peu douloureux, avec par moments quelques exacerbations. Percussion et auscultation négatives. R. : 26. P. : 76. 0 : 38°,8.

Le soir le malade a sommeillé une partie de l'après-midi. Transpiration légère. Deux selles demi-liquides. Urines rares.

Il accuse une certaine douleur au niveau du point injecté hier. Tout autour il y a de la rougeur et un peu d'œdème.

Le ganglion inguino-crural droit, très profond, est très douloureux à la pression. Il a augmenté de volume et est plus facilement délimitable. Il est de la grosseur d'une amande, et très dur. A son niveau œdème et rougeur de la peau. Auscultation normale. R. 32. 0 : 38°,8. P. 80.

21. — Le malade est calme et reposé. Il se sent seulement faible. La langue est blanche, rouge sur les bords et un peu sèche. Un peu de céphalée et de rachialgie. Un peu de diarrhée. Les urines sont rares et verdâtres. L'auscultation et la percussion sont normales. Le pouls est bon et fort à 76. La respiration calme à 28. 0 : 38.

Les adénopathies restent stationnaires.

Le soir, pas de modification ganglionnaire. Le foie et la rate demeurent normaux. A l'auscultation, un peu de bronchite aux bases. Le reste est normal. Diarrhée abondante, cinq ou six selles liquides. (Bismuth ratanhia). P. bon 64. R. : 32. 0 : 38°,4.

22. — Le malade a passé une bonne nuit, et ne se plaint que d'une grande faiblesse générale. Encore un peu de céphalée et de rachialgie. Langue humide et blanchâtre. Douleurs abbominales, mais une seule selle demi-liquide. Urines troubles, abondantes, sans albumine.

Les adénopathies ne s emodifient pas. Le bubon inguino-crural droit ne paraît pas tendre au ramollissement. On arrive, quoique cet examen soit douloureux, à le reconnaître formé de deux ganglions accolés, donnant la sensation d'une tumeur unique.

Les phénomènes d'auscultation ne se sont pas modifiés. La peau est bonne. La 0 à 37°,5; R. : 24; P.: 70.

Le soir, recrudescence de la diarrhée. Ventre souple, pas douloureux, mais avec gargouillements nombreux et sonores. Potions astringentes. P. : 72; 0 : 37°,9; R. : 24. Toniques généraux.

23. — Nuit bonne. Le malade est plus reposé. Toujours un peu de céphalée et de rachialgie. Langue blanche, diarrhée persistante. Urines abondantes, claires, sans albumine, mais avec d'abondants pigments biliaires.

Adénites sans modifications. Auscultation meilleure, respiration plus normale, les bases s'éclaircissent.

La peau est fraîche, le malade a maigri beaucoup et se déglobulise. R. : 32; P. : 60; 0 : 36°,7. Sérum de Yersin, 60 centimètres cubes.

Le soir, la journée a été bonne, sauf la continuité de la diarrhée. Bon état général. R. : 28; P. : 72; 0 : 37°,6.

24. — Les engorgements ganglionnaires persistent, mais sont un peu moins douloureux. L'œdème et la rougeur de la peau tendent à disparaître. A la suite de l'injection de sérum de la veille, réaction locale peu marquée : un peu de douleur et d'œdème de la peau, et plaque d'urticaire. Céphalée et rachialgie presque entièrement disparue. Langue toujours blanche au centre, étalée, avec les bords et la pointe rouges.

L'auscultation est nette et normale. R. : 32 ; P. : 72 ; 0 : 36°,3.

Diarrhée profuse et persistante. Urines normales. Anémie et amaigrissement.

Le soir, état stationnaire, sauf un peu de faiblesse du pouls qui présente quelques pulsations avortées. R. : 32 ; P. : 80 ; θ : 37°,6.

25. — Nuit bonne. Langue toujours un peu chargée, diarrhée moins abondante et moins liquide. Urines normales. Les diverses adénopathies ne se modifient pas sensiblement. Seul le bubon inguino-crural droit paraît franchement en voie de régression. Toujours aussi dur, il est plus mobile et moins douloureux.

L'urticaire méta-sérumineuse s'est un peu étendue et est très prurigineuse.

Auscultation normale, sauf un peu de bronchite à la base D. R. : 26 ; P. : 74 ; θ : 36°,8.

Le soir, la langue est recouverte d'un enduit plus foncé. L'haleine est mauvaise. La diarrhée persiste, un peu moins abondante, sans colique. Nombreux gargouillements. Dans la journée, névralgie orbitaire qui a cédé à une pilule d'aconitine.

Auscultation sans modification. P. : 74 ; R. : 28 ; θ : 37°,5.

26. — Régression très marquée des phénomènes ganglionnaires. Les deux ganglions qui constituaient le bubon sont aujourd'hui séparés. L'un régresse plus rapidement que l'autre. La douleur a complètement disparu. L'éruption d'urticaire pâlit. L'auscultation est normale.

Diarrhée persistante, avec gros gargouillements, mais sans coliques. R.: 28; P.: 80; θ : 36°,2.

Le soir, il n'y aurait rien de particulier à signaler dans l'évolution morbide sans la persistance de la diarrhée, que toute la thérapeutique employée est impuissante à arrêter. Le malade est très affaibli, fortement déglobulisé, avec des yeux cernés et enfoncés. Le ventre est souple et indolore. P. : 88; R. : 32 ; θ : 36°,9.

27. — Toutes les adénopathies sont en bonne voie de rétrocession.

Le bubon crural droit est moins dur, devient plus élastique.

Transpiration abondante. Diarrhée moins profuse, langue meilleure, bouche moins empâtée, haleine moins mauvaise.

Les urines sont abondantes, mais d'une couleur verte très prononcée. Pas d'albumine, mais réaction de Gmelin très nette. P. : 70; θ : 36°,4.

Le soir, diminution de la diarrhée, amélioration nette.

Faiblesse extrême. P. : 80; θ : 37°.

28. — Amélioration notable, mais le malade se plaint constamment d'avoir froid. θ : 36°,1. On le réchauffe le plus possible, mais la θ maxima de la journée ne dépasse pas 36°,3.

29. — Le malade va aussi bien que possible au point de vue ganglionnaire ou pulmonaire, mais la diarrhée persiste, et aujourd'hui, selles pâteuses avec des grumeaux, des glaires, quelques muco-membranes, et d'une coloration verte rappelant absolument la diarrhée infantile.

Urines sans albumine, mais avec d'abondants pigments biliaires. Hypothermie persistante. θ : M., 36°,3 ; S., 36°,5.

30. — La diarrhée continue avec les mêmes caractères que la veille, verte, muco-membraneuse, etc. Le malade se plaint toujours du froid. Lavages d'intestin à l'eau bouilie chaude suivie d'un lavement laudanisé. θ : M., 36°,3; S., 36°,7.

1er octobre. — Les adénopathies continuent à décroître, et tout irait bien sans la persistance de cette diarrhée, toujours verte, peu fétide, que n'accompagne aucune colique, mais avec de nombreux gargouillements. Cependant, les grands lavages intestinaux paraissent la modifier quelque peu. Le soir, la teinte verte est moins accentuée, avec quelques masses jaunâtres. θ : M., 36°,5; S., 36°,7.

2. — La situation ne paraît pas se modifier. La teinte verte des selles diarrhéiques est peut-être un peu moins accentuée, mais c'est tout, et la diarrhée persiste aussi intense.

Pourtant l'état général est un peu meilleur. Le visage est plus reposé, moins excavé, les yeux sont plus vifs et moins enfoncés. Mais il reste une grande faiblesse liée à une déglobulisation intense. θ : M., 36°,3; S., 36°,3.

3. — Bonne journée. La diarrhée a cessé. Pas de selles de toute la journée. La langue meilleure se dépouille. Le malade pourtant se plaint toujours un peu du froid, bien qu'il soit amplement couvert et qu'on lui mette des bouillottes. θ : M., 36°,7; S., 36°,6.

5. — Réapparition momentanée de quelques phénomènes diarrhéiques, sans coliques, avec quelques gargouillements.

7. — Tous les accidents ont définitivement cessé. Le malade s'alimente un peu, et ne veut plus supporter le lait qui le dégoûte, dit-il.

L'amélioration est allée en s'accentuant.

14. — Le malade reçoit son exeat, complètement remis. Les adénopathies ont disparu, sauf à la place du bubon primitif, où il ne reste plus que deux petits ganglions indurés.

Observation 33

(Communiquée par M. le docteur Gillet, médecin en chef du Lazaret.)

Descovitch, Marino, 16 ans, né à Kragi (Autriche), mousse à bord du vapeur *Szapary*, Cie Adria.

Le malade a quitté Naples le 28 septembre, pour arriver à Marseille le 30. N'a pas débarqué à Naples et n'aurait même pas débarqué depuis deux mois.

Malade depuis le 1er octobre au matin. Céphalée sans rachialgie.

Douleur au pli inguinal gauche sans adénopathie. Vomissements. Urines très rouges (?). 0 : 39. Le soir, entre 8 et 10 heures, apparition d'un bubon inguinal. 0 : 40°. Nuit mauvaise, insomnie, délire.

2 octobre 1900. — A la région crurale gauche, nous trouvons un ganglion allongé, douloureux, du volume d'un abricot, dur, assez mobile, sans œdème sus-jacent. Au-dessus de lui, dans le pli inguinal gauche, un chapelet de petits ganglions arrondis, durs, d'un volume variant entre celui d'un pois et celui d'un haricot.

Au pli inguinal droit, un petit ganglion du volume d'un haricot. On

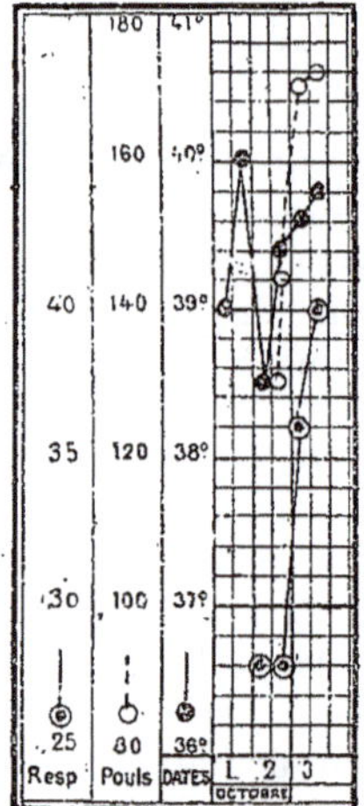

TRACÉ 12.

trouve un ganglion du même volume dans la région crurale du même côté.

Dans chacune des deux aisselles un ganglion gros comme une noisette ; enfin, un petit ganglion dans chaque région sous-maxillaire.

La langue est d'un rouge vif, blanchâtre au centre, un peu sèche et presque doublée d'épaisseur. Elle est fendillée et comme ravinée. Vomissements abondants.

A la percussion, matité aux deux bases. A l'auscultation, il y a un peu de rudesse dans la moitié inférieure, avec, aux bases, respiration voilée.

La rate est perceptible mais non douloureuse, le foie est normal.

Le pouls est à 130, très dépressible. R. : 28; 0 : 38°,5. La peau sèche et brûlante.

Le soir, agitation et délire continus. Vomissements, diarrhée. Urines abondantes, rouges, chargées d'un abondant dépôt.

Taches de purpura aux membres inférieurs. A la paroi abdominale et sur la verge, taches et plaques de la dimension environ d'une plume à écrire. Carphologie. Le ganglion crural gauche, très douloureux, a grossi depuis ce matin et a acquis le volume d'un œuf de poule. Les phénomènes pulmonaires ne présentent pas de changement appréciable. Le pouls est toujours très dépressible à 144. R. : 28 ; 0 : 39°,4. Sérum de Yersin : 60 centimètres cubes.

A 9 heures du soir, le malade a une syncope. Il est ranimé par des injections de strychnine et de caféine. Il est en proie à d'incoercibles vomissements et rejette tout ce qu'il prend, en dépit de la glace, de la potion de Rivière et du menthol.

A 11 heures, nouvelle injection de caféine. Le malade vomit toujours, mais vers minuit le pouls s'est un peu relevé.

3. — A trois heures du matin, nouvelle syncope ; injections d'éther et de caféine. Le matin la langue est rouge, dépouillée, avec, en quelque sorte, des entailles et des élevures. Vomissements incessants. Seul, le champagne frappé est partiellement toléré. Constipation et anurie complète. Délire violent et continu. Céphalalgie intense, mais le malade n'accuse pas de rachialgie. Insomnie. Agitation.

Apparition de nouvelles taches purpuriques, plus étendues. L'une d'elles, notamment, occupe tout le moignon de l'épaule, l'omoplate, le creux axillaire et le thorax jusqu'au mamelon.

D'autres plaques sont apparues au pli du coude gauche, à la face postérieure de la cuisse droite, au creux poplité et à la face postérieure de la jambe du même côté.

Le visage est très amaigri; les yeux, atones, sont cernés et enfoncés.

L'adénopathie crurale gauche est beaucoup moins douloureuse, mais elle augmente de volume. Elle est aussi grosse qu'une belle orange et remonte sous l'arcade de Fallope. Elle a contracté des adhérences avec les plans profonds, et s'est nettement aplatie suivant son axe antéro-postérieur. Les téguments qui le recouvrent rougissent et s'œdématient.

Les ganglions inguinaux et cruraux droits sont stationnaires, de même que le ganglion axillaire gauche. L'adénopathie constatée dans l'aisselle droite s'est un peu accrue. Les ganglions sous-maxillaires et cervicaux ne se sont pas modifiés. L'auscultation et la percussion ne donnent pas de signes bien nets ; on constate seulement un léger degré de matité avec un peu d'obscurité aux bases.

Le pouls est précipité, mou, fin et dépressible à 168. R. : 36 ; 0 : 39°,6.

Sérum de Yersin, 60 centimètres cubes.

Le soir, langue rouge, rôtie, gencives saillantes, très rouges ; dents et lèvres fuligineuses, bouche sèche. Les vomissements sont un peu moins fréquents. Constipation absolue. Le malade n'ayant pas uriné et se plaignant du bas-ventre, qui semble un peu tuméfié, on pratique un cathétérisme qui ne ramène que quelques gouttes d'une urine très épaisse, sale, boueuse. Pas de nouvelles plaques de purpura, sauf quelques-unes au scrotum.

Le ganglion crural gauche a atteint les dimensions d'une tête de fœtus de six mois. Le quart supérieur de la cuisse est envahi ; l'arcade crurale est surélevée et une partie de la tumeur se perçoit dans la cavité abdominale, au-dessus de cette arcade. Toute cette région est chaude, rouge, œdématiée. Du côté des poumons, la percussion et l'auscultation ne présentent rien de particulier. R. : 40. Pouls très difficile à percevoir à 170 0 : 39°,8. L'état paraît extrêmement grave.

A 10 heures on prévient le médecin du lazaret que l'état du malade devient plus mauvais. On le trouve, en effet, couvert de sueur, avec un pouls filiforme, presque insaisissable et le cœur affolé.

On pratique des injections de caféine et d'éther à la suite desquelles le pouls paraît un peu se ranimer, mais il ne tarde pas à redevenir de plus en plus petit, de plus en plus défaillant. L'agonie commence, et le malade s'éteint doucement à 11 h. 30 du soir.

Observation 34 (Personnelle).

Zec, Andrea, né à Raguse (Autriche), 18 ans, chauffeur à bord du *Szapary*.

3 octobre 1901. — L'officier qui l'accompagne nous donne les renseignements suivants. Non seulement il n'a pas débarqué à Naples, mais il n'aurait pas quitté le bord depuis 40 jours ; malade depuis ce matin : céphalalgie, vomissements, constipation, anurie, etc. 0 (à bord) 41°,1.

Entre à l'hôpital à 3 heures du soir. A l'examen on trouve une langue un peu rouge sur les bords, d'un blanc sale au centre. Vomissements. Le malade prétend n'avoir pas uriné et n'être pas allé à la selle depuis 2 ou 3 jours ; céphalalgie intense, mais pas de rachialgie. Perte d'appétit absolue. Le foie déborde un peu les fausses côtes, la matité splénique est légèrement perceptible. Au pli inguinal droit, un chapelet de ganglions, petits, arrondis, durs, gros comme des pois chiches ; 2 ou 3 éléments semblables aux précédents à la région crurale, du même côté. A gauche, au pli inguinal, un chapelet de ganglions, dont deux paraissent plus volumineux que les autres. Au-dessous, dans la région crurale, un ganglion aplati, dur, profond, assez mobile, légèrement douloureux, de la grosseur d'une amande.

A chaque aisselle un ganglion indolore, du volume d'un gros pois chiche. Pas d'adénopathie cervicale ni sous-maxillaire... A la matité, un peu de submatité aux bases. L'auscultation est à peu près normale. L'état général bon. R. : 28 ; P. : 24 ; 0 : 40°,3. Le soir, anurie absolue et constipation persistante. Le malade est plus déprimé, avec un peu de délire. R. : 28; P. : 116; θ : 40°,3.

4. — Nuit assez calme, avec délire tranquille. Le ganglion crural gauche a considérablement augmenté de volume, toujours très aplati, peu volumineux et très dur. Les adénopathies inguinales et axillaires n'ont pas subi de modification. La langue est toujours très chargée avec les bords libres. Le malade a eu une selle abondante, liquide, noire, fétide. Oli-

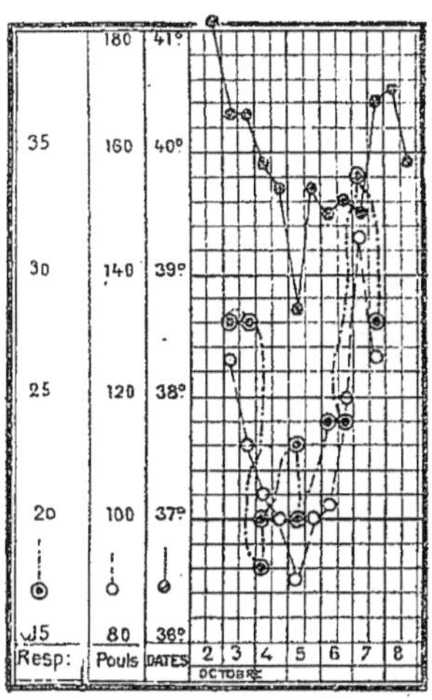

TRACÉ 13.

gurie persistante. L'auscultation est à peu près normale, le malade est calme et tranquille.

Le soir, le malade est beaucoup plus affaissé et abattu. Le poumon droit, normal au sommet, est mat à la base, avec une zone intermédiaire de submatité. Le poumon gauche, normal au sommet, est mat dans ses 2/3 inférieurs. L'auscultation est normale aux deux sommets, mais obscure à la base droite; elle révèle à gauche une zone soufflante correspondant à la zone de matité. L'adénite crurale est plus volumineuse, plus douloureuse, toujours dure.

Injection de 60 centimètres cubes de sérum antipesteux.

5. — A 7 heures du matin, l'augmentation de volume de la tumeur crurale est de plus en plus manifeste. La douleur augmente également. Les adénopathies inguinales n'ont pas augmenté de volume, mais sont aussi devenues douloureuses. Toute la région est chaude et empâtée. Diarrhée abondante.

A l'examen pulmonaire, à gauche, la percussion est normale dans la moitié supérieure, matité au-dessous et à droite, submatité tout le long. L'auscultation ne révèle rien dans la moitié supérieure du poumon gauche, mais, dans la moitié inférieure souffle de pneumonie et râles de congestion. A droite, congestion intense dans toute la hauteur du poumon.

A 10 heures du matin la tumeur continue à augmenter de volume, elle est toujours résistante et beaucoup moins mobile. Au-dessus d'elle, à l'anneau fémoral, un autre ganglion, moins facilement délimitable, qu'une scissure sépare du premier. Toute la région est empâtée; il y a de l'œdème de la paroi. L'arcade est surélevée ; la cuisse ne forme plus avec la surface abdominale qu'une surface plane, où la dépression du pli inguinal a disparu... Les autres adénites sont stationnaires... Applications sur le bubon de compresses chaudes, imbibées d'une solution faible de sublimé à 40°.

La langue est sale, étalée, avec l'empreinte des dents sur les bords.

Le soir, les deux masses ganglionnaires de l'aine gauche ont encore augmenté de volume et semblent marcher à la rencontre l'une de l'autre. L'espace qui les sépare a bien diminué. La région tout entière est chaude et empâtée. La tumeur crurale n'est plus nettement délimitable. En avant elle adhère à la paroi et paraît aussi, en arrière, adhérer aux tissus sous-jacents, de telle sorte que son volume devient difficilement appréciable.

La respiration est toujours fortement soufflante, avec, à la base droite, quelques râles disséminés.

6. — Nuit un peu agitée. Tumeur énorme, due à la réunion des deux masses ganglionnaires crurale et inguinale, formant au niveau de l'aine un gros gâteau plat, très douloureux, faisant une forte saillie sous la peau œdématiée. Le pli inguinal bride la tumeur. Le malade souffre beaucoup et se plaint de ne pas pouvoir uriner.

Depuis la veille il n'a émis que quelques gouttes d'urine. Cependant, à la percussion, la vessie ne paraît pas distendue, et, en effet, un sondage ne ramène que 2 ou 3 gouttes d'un liquide clair.

L'état pulmonaire paraît un peu amélioré.

Injection de 60 centimètres cubes de sérum antipesteux.

Le soir, le malade est très abattu, avec diarrhée fétide. La tumeur inguinale, très douloureuse, a le volume d'une tête de fœtus à terme. L'œdème de la paroi est très marqué : il y a de la *peau d'orange*. La tumeur occupe tout le tiers supérieur de la cuisse et paraît remonter à trois travers de doigt au-dessus de l'arcade.

La masse est absolument soudée, formant un seul tout, sans qu'on puisse trouver de ligne de démarcation entre les deux tumeurs primitives. Peu de céphalée, pas de rachialgie.

7. — Le malade a passé une nuit très agitée. Il se lève, voit des personnes autour de lui. Le visage est vultueux, congestionné. Le pouls est

presque imperceptible. Le malade se plaint d'une céphalée intense. Au-dessus de la tumeur, toujours aussi volumineuse et aussi douloureuse, la peau œdématiée prend une teinte lie de vin. Le malade se tient couché sur le côté, en chien de fusil, avec la cuisse fléchie pour diminuer un peu la tension et la douleur. La langue n'est pas trop mauvaise, mais le made est dans un collapsus de mauvais augure.

A 10 heures du matin, pouls filiforme presque imperceptible à 146. 0 : 39°,2. Matières rougeâtres. Urines à reflets verts. Bubon énorme, douloureux. Œdème considérable, auquel est due une certaine sensation d'élasticité, comme s'il y avait de la fausse fluctuation. Le tissu cellulaire des deux tiers supérieurs de la cuisse est infiltré, et la cuisse tout entière est déformée. La langue est un peu blanche, pas trop mauvaise.

A l'auscultation la respiration est un peu soufflante à gauche. A droite, elle est à peu près normale, sauf un peu d'obscurité. Injection intraveineuse de 20 centimètres cubes de sérum antipesteux.

Le soir, à 6 heures 0 : 40°,4. Pouls 124. R. 28. Le pouls est imperceptible à la radiale, à peine sensible à la carotide, et c'est au cœur même qu'il faut aller compter les battements.

Le bubon est énorme et violacé.

Le malade est en proie à un violent délire. Il est presque impossible de le maintenir. Il se lève et se débat, veut passer par la fenêtre et, persuadé qu'on lui veut faire du mal, refuse de se prêter à un examen quelconque.

On peut pourtant noter sur tout son corps un exanthème scarlatiniforme, dû sans doute à l'injection intraveineuse de sérum de Yersin.

A 8 heures du soir, le malade, dans une crise de délire, brise à coups de poings, de pieds et de tête 4 carreaux de sa fenêtre, heureusement sans se blesser.

Nous le revoyons à 9 h. 45, son bubon est recouvert d'une peau teinte lie de vin, sur laquelle se détache une plaque noirâtre, comme un début de sphacèle, longue de 2 centimètres et demi, large de 6 millimètres.

Le pouls, imperceptible à la radiale est incomptable au cœur. Il dépasse 120, irrégulier et arythmique.

Les lèvres sont violacées, l'œil et la pupille ne réagissent plus ni à la lumière, ni à la distance, comme si le malade était atteint de cécité.

Délire de plus en plus violent. Il menace les infirmiers, aussi est-on obligé de le maintenir dans son lit.

Vers 11 heures, un infirmier vient nous annoncer que le malade vient d'avoir une syncope.

Nous nous rendons aussitôt auprès de lui et nous le trouvons dans un état de collapsus absolu, avec respiration stertoreuse, cœur affolé. Un peu de sueur perle sur son visage et son cou. Les yeux sont entr'ouverts avec pupilles insensibles et dilatées. Les lèvres cyanosées, le nez et les extrémités gelées, teinte livide.

Injections sous-cutanées de caféine, éther et strychnine. Malgré tout, le malade meurt dans le coma à 1 heure du matin. Pendant les dernières minutes, le cœur a continué de battre, la respiration étant déjà arrêtée. Puis les contractions fibrillaires se sont seules fait entendre et ont cessé les dernières.

Au moment de la mort, tous les réservoirs se vident (matières, urines, éjaculation). L'éruption cutanée a pâli.

Le bubon présente, autour de la teinte noirâtre déjà signalée, une zone violacée foncée qui serait sûrement devenue charbonneuse si le malade avait vécu quelques heures de plus. Quelques minutes avant la mort, 0 : 40°,5. Au moment de la mort et dans les minutes qui suivent, pas d'élévation de la température ; un quart d'heure après, 39°,9.

Pendant les quatre jours passés à l'hôpital, le malade s'est fortement émacié.

Autopsie. — Pratiquée le 8 décembre à 9 heures du matin, dix heures après la mort. Le corps en rigidité cadavérique est encore chaud : 35 à 36° environ. Le bubon est énorme, de la grosseur d'une tête de fœtus à terme. Il est constitué par deux masses ganglionnaires accolées, l'une inguinale, l'autre crurale.

La première, bridée par l'arcade, remontait dans la cavité abdominale de trois à quatre travers de doigt. La masse crurale, formée elle-même par la réunion de plusieurs ganglions occupait les deux tiers supérieurs de la cuisse. Ces deux masses reposent sur les plans musculaires sous-jacents, comprimant les vaisseaux, et adhèrent intimement avec la peau, ce qui en rend la dissection très difficile. Leur tissu est dur, serré et d'une coloration rouge brunâtre. Il n'y a pas trace de suppuration.

Le corps est ouvert suivant une ligne allant du cou au pubis. A l'ouverture il s'écoule du thorax et de l'abdomen une sérosité assez abondante.

Les poumons présentent un certain degré de congestion de la base, congestion probablement hypostatique ou cadavérique. A la coupe, ils crépitent, et la base laisse écouler un peu de sang noirâtre. Ils surnagent dans l'eau. Le cœur est normal comme volume et ne présente rien de spécial.

Le foie présente les teintes grisâtres du foie infectieux. Il est augmenté de volume, et la vésicule biliaire est pleine de liquide.

La rate est volumineuse, assez compacte au toucher, et presque hépatisée. Elle présente une coupe nette, sans diffluence, saigne très peu. Elle est d'une couleur très foncée, presque noire. La capsule est adhérente, et l'on déchire l'organe en voulant la séparer.

Les reins sont le siège d'une congestion intense, à la coupe, les calices et les bassinets se détachent nettement sur un fond plus rouge. La capsule ne se laisse pas détacher. Les capsules surrénales sont très volumineuses, dures, congestionnées.

L'intestin est congestionné et présente par plaques une coloration spéciale se rapprochant de la teinte feuille morte. Il renferme peu de matières molles et jaunes. L'estomac renfermait une certaine quantité de liquide noirâtre, ressemblant à du café.

La vessie était vide.

Le mésentère était, dans toute son étendue, bourré de ganglions, de volume variable entre une lentille et une fève. Ces ganglions, situés entre les deux feuillets du mésentère, sont durs et très mobiles. Ils sont le siège d'une congestion intense et présentent une coloration violacée hortensia.

A l'ouverture de la boîte cranienne, on constate l'écoulement d'une abondante quantité de liquide céphalo-rachidien. Hémorrhagie intraméningée et congestion des méninges. Macroscopiquement le cerveau paraît sain. Au niveau des circonvolutions pariétales, granulations méningées et adhérences au crâne au niveau de la suture sagittale et de la scissure de Rolando.

Un peu de pachyméningite généralisée.

Enfin la peau tout entière est recouverte de plaques livides, asphyxiques, et de petites hémorrhagies purpuriformes.

Observation 35 (1) (Personnelle).

Martini Williams, 18 ans. Garçon d'office à bord de la *Ville de la Ciotat.*

Est tombé malade à bord dans la nuit du 29 au 30 septembre, le navire étant encore dans le port de La Ciotat. Ce n'est que le 30 à 8 heures du matin qu'il a été vu pour la première fois par le docteur A... qui, ayant constaté chez lui une forte fièvre et la présence dans l'aine gauche d'un bubon très douloureux, a fait évacuer le poste des Boys, dans lequel a été isolé le malade.

En arrivant à bord le soir, le docteur Frontgous fait mettre le malade à l'infirmerie, et le docteur Gauthier constate bactériologiquement la peste.

30 septembre 1901. — 10 heures du soir, bubon très douloureux. 0 : 40°,3. Les autres symptômes sont peu accentués. Il n'y a ni injection des conjonctives ni violente céphalalgie. La langue est large, et la soif asse vive. Le malade tousse souvent, mais l'expectoration ne présente aucune trace de sang. Pas de râles à l'auscultation. Injection de 40 centimètres cubes de sérum, lait, grogs.

(1) Le début nous en a été communiqué par M. le docteur Frontgous, médecin du bord, que nous remercions de son obligeance

1er octobre. — Le malade a assez bien reposé. θ : 40°,2. Légère amélioration de l'état général. Deux selles diarrhéiques dans la journée. θ : soir, 40°,4.

Injection de 30 centimètres cubes de sérum antipesteux.

2. — A 7 heures M. 40. Évacué sur l'hôpital de Ratoneau A son arrivée on constate au pli inguinal gauche un ganglion aplati. dur, très douloureux, de la grosseur d'une noix. A la région crurale, rien de bien net. Il y a un peu d'empâtement, mais, en raison de la douleur violente ressentie, on ne peut rien définir.

A droite, quelques ganglions durs, mobiles arrondis, indolores. Rien aux aisselles. Deux chapelets de tout petits ganglions cervicaux, mobiles et indolores, et deux petits ganglions sous-maxillaires.

La langue est très blanche, large, étalée, rose sur les bords où se dessine l'empreinte des dents.

Pas de vomissements. Un peu de diarrhée. Les matières sont liquides et noires. Le ventre est souple et pas douloureux. Le foie est normal, et la rate un peu grosse.

A la percussion, submatité aux bases. A l'auscultation, un peu de bronchite, marquée surtout à droite. Un peu de toux, quelques crachats muqueux.

Le malade a la peau sèche et chaude, les extrémités presque froides, céphalalgie, pas de rachialgie. Il est affaissé, déprimé et gémit. Le pouls est fin, mais bon et régulier à 88. R. 24., θ : 39°,8.

Le soir, céphalalgie violente, abattement profond. Le ganglion inguinal gauche est dur et très douloureux. Bronchite généralisée, mais plus intense à droite. Toux, pas d'expectoration. P. 112. R. 32. θ : 40°,2.

3. — Le ganglion inguinal gauche a augmenté de volume. Il est comme une grosse pomme, dur, aplati et douloureux. La région crurale est toujours empâtée et douloureuse. Les autres adénopathies sont stationnaires. La langue, large, étalée, tremblante, est blanche avec tout autour un liseré rouge. Un peu de diarrhée. Vomissements par intervalles.

Oligurie, avec urines rouges, foncées, chargées en urates.

A l'auscultation, il n'y a pas de modification sur les signes stéthoscopiques observés la veille. Un peu de toux et quelques crachats muqueux.

Le pouls est assez fin à 110. R. 28. θ : 39°,9.

Injection de 60 centimètres cubes de sérum de Yersin.

Le soir, le ganglion inguinal gauche ne s'est pas modifié. Mais dans la région crurale, empâtée, douloureuse, on sent un ganglion profond, douloureux, gros comme une petite noisette, peu nettement délimitable et, en quelque sorte, noyé dans une atmosphère celluleuse empâtée. Les autres ganglions sont stationnaires.

La langue est toujours la même, blanche, humide. Toujours un peu de vomissements et de diarrhée. Les urines sont un peu plus abondantes, mais épaisses et troubles. Sans albumine. État pulmonaire stationnaire. P. : 98; R., 30; 0 : 39°,2.

4. — Langue blanche, avec liseré rouge et empreintes dentaires. Vomissements plus rares. Urines assez abondantes mais troubles. Céphalée occipitale et rachialgie. Le ganglion inguinal gauche reste à peu près stationnaire, aplati et douloureux.

A la percussion, matité des deux bases. A l'auscultation, on entend de nombreux râles de bronchite à gauche et à droite. Toux assez fréquente. Apparition de crachats hémoptoïques. P. : 80, R. : 24. 0 : 30°.

Le soir, le bubon est stationnaire, dur et très douloureux. Pas de selles de la journée, pas de vomissements. Urines abondantes, jaunes et claires.

A la percussion, matité des deux bases. A l'auscultation mêmes phénomènes stéthoscopiques, avec en plus l'apparition de frottements pleuraux très nets au tiers inférieur gauche. Plus de crachats. Pouls dicrote très marqué. P., 96, R., 28, 0 : 38°,5.

5. — Le ganglion inguinal gauche est empâté, volumineux, douloureux, non fluctuant. Les autres adénites sont stationnaires et indolores.

Les lèvres sont sèches, brûlées, la langue rôtie, fuligineuse. L'état pulmonaire devient plus sérieux. A la percussion submatité dans toute l'étendue des deux poumons. A l'auscultation, à droite congestion généralisée. On n'entend rien à la base, crépitants à la pointe de l'omoplate et sous l'aisselle. A gauche bronchite généralisée et frottements pleuraux. P. : 120 ; R. : 28 ; 0 : 38°,6.

Soir. Dans les deux tiers du poumon gauche, matité et souffle intense, rude, rappelant le souffle tubaire. A la base un foyer de crépitants. A droite crépitants et sibilants généralisés. Point de côté gauche. Pas de crachats. Le ganglion inguinal gauche, toujours volumineux, semble tendre au ramollissement. Œdème de la paroi et douleur violente. Céphalée et rachialgie. Le malade affaissé gémit. Urines rares et foncées. 0 : 39°,3. P. : 86 ; R. : 22. Sérum antipesteux, 60 centimètres cubes.

6. — Ganglion à peu près stationnaire, dur et douloureux. Les tissus œdématiés environnants permettent mal de le délimiter.

Au-dessus, œdème de la paroi, donnant une sensation de fausse fluctuation. Langue toujours blanche à bords rouges avec empreintes dentaires. Pointillé rouge tranchant sur l'épais enduit blanchâtre.

Le malade n'a pas passé une trop mauvaise nuit, mais se plaint toujours d'un point de côté gauche.

A la percussion, matité presque absolue dans la plus grande partie du poumon gauche. Au sommet, submatité. A droite, sonorité à peu près normale au sommet, et submatité dans la moitié inférieure.

A l'auscultation, bruits multiples dans toute la hauteur du poumon gauche, râles généralisés, et souffle à la partie moyenne. A droite, bronchite partout. Toux grasse et fréquente. On ne peut obtenir de crachats, que le malade s'obstine à avaler.

Très affaissé, abattu, il gémit de temps en temps et ne fait aucun mouvement.

Injection intraveineuse de 20 centimètres cubes de sérum antipesteux. θ : 38°,2 ; P. : 88 ; R. : 32.

Le soir pas de modification dans les phénomènes stéthoscopiques ou ganglionnaires. Quelques crachats, muqueux, blancs, sans caractère. θ : 39°,4. P. : 104 ; R. : 28.

7. — Ganglion un peu plus volumineux, très douloureux.

La nuit a été bonne. A 7 heures M. θ : 37°,8. Pas de selle, un peu d'urine, rouge acajou.

L'état pulmonaire s'est franchement modifié. A droite, la bronchite persiste, mais à gauche les lésions de pneumonie en train de s'établir ont nettement rétrocédé, et le poumon est aujourd'hui presque entièrement perméable.

A 10 heures M. θ : 37. R. 22. P. 80. Un peu de céphalée et de rachialgie.

Le soir, persistance des phénomènes pulmonaires et adénopathiques signalés le matin. Dans la journée un peu de diarrhée. θ : 37°,9. P. 92. R. 28.

8. — Le bubon pointe sous la peau et paraît en voie de ramollissement. Il est toujours très douloureux. Le malade accuse en plus de vives douleurs aux deux flancs. Il est très affaissé et gémit constamment. Céphalalgie violente, avec langue blanche à liseré rouge. Les urines, riches en pigments biliaires, sont très rouges, abondantes, à reflets verdâtres sur les bords.

A l'auscultation, toujours quelques râles à droite et à gauche. Toux grasse, crachats épais, verdâtres, adhérents. θ : 37°,9. P. : 92 ; R. : 28.

Le soir, la peau, au niveau du bubon, est saillante, comme décollée. Superficiellement le ganglion donne comme une vague sensation molle. Dans le fond, il est toujours dur et douloureux. Au pli inguinal droit les ganglions ne paraissent pas s'être modifiés, mais ils sont plus superficiels, plus saillants à fleur de peau.

Il en est de même du ganglion crural droit. On note deux nouveaux ganglions sous-mentaux que le malade dit un peu douloureux.

L'auscultation se rapproche sensiblement de la normale. Les urines sont abondantes, rouges. Le pouls est bon à 96. R. : 28 ; θ : 37°,8.

9. — Le malade a passé une nuit très agitée, au cours de laquelle il s'est beaucoup plaint, accusant surtout une violente céphalée.

Il tousse beaucoup : toux grasse, crachats assez abondants et verdâtres.

Auscultation presque normale avec un peu plus d'obscurité à droite qu'à gauche et un peu de bronchite aux deux sommets.

Courbature et rachialgie assez douloureuses. 0 : 38°,9. R. : 25; P. : 108.

Le soir, il n'y a pas grande modification, ni du côté des poumons, ni du côté des ganglions. 0 : 39°,1. P. : 96; R. : 34.

10. — Éruption de vésicules herpétiformes sur le haut de la cuisse et la région inguinale gauche, assez douloureuses. Vive douleur à la cuisse droite, sans que l'on en puisse découvrir la cause.

Ganglion sans modification. Le malade ne peut s'asseoir qu'au prix de la plus vive douleur. Constipation. Polyurie abondante, rouge, limpide.

Bronchite généralisée. A la toux, râles fins et profonds. Langue toujours blanche au centre, rouge sur les bords. 0 : 30°,2; R., 32; P. : 104.

Le soir, la céphalée a diminué. Les autres phénomènes demeurent les mêmes. 0 : 37°,4; R. : 28; P. : 101.

11. — L'éruption signalée hier a complètement disparu. Le bubon donnant une vague sensation de ramollissement, on pratique une ponction exploratrice qui ramène de la sérosité rousseâtre, mais pas de pus. L'état pulmonaire est toujours le même. Les urines abondantes et rouges, sans albumine. La langue chargée. Sérum de Yersin, 70 centimètres cubes. P. : 96; R. : 28; 0 : 37°,4.

Le soir, l'état pulmonaire reste sans modification. Il y a seulement apparition de nouveaux foyers broncho-pneumoniques aux bases, surtout à gauche. P. : 96; R. : 32; 0 : 38.

12. — Aux poumons, souffle et frottements aux deux bases. Langue un peu détergée. Bubon sans modification sensible. Urines, peu abondantes et très rouges. Pouls 108; R. : 36; 0 : 38°,1.

Le soir, respiration très soufflante, surtout à gauche, avec quelques crépitants, marqués davantage lorsque le malade tousse. Dans l'aisselle gauche, souffle franchement tubaire et les crépitants y sont plus nets, plus forts. La toux est très pénible. Peu de crachats, mais ceux que nous recueillons sont couleur marmelade d'abricot. Pouls : 124; R. : 32; 0 : 38°,2.

13. — Bubon stationnaire. A l'auscultation, à gauche, souffle et gros crépitants, dans toute la moitié supérieure du poumon, aux deux temps de la respiration, se propageant dans l'aisselle. Les bases sont obscures; crachats rouillés, peu de toux. Langue meilleure. Urines assez abondantes et rouges. P. : 92; R. : 28; 0 : 37°,9.

Le soir, persistance du souffle, crépitants moins nombreux. Malade très affaissé. P. : 104; R. : 32; 0 : 38°,8.

14. — Bubon sans modification. La langue se nettoie. Urines abondantes très rouges. A l'auscultation, persistance du souffle. Les crépitants ne s'entendent plus qu'à la toux. Celle-ci est grasse, pénible; crachats verdâtres de bronchite, ne présentant plus de coloration hémoptoïque. Meilleur état général. M., P. : 92; R. : 28; 0 : 37°,8. S., P. : 112; R. : 32; 0 : 38°,5.

15. — Les adénopathies paraissent entrer en période de régression :

elles diminuent de volume et sont moins dures. A l'auscultation le souffle diminue, et il n'y a presque plus de crépitants. Au poumon droit, la respiration n'est pas très nette. La base est très obscure.

La langue se nettoie bien.

Injection de 60 centimètres cubes de sérum antipesteux. M., P. : 104; R. : 26; θ : 37°,8. S., P. : 108; R. : 28; θ : 38°,2.

17. — Diminution sensible du bubon, qui est beaucoup moins dur. On arrive facilement à le délimiter.

L'œdème de la paroi et l'infiltration des tissus environnants disparaissent bien. La douleur est bien atténuée. La respiration devient à peu près normale. Il n'y a plus de crépitants, et l'on ne perçoit plus qu'un peu de frottements à droite et à gauche. Pas de toux, peu de crachats.

Asthénie profonde, liée à une déglobulisation considérable. M., R. : 32; P. : 108 ; θ : 37°,6. S., R. : 32 ; P. : 96 ; θ : 38°.

20. — L'amélioration générale continue son mouvement d'évolution. C'est à peine si l'auscultation laisse encore percevoir quelques phénomènes anormaux.

Le malade a commencé aujourd'hui à s'alimenter un peu. θ : 37°,5 ; P. : 112 ; R. : 36.

Le soir il est un peu plus fatigué. Peut-être sous l'influence de son premier repas, le thermomètre est monté à 39°,4. R : 36 ; P. : 120.

21. — Le bubon continue à diminuer. La respiration est normale. Les urines sont claires ; les selles régulières.

Pourtant le malade est très abattu. P. : 112 ; R. : 28 ; θ : 38°,8.

Le soir, à plusieurs reprises, vomissements, nausées persistantes, conjonctives jaunes et injectées. Le malade se plaint de violentes douleurs aux deux jambes, et nous sommes amenés à constater une double phlébite. θ : 39°,7, P. : 110. R. : 28. Sous l'influence de cette nouvelle complication, l'état général s'aggrave à nouveau.

22. — Les poumons et les adénopathies vont bien, mais les membres inférieurs sont le siège de violentes douleurs provoquées et spontanées. Dans certains points, tels qu'au creux poplité et à la région crurale, on sent un cordon induré, roulant sous le doigt, et très douloureux. Le malade est abattu et déprimé. M., P. : 118; R. : 26; θ : 39,3; S., P. : 120; R. : 36; θ : 39°,1.

23. — A 3 heures du matin, le malade a été brusquement pris d'une violente hémoptysie. L'auscultation ne révèle rien pourtant aux poumons, rien aux fosses nasales. Les pulsations cardiaques sont précipitées et claquantes. Le pouls violent et bondissant avec hypertension. θ : 37°,9 (boissons glacées, limonade sulfurique).

A 10 heures du matin, nous le revoyons à nouveau, sans pouvoir trouver de raison plausible à cette hémoptysie.

Les poumons sont libres, sauf peut-être une légère congestion de la base droite.

Le pouls est fort, bondissant. Les vibrations cardiaques claquantes, avec un souffle très marqué au 1er temps, râpeux et prolongé.

Les phénomènes de phlébite n'ont subi aucune modification : on sent toujours les cordons indurés, et les douleurs persistent.

La peau est chaude et sèche, l'haleine mauvaise. P. 112. R. arythmique à 32. θ : 38°,5.

Le soir, le pouls est toujours bondissant, mais moins fort et plus dépressible. Un peu d'épistaxis. P. 112. R. 36. θ : 38°,9.

24. — Le souffle perçu au 1er temps de la révolution cardiaque persiste, mais il est moins râpeux, plus doux que la veille. Les vibrations cardiaques sont moins claquantes, mais apparition d'un roulement présystolique. Le cœur semble tendre au rythme fœtal.

Le malade a eu quelques vomissements bilieux très pénibles. Nausées fréquentes. Persistance, sans modification, de la phlébite aux membres inférieurs avec cordons indurés et douloureux. P. petit, fin, régulier, 120. R. : 40 ; θ : 38°.

Le soir, l'état est encore plus sérieux, le malade est dans une asthénie voisine du collapsus. Il se plaint beaucoup et est incapable d'effectuer le moindre mouvement. Injection de 500 centimètres cubes de sérum artificiel. P. : 128. R. : 32. θ : 38°,9.

25. — Le souffle cardiaque signalé a des tendances à se propager dans l'aisselle. Le 2e temps est plus claquant.

Amélioration des phénomènes généraux. L'auscultation pulmonaire est tout à fait normale.

Les cordons veineux indurés des membres inférieurs persistent sans modification. Les testicules et les cordons sont très douloureux. On sent une masse mollasse qui coiffe le testicule droit, et du même côté le cordon donne lui-même l'impression d'une masse empâtée. M., R. 36; P. 116; θ : 37°,8 ; S., R. : 36; P. : 132, θ : 38°,7.

26. — Persistance du souffle cardiaque et des accidents phlébitiques.

Douleur testiculaire, surtout à droite. Le testicule est légèrement augmenté de volume. Mais il y a surtout épididymite. En effet on sent l'épididyme dur, très douloureux, bosselé, avec un volume de près du double de son volume normal. Au-dessus de lui, le cordon ne se perçoit pas avec netteté. Il est comme enserré dans une gaine empâtée. Il y a aussi un peu d'œdème du scrotum.

Quoique le malade soit très affaibli, le pouls est meilleur et mieux frappé. Il y a une légère amélioration de l'état général.

27. — Le souffle cardiaque tend à disparaître. Le 1er temps devient un peu plus claquant.

Empâtement du testicule droit, de l'épididyme et du cordon, qui demeurent volumineux, empâtés et douloureux.

Aux membres inférieurs, il n'y a pas de modification. Les veines donnent toujours la même sensation de corde tendue.

Sérum artificiel, 500 centimètres cubes.

29. — Les phénomènes cardiaques sont en voie de régression. Le souffle s'efface peu à peu, mais les deux bruits sont encore éclatants. Les veines sont toujours tendues, mais paraissent un peu moins dures. L'épididyme droit est toujours un peu engorgé et douloureux. M., P. : 100; R. : 20; θ: 37°; S., P. : 100 : R. : 24; θ : 37°,4.

31. — L'amélioration continue à se produire, bien lentement mais régulièrement. Les phénomènes épididymiques persistent, mais la douleur disparaît. De même, les cordons veineux des membres inférieurs sont moins durs et moins rigides.

2 novembre. — Amélioration persistante. On ne réveille plus de douleur en pressant sur l'épididyme. Le cœur revient à un rythme normal, et les cordons veineux s'effacent. Mais la marche est encore très pénible, et le malade traîne la jambe.

État général satisfaisant.

4. — L'amélioration persiste. La convalescence est franchement établie. Le malade peut aller et venir sans trop souffrir, et l'alimentation se fait normalement.

7. — Exeat. Guérison définitive, malgré encore un peu de faiblesse.

QUATRIÈME SÉRIE

Paquebots: Péninsular, Pei-Hô. — 18 novembre 1901-4 janvier 1902.

Observation 36.

(Communiquée par M. le docteur Gillet, médecin en chef de l'hôpital de Ratoneau.)

Kamec Saboock, 33 ans. Pavillon Saint-Charles-Borromée, n° 14. Indigène né à Zanzibar, chauffeur à bord du *Peninsular*.

18 novembre 1901. — Ce malade présente à la région crurale droite un bubon aplati, très douloureux, empâté, du volume de la paume de la main. La peau est œdématiée, et l'on n'a pas une sensation bien nette de fluctuation. A la palpation, le bubon donne la sensation d'une tumeur encapsulée qui se déplacerait en masse, mobile sur les tissus sous-jacents. Au pli inguinal gauche, un chapelet de ganglions, dont le plus gros est du volume d'une fève. A la région crurale gauche, deux ou trois ganglions durs, allongés, indolores et roulant sous le doigt.

On ne trouve, ni du côté des membres, ni du côté de l'appareil génital, aucune lésion qui puisse expliquer cette adénopathie.

Dans le creux axillaire droit on trouve trois ou quatre ganglions indolores, atteignant à peu près le volume d'un pois chiche, et dans le creux axillaire gauche deux ganglions, plus petits, durs, arrondis et mobiles. On constate la présence d'une adénite semblable aux régions cervicales droite et gauche.

A l'examen des organes thoraciques, la percussion dénote un certain degré de matité aux deux bases. A l'auscultation, râles ronflants et sibilants dans les deux tiers supérieurs gauches. Ces râles se propagent dans l'aisselle du même côté. Les deux tiers supérieurs droits sont normaux,

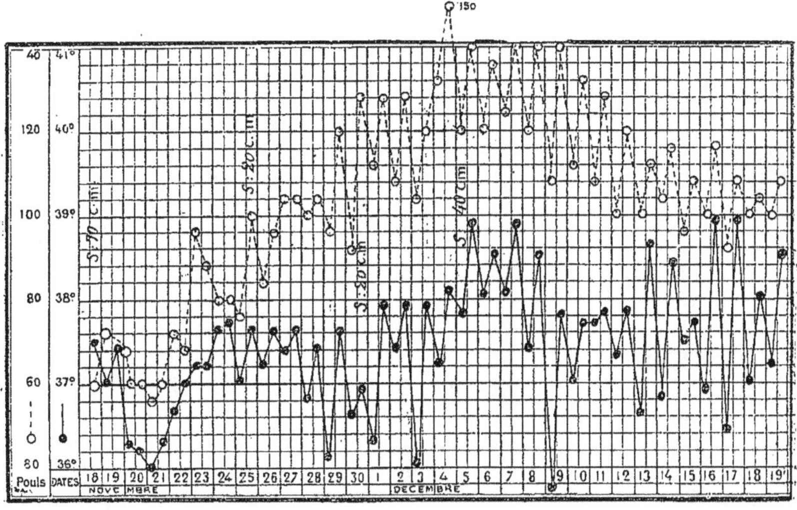

TRACÉ 14.

mais les deux bases sont obscures. Le malade a une toux sèche, mais ne crache pas.

La langue est large, étalée, avec sur le bord les empreintes des arcades dentaires. Elle est très chargée, blanche au centre et rouge sur les bords et à la pointe.

Le foie est normal, mais la rate, augmentée de volume, est nettement perceptible. Elle est d'ailleurs indolore.

Pas de céphalalgie, ni de rachialgie.

Le pouls est un peu dépressible à 60. La température presque normale à 37°,5. L'état général est un peu déprimé, mais assez satisfaisant.

Le malade répand l'odeur spéciale qui a déjà été signalée au cours de plusieurs observations.

Injection sous-cutanée de 70 centimètres cubes de sérum antipesteux.

19.— Le malade n'a pas dormi de la nuit, tout en restant assez calme. Le bubon, sans modifications extérieures, paraît plus ramolli. Il est très douloureux. Les autres adénopathies demeurent stationnaires.

La langue est très rouge sur les bords et à la pointe. Du côté pulmonaire, à la percussion mêmes signes que hier. A l'auscultation, on perçoit en plus quelques râles fins, et la respiration paraît devenir soufflante dans tout le poumon gauche. A droite, état pulmonaire normal. Toux assez abondante, avec quelques crachats de bronchite. Le malade est très constipé. Ses urines, rouges et chargées, sont peu abondantes. Un peu de subictère des conjonctives. Le pouls est dépressible, très mou à 72°. θ. 37°.

Le soir le malade est inondé de sueur. La langue est plutôt sèche. Le bubon ne présente pas de modification appréciable. Les phénomènes d'auscultation sont stationnaires, avec un peu plus de congestion aux bases. La constipation persiste. Les urines, toujours peu abondantes, sont très colorées. Pas d'albumine. Le malade, qui paraît avoir été très robuste, se déprime beaucoup. Il refuse énergiquement d'accepter quoi que ce soit d'alcoolisé. Comme traitement : lait et potion avec acétate d'ammoniaque, teinture de digitale et de noix vomique.

20. — Le bubon est nettement ramolli, et l'on sent de la fluctuation profonde. Les autres ganglions ne se sont pas modifiés.

La langue est moins sèche, toujours blanche avec un liseré rouge sur les bords et la pointe. Le malade est toujours constipé, et ses urines toujours très rares.

La teinte subictérique des conjonctives est plus marquée. Du côté des poumons, la percussion présente toujours les mêmes caractères. A l'auscultation, on trouve à gauche une respiration soufflante avec quelques râles fins, localisés, surtout au sommet ; à droite les deux tiers supérieurs paraissent se prendre un peu, et à la base la respiration est obscure et voilée. Un peu de toux et quelques crachats.

Le pouls est toujours très mou à 60. θ à 7 heures M., 36°,4, à 11 heures 36°,3. Incision du bubon. Le pus est très profond, abondant, bien lié, sans odeur et d'une coloration jaune verdâtre.

Drainage et pansement humide après grand lavage au sublimé à 1 p. 1000.

Le soir, sueurs profuses. Le malade en est littéralement inondé. La langue est un peu sèche. Le malade, toujours constipé, accuse une soif intense. Les urines, très rares et très rouges, sont épaisses et troubles mais sans albumine. Pouls petit et dépressible à 60. θ : 36°, 2.

21. — Le bubon, qui suppure énormément, s'est vidé et est très aplati. La langue est très rouge. La constipation opiniâtre persiste malgré des lavements glycérinés qui sont rendus sans produire d'effet. Les urines sont plus abondantes, mais très rouges encore.

Phénomènes de percussion et d'auscultation stationnaire. Encore un peu de toux et quelques crachats.

La faiblesse cardiaque persiste. Le pouls, dicrote, est toujours très mou à 56. θ : 36°.

Le soir la langue est rouge et humide. Un lavement purgatif (glycérine et sulfate de soude) a enfin amené une selle abondante. Les urines sont plus claires, mais moins abondantes que ce matin.

L'état pulmonaire ne présente pas de modifications, mais le pouls est inquiétant par sa mollesse et son dicrotisme 60. θ : 36°,3.

22. — Le bubon suppure assez abondamment. Drainage de la plaie et pansement humide.

La langue est toujours blanche au centre, et rouge sur les bords. Constipation persistante. Les urines, en plus grande quantité, sont aussi plus claires.

Pas d'albumine, mais de nombreux pigments biliaires (réaction de Gmelin, et réaction nette d'hématolyse).

La respiration est soufflante à gauche avec des râles humides, quelques râles à droite. Les bases s'éclaircissent. Un peu de toux, peu de crachats.

Le pouls est toujours très mou mais moins lent à 72. θ : 36°,7.

Le soir, à la suite d'un lavement de sulfate de soude, glycérine et acide borique, expulsion de cybales et matières dures. Urines abondantes et plus claires à reflets verdâtres.

La respiration tend à redevenir normales.

Le pouls meilleur, plus plein à 68. θ : 37°.

L'état général est plus satisfaisant.

23. — Le bubon suppure assez abondamment. La langue est sans modifications. La constipation persiste. Les urines, toujours abondantes et claires.

L'état pulmonaire s'améliore. Le poumon gauche est presque normal. A droite on perçoit encore quelques râles. Le pouls est bon à 96. θ : 37°,2.

Le soir, lavement purgatif avec plein effet. La respiration est normale, sauf un peu d'obscurité à la base droite. Le pouls est bon, plein, bien frappé à 88. θ : 37°,2.

L'état général est meilleur, le malade plus vigoureux.

24. — La suppuration continue très abondante, la langue ne se nettoie pas. La constipation persiste. Les urines sont assez abondantes, assez claires, à reflets verdâtres.

L'état pulmonaire se maintient meilleur. Il reste pourtant un peu de souffle, avec quelques râles ; au poumon droit, de la matité et une obscurité presque complète à la base droite. Le pouls est bon à 80. θ : 37°,6.

Le soir, à la suite d'un lavement purgatif, expulsion de matières dures, mélangées à une purée molle.

Les urines abondantes et claires. P. : 80 ; θ : 37°, 7.

25. — Un peu moins de suppuration, mais plaie très profonde. Langue sale. Urines normales. Respiration toujours un peu soufflante à droite avec un peu d'obscurité à la base. Apparition d'un pouls dicrote très marqué, tandis qu'on trouve au cœur des phénomènes d'endocardite, avec un souffle râpeux au premier temps. θ : 37°; P. : 76.

Le soir, lavement de sulfate de soude. P. : 100. θ : 37°,6.

Injection de 20 centimètres cubes de sérum antipesteux, intraveineuse.

26. — Langue très sale, haleine très fétide. Ptyalisme exagéré. L'auscultation tend à devenir normale, et le bubon suppure moins. P. : 84. θ : 37°,4.

En quelques heures le malade a entièrement inondé une serviette de salive. Ce ptyalisme paraît lié à une ulcération de la face interne de la joue et à un abcès gingival.

Soir, pouls, 96. θ : 37°,6. Le malade ne va à la selle que par lavement. Urines normales.

27. — La suppuration diminue, mais la salivation augmente. Le malade n'ouvre la bouche qu'avec difficulté. La gencive est œdématiée, rouge, enflammée. Pas de fluctuation. Apparition de ganglions douloureux à l'angle du maxillaire, du côté de l'abcès. La langue est très sale. L'anorexie est complète. Le malade refuse même le lait qu'on ne lui fait que difficilement accepter. Pour la première fois depuis longtemps, il a eu une selle normale. Les urines, abondantes, sont plus chargées en urates. La respiration est à peu près normale. A l'auscultation cardiaque, persistance du souffle signalé avant-hier. P. : 104. θ : 37°,4.

Le soir, la joue et la gencive sont fortement tuméfiées. La salivation persiste aussi abondante. Depuis ce matin anurie complète. P. : 104. θ : 37°,6.

28. — Le bubon suppure peu. Persistance de l'anormale salivation ; l'haleine est très mauvaise ; la langue est recouverte d'un enduit blanc sale, très épais. Très légère sensation de fluctuation au niveau de l'abcès gingival. Urines très rares et très chargées en urates.

La respiration est à peu près normale. Le souffle cardiaque persiste, et le pouls à 100 est toujours dicrote. θ : 36°,8.

Le soir, ouverture de l'abcès qui donne issue à une cueillerée à café de pus à odeur très fétide, qui est accompagné d'un peu de sang. Élimination de lambeaux mortifiés. A la face interne de la joue apparition de plaques de sphacèle qui se propagent à la joue du côté opposé, et dont quelques-unes atteignent les dimensions d'une pièce de cinquante centimes. Elles sont d'une coloration rouge vineuse, presque noire. Le malade ouvre la bouche avec la plus grande difficulté, et sa langue, qu'il ne sort que difficilement, a l'épaisseur d'un doigt et demi. La face inférieure en est recouverte de plaques de sphacèle blanc jaunâtre.

Douleurs violentes qui rendent très pénible toute tentative d'alimentation. La salivation est toujours aussi abondante, mêlée à du pus et du sang. Gargarismes et lavages fréquents de la bouche, avec de l'eau bouillie acidulée, ou de l'eau phéniquée dédoublée. Pouls : 104; 0 : 37°,4.

29. — Le bubon admet encore une longueur de mèche de 10 centimètres, mais la suppuration est bien diminuée.

Les phénomènes de stomatite ulcéro-membraneuse, signalée ces jours-ci, se dessinent de plus en plus. La salivation est toujours très abondante, l'haleine très fétide. A la suite des lavages de la bouche avec la douche d'Esmarch, élimination de pus, de sang et de lambeaux mortifiés. Persistance des plaques de sphacèle à la face interne des joues et à la partie inférieure de la langue, que le malade ne meut qu'avec difficulté. On la dirait faite d'un seul bloc rigide. Il y a une vive difficulté à la phonation et à la déglutition. Une odeur insupportable règne dans toute la chambre Les urines continuent à être émises en petite quantité, fortement chargées en urate.

Pas de modification à l'auscultation pulmonaire ou cardiaque. Le pouls à 96 présente quelques intermittences. 0 : 36°,1.

Le soir, peu de modifications sur les phénomènes du matin. A l'angle du maxillaire, 2 ou 3 ganglions du volume d'une noisette. Apparition de nouvelles plaques à la voûte palatine et à la lèvre inférieure. Les gencives sont rouges, tuméfiées et saignantes. Urines rares, une selle normale. Le pouls est fin et précipité à 120 : 0 : 37°,6.

30. — La salivation, toujours très abondante, s'accompagne de l'écoulement par les narines d'une abondante sérosité, mélangée à du muco-pus. Les désordres buccaux doivent se propager à l'arrière-bouche et à l'arrière-cavité des fosses nasales. L'haleine est très mauvaise. Il s'élimine, après chaque lavage, quantité de matières putrides. Les précédentes plaques de sphacèle persistent, mais tout d'abord d'un rouge sombre elles s'escharifient et laissent à leur place une cavité anfractueuse, d'un gris sale, avec des points rouges sur un fond sanieux. Douleurs vives et difficulté pour ouvrir la bouche, parler et boire.

Les signes d'auscultation sont stationnaires. P., 92 ; 0 : 36°,6.

Le soir, persistance des phénomènes précédents. On note cependant un peu d'amélioration du côté de la face inférieure de la langue qui tend à se déterger. Apparition de nouvelles plaques d'un rouge foncé sur le voile du palais qui est œdématié. Il doit certainement en exister dans l'arrière-cavité des fosses nasales, ce qui explique l'écoulement persistant de sérosité muco-purulente par les narines.

A l'examen bactériologique nous avons pu retrouver le bacille de Yersin associé à divers cocci dans les produits d'élimination.

Injection intraveineuse de 20 centimètres cubes de sérum antipesteux.

Pouls petit, dépressible, intermittent à 128. 0 : 36°,9.

1er décembre. — Le bubon tend à se cicatriser, et la suppuration est presque tarie, mais les accidents buccaux persistent.

A la face inférieure de la langue, à la place des plaques de sphacèle, se voit une cavité à fond rouge, saignant, encore parsemée par place de quelques lambeaux grisâtres. A la voûte palatine, plusieurs plaques se sont réunies pour n'en former qu'une seule qui occupe près de la moitié de l'ogive. Une plaque brunâtre au voile du palais qui est rouge, œdématié ainsi que les piliers et les amygdales, qui sont elles-mêmes grosses et enflammées.

A la face interne des joues et aux lèvres, persistance de plaques grisâtres. Difficulté persistante de parler et d'avaler. L'haleine est mauvaise. A chaque lavage, élimination de liquide louche et de lambeaux mortifiés. Écoulement nasal persistant.

Urines assez abondantes, mais troubles et très épaisses.

Les phénomènes respiratoires sont normaux.

Le pouls est petit, faible, à 112. θ : 36°,3.

Injections excitantes de caféine et de strychnine.

Le soir, pas de nouvelles plaques. État stationnaire. La douleur à la déglutition est toujours aussi vive, et l'on a de la peine à faire alimenter le malade.

Le pouls est meilleur, mieux frappé à 128. θ : 37°,9.

2. — La salivation est abondante au point que le malade a mouillé huit draps, et que son traversin et ses matelats sont traversés. Amélioration sensible de la base de la langue qui se cicatrise. Gencives d'un rouge vif et saignantes. La voûte palatine ne forme plus qu'une vaste eschare, grise et sanieuse, avec à peine quelques îlots à peu près sains. Une large plaque brune au voile du palais, toujours fortement œdématié et d'une couleur lie de vin. Amygdales grosses et enflammées, avec quelques points grisâtres. Lèvres et joues semées d'eschares très douloureuses. Écoulement nasal, élimination spontanée, sur les draps et par les lavages de nombreux débris effilochés, gris et rougeâtres. Respiration et déglutition toujours gênées. Pouls 108. θ : 37°,4.

Le soir, même état buccal. Impossibilité absolue d'alimenter le malade qui refuse énergiquement tout ce qu'on lui présente. Ce défaut d'alimentation a produit chez lui une faiblesse intense, avec abattement et adynamie. Peu d'urines avec abondant dépôt coloré. Pouls un peu relevé à 128. θ : 37°,9.

3. — La suppuration du bubon est entièrement tarie. Salivation persistante. La partie inférieure de la langue, rouge, saignante, ne laisse plus voir que quelques traînées grises. Extrême rougeur des gencives. Aux lèvres et aux joues, plusieurs plaques dont quelques-unes escharifiées. Voûte palatine grisâtre dont il se détache des lambeaux mortifiés. Une eschare au voile du palais qui est rouge et épaissi. La bouche est remplie de mucosités filantes qui ne se détachent que par des lavages répétés. Douleur vive qui empêche le malade d'ouvrir la bouche. L'alimentation est toujours difficile et défectueuse en raison des douleurs et de la déglutition pénible. Le malade persiste à refuser la nourriture, et l'on n'arrive

à la lui faire accepter qu'avec la plus grande peine. Enfin, le voile du palais fonctionnant mal, il est parfois pris de quintes de toux, et une partie du liquide absorbé est rejetée par la bouche ou reflue par le nez.

Le pouls, dans les environs de 104, est petit, filiforme, presque imperceptible, avec de nombreux faux pas (injections de caféine et de strychnine.

Urines rares, très rouges, sans albumine.

Le soir, les symptômes ne se sont pas modifiés. La salivation persiste, et de nombreux débris ont été éliminés. Alimentation toujours pénible. Le pouls à 120 s'est un peu relevé. 0 : 37°,9.

4. — La salivation tend à diminuer. L'état buccal reste stationnaire sans modifications nouvelles bien sensibles. La bouche est remplie de mucosités filantes et visqueuses qu'entraînent les lavages avec des filaments grisâtres et sanieux. L'haleine est toujours très mauvaise, l'alimentation difficile. Pouls très faible à 132. 0 : 37°,2.

Le soir, état gingivo-buccal stationnaire, mais salivation moindre. Le malade se plaignant à nouveau de constipation, un lavement amène une selle normale. 0 : 38°,1. Le pouls à 152 se relève un peu, mais le malade, adynamique, très affaissé, est en proie à une profonde faiblesse.

5. — L'état gingivo-buccal tend à s'améliorer. La salivation est moins abondante. Pas de nouvelles plaques, mais la bouche continue à être encombrée par les débris visqueux provenant des anciennes lésions, et qui ne disparaissent à peu près que par d'abondants lavages. A plusieurs reprises le malade a eu des vomissements, mais il accepte plus volontiers l'alimentation, qui, en raison de l'état de la bouche, demeure très pénible.

Le pouls, très faible, n'est un peu relevé que par les injections de strychnine et de caféine. Il oscille entre 128 et 132, et la 0 est à 37°,8.

Injection sous-cutanée de 40 centimètres cubes de sérum antipesteux.

Le soir, état stationnaire. Constipation opiniâtre. Oligurie prononcée, avec urines très riches en urates. Pouls très petit à 140. 0 : 38°,9.

6. — Le bubon qui s'était tari recommence à suppurer légèrement.

Les lésions buccales s'améliorent. La salivation a nettement diminué La face inférieure de la langue est presque entièrement cicatrisée. La voûte palatine, les joues et les lèvres se détergent ; il y a beaucoup moins de jetage. Mais le voile du palais et les amygdales sont toujours dans le même état. L'haleine est très mauvaise, et, malgré l'aération, une odeur fétide persiste dans la pièce.

Le malade accepte volontiers de s'alimenter, bien qu'à plusieurs reprises il ait encore eu des vomissements. Oligurie persistante. Pouls très faible à 120, maintenu par des injections de caféine et de strychnine, et 0 à 88.

Le soir pas de modification appréciable, mais, depuis aujourd'hui, on constate à la fin de la miction quelques gouttes de sang, brusquement expulsées en jet.

Le pouls à 136 est un peu moins faible que ce matin, θ : 38°,5. Adynamie profonde et inquiétante.

7. — La salivation a bien diminué. Les lésions buccales s'améliorent. La voûte palatine, de grisâtre qu'elle était, redevient rosée par plaques. Il s'en détache à chaque lavage, ainsi que des lèvres et des joues, des fragments de tissus mortifiés. Les gencives sont moins rouges. Le malade ouvre mieux la bouche, que l'on peut maintenant explorer par le toucher sans réveiller de trop vives douleurs. Mais la langue est recouverte d'un enduit pultacé, jaunâtre, très épais. La fétidité de l'haleine persiste. Le malade s'alimenterait volontiers, mais des vomissements fréquents se produisent dès que les liquides arrivent dans l'estomac. Aussi la faiblesse est-elle extrême.

D'autre part une nouvelle complication vient de se produire. Le malade est atteint de cystite hémorrhagique : il présente des envies fréquentes d'uriner, semble ne pouvoir les contenir et n'élimine que quelques gouttes d'urine très rouge, suivies, après chaque miction, d'une petite hémorrhagie. Pouls très faible à 144. θ : 38°.

Le soir peu de salivation. Lésions buccales stationnaires. Le malade continue à vomir de temps en temps.

Oligurie avec pollakiurie et hématuries persistantes. Pouls à peine perceptible à 140. θ : 38°,9.

8. — La salivation a presque entièrement cessé, et les diverses plaques ulcérées de la bouche sont en bonne voie de cicatrisation. Malheureusement le malade continue à vomir fréquemment, qu'il boive chaud ou froid, dès que les liquides arrivent dans l'estomac. Les lavements nutritifs sont rejetés. Ce matin le malade, croyant éprouver le besoin d'uriner, n'a émis que du sang pur, dont on peut évaluer la quantité à un peu plus d'une cuillerée à soupe. Le pouls, toujours très petit, est à 120. θ : 37°,4, injections de caféine, spartéine, strychnine.

Le soir il n'y a presque plus de ptyalisme, les vomissements continuent. Hématuries persistantes. Le pouls à 140 paraît se relever un peu, θ : 38°,5. Le bubon ne suppure plus, et sa cavité se comble peu à peu.

9. — La salivation est insignifiante. Les lésions buccales sont en régression très marquée. Les joues et la face inférieure de la langue sont cicatrisées. La voûte est en bonne voie, et l'œdème du voile du palais a disparu. On aperçoit en son centre une érosion bourgeonnante. Les amygdales ont diminué de volume, et les anciennes plaques de sphacèle ont fait place à une ulcération saignante et de bon aspect. Les ganglions sous et rétro-maxillaires sont eux-mêmes moins saillants, mais les vomissements persistent, à peine atténués par l'emploi d'une solution de cocaïne. C'est à peine si les boissons glacées sont supportées, prises en très petite quantité. Les mictions sont toujours suivies d'un peu d'hématurie. Le pouls est faible mais moins précipité à 108. La température est

brusquement descendue à 35°,7. On continue les injections de caféine et de strychnine.

Le soir, persistance des vomissements. Haleine très mauvaise. Constipation opiniâtre. Oligurie très marquée, avec urines rouges, troubles, épaisses. Le malade ne peut retenir son urine, et il l'élimine dans son lit ou à terre. Il souffre beaucoup en urinant, et chaque miction est toujours accompagnée d'une légère émission sanguine.

Le pouls est irrégulier, arythmique, à 140. θ : 37°,8.

10. — Le ptyalisme a complètement cessé. La cicatrisation est totale aux joues, aux lèvres et à la langue, qui est encore un peu blanche, mais que le malade commence à sortir, ce qu'il n'avait pu faire depuis longtemps. Les dernières plaques de la voûte palatine se comblent. Le voile du palais et les amygdales ont fait depuis hier des progrès considérables.

Les vomissements sont moins fréquents, et les boissons froides sont bien supportées. Les urines sont plus abondantes, et l'hématurie diminue. Le pouls est toujours faible, mais cependant plus plein que les jours précédents à 112. θ : 37°.

Le soir, beaucoup moins de vomissements, deux selles presque liquides; noirâtres, fétides. Peu d'urines, rouges, déposant beaucoup. Hématuries moins abondantes et moins fréquentes. Encore des douleurs à la miction. Pouls meilleur à 136. θ : 37°,7.

11. — La salivation est tarie, la cavité buccale absolument normale; cependant les lavages ramènent encore quelques mucosités grisâtres qui ne peuvent provenir que du pharynx. Les vomissements diminuent.

Oligurie persistante avec encore un peu d'hématurie. Pouls encore faible quoique meilleur à 108. θ : 37°,7.

Le soir le malade n'a plus vomi depuis ce matin, urines très rares, peu hématuriques.

Pouls bien meilleur, à 128 : 37°,8.

12. — La langue est bonne, la langue entièrement détergée. Plus de salivation ni de vomissements, constipation. Urines peu abondantes mais plus claires. Peu d'hématurie et, beaucoup moins de ténesme vésical. Le pouls à 100 est bon. θ : 37°,3.

Le soir, les symptômes du matin persistent; les urines sont presque claires. θ : 37°,8; P. : 120.

13. — Langue normal. Urines assez abondantes, claires. Hématurie insignifiante. Presque plus de ténesme.

L'incision du bubon ne suppure plus, mais la plaie n'est pas encore fermée, et il y a encore une cavité qui admet une certaine longueur de mèche. θ : 36°,6 ; S., 38°,6.

14. — Le malade va aussi bien que possible. Pas d'hématurie de toute la journée, mais les urines renferment des pigments biliaires abondants et un peu d'albumine.

17. — Amélioration très nette. Les lésions buccales et vésicales sont guéries, le bubon est en train de se bien cicatriser.

Le malade a commencé aujourd'hui à se lever un peu.

19. — Le malade se lève et marche un peu. Il va en somme aussi bien que possible.

20. — Pas de suppuration du bubon dont la cavité se comble peu à peu. Pas de selle. Urines normales abondantes. Encore un peu de faiblesse, mais état général bon.

Exeat.

Observation 37.

(Communiquée par le docteur Gillet, médecin en chef de l'hôpital de Ratoneau.)

Meisub Mohamed, Pavillon Saint-Charles-Borromée, n° 15, 25 ans, né à Bombay, matelot à bord du *Peninsular*.

Serait malade depuis deux jours au moment de son arrivée au lazaret du Frioul.

18 novembre 1901. — A l'extrémité interne du pli inguinal gauche, un bubon du volume d'une très grosse amande, dur, très douloureux, adhérent aux plans sous-jacents. Rien de crural. Au pli inguinal droit, un chapelet de ganglions dont l'un atteint le volume d'un œuf de pigeon, également dur et douloureux. Rien à la région crurale. On ne trouve rien aux aisselles, rien de sous-maxillaire ni de cervical. Les organes génitaux et les membres inférieurs sont sains.

A l'examen pulmonaire, la percussion dénote un peu de matité à la base droite. A l'auscultation, respiration normale partout, sauf à la base droite où il y a un peu d'obscurité. Pas de toux.

Langue large, étalée, saburrale au centre et sèche, rouge sur les bords et à la pointe, avec l'empreinte très nette des dents. Entre ces deux zones et tranchant sur le fond blanchâtre, un piqueté de petits points rouges.

Ni céphalalgie, ni rachialgie.

Un peu de conjonctivite double avec yeux larmoyants. M., θ : 38°,5.

Soir, pouls bon, bien frappé à 110. θ : 39°,4.

État général satisfaisant.

19. — Insomnie, bubon sans modification et très douloureux. Les autres ganglions stationnaires. Langue humide, très blanche au centre, très rouge sur les bords et à la pointe, avec un piqueté rouge intermédiaire très accusé. Constipation. Urines peu abondantes et rouges. La conjonctivite est plus accusée et les yeux plus larmoyants que hier.

Le foie dépasse légèrement les fausses-côtes, la rate est perceptible.

Percussion et auscultation normale, excepté à la base *droite*, où il y a de la submatité et de l'osbcurité respiratoire. P. : 88; θ : 38°,6.

Injection de 60 centimètres cubes de sérum de Yersin.

Le soir, la langue est un peu sèche, constipation. Urines rouges et rares. P. bon à 100. θ : 39°,1.

20. — Bubon toujours dur et très douloureux. Son volume a augmenté. Il est de la grosseur d'un œuf de poule. Les autres ganglions sont stationnaires. Apparition à l'aisselle droite d'un ganglion dur et indolore de la grosseur d'une noisette.

Langue humide, recouverte d'un enduit saburral très épais, à bords très rouges. Une selle normale. Urines peu abondantes et rouges. Persistance de la conjonctivite.

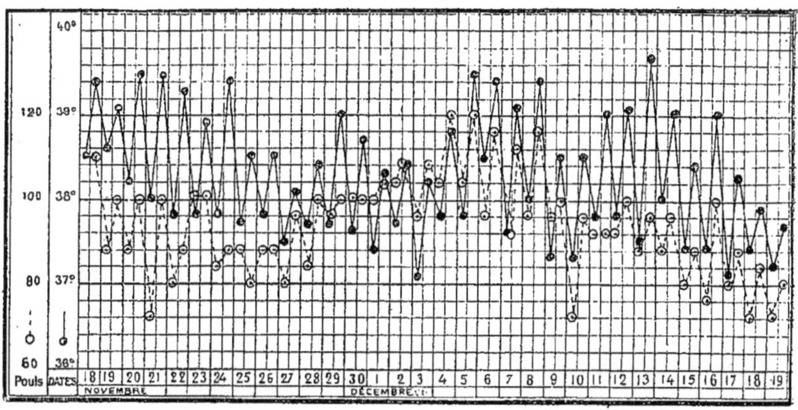

TRACÉ 15.

A l'auscultation, un peu de bronchite à la base droite, avec, au poumon gauche, quelques râles disséminés. Ni toux, ni crachats. P. : 88; θ : (M. 7 heures, 37°,7); 11 heures, 38°,2.

Soir, pas de modifications ganglionnaires. L'état pulmonaire est toujours sensiblement le même.

La langue est sèche, soif assez vive. Urines abondantes, à teinte verte. Elles ne renferment pas d'albumine, mais des pigments biliaires en grande abondance. P. : 100; θ : 39°,5.

21. — Le bubon inguinal gauche s'est ramolli. La peau est œdématiée. On perçoit une fluctuation profonde. Depuis la veille, le ganglion inguinal droit a augmenté de volume. Il est de la grosseur d'une noix et un peu fluctuant. Une ponction exploratrice de ces deux bubons a ramené pour chacun un peu de pus très épais. Les autres adénopathies demeurent stationnaires.

La langue est blanche et assez humide. Nombreux pigments biliaires dans les urines, qui sont peu abondantes et verdâtres.

La conjonctivite, moins intense, est en voie d'amélioration. A l'auscultation, la base droite revient à la normale, mais il y a toujours des signes de bronchite à gauche. P. : 72 ; θ : 38.

Le soir. Les deux bubons sont franchement fluctuants. Leur ouverture a donné lieu à l'écoulement d'un pus très profond, très épais, abondant, et d'une coloration blanc-verdâtre.

La langue est blanche, un peu sèche, soif intense. Une selle liquide, avec quelques gargouillements, sans coliques.

Urines un peu plus abondantes et vertes.

A l'auscultation, bronchite généralisée. Un peu de toux. Pas de crachats. P. 100. θ : 39°,5.

22. — Les deux bubons inguinaux suppurent très abondamment, mais le pus est moins épais. Diarrhée assez abondante, de coloration verdâtre.

Les phénomènes stéthoscopiques ne présentent pas de modifications. θ : M. 37°,8. Soir, 39°,3.

23. — La suppuration est toujours très abondante des deux bubons.

Urine en petites quantités, très rouges. Une seule selle, verte ; amélioration légère de l'état pulmonaire. θ : M., 37°,8 ; S., 38°,9.

24. — Les deux bubons continuent à suppurer très abondamment. Leur cavité, large et profonde, admet une bonne longueur de mèche de gaze.

Un peu de diarrhée, avec matières jaunes.

Nombreux gargouillements sans colique.

A l'auscultation, persistance de la bronchite au poumon gauche. Injection intraveineuse de 20 centimètres cubes de sérum de Yersin.

Le soir, selles diarrhéiques, avec matières absolument vertes, ressemblant à de la purée d'épinards. θ : M. 37°,8 ; S. 39°,4.

25. — Suppuration assez abondante des deux bubons. Expression par pression de fragments ramollis et sphacélés.

Langue blanc sale, selles moins vertes que les précédentes.

Urines en petite quantité, uratiques, rouges, à dépôt abondant.

Phénomènes d'auscultation stationnaires. P. 88 ; θ : 37°,7.

Soir. Deux selles de couleur verte très prononcée. Très peu d'urines à reflets verdâtres. P. : 80 ; θ : 38°,5.

26. — Les deux bubons continuent à suppurer. La langue est sale, les urines rares et très rouges. Les matières renferment encore quelques grumeaux verdâtres.

L'auscultation dénote toujours un peu de bronchite, mais un peu moins marquée. θ : M., 37°,8 ; S., 38°,5.

Les phénomènes indiqués continuent à évoluer : la suppuration se maintient, les lésions pulmonaires rétrocèdent assez bien, mais les phénomènes diarrhéiques persistent longtemps sans modification.

1er décembre. — Langue blanche à pointe rouge. Selles moins liquides et moins vertes, urines rares et troubles. Respiration normale.

Les bubons suppurent très peu, mais leur cavité demeure toujours très profonde.

5. — Langue meilleure, diminution des phénomènes diarrhéiques, oligurie marquée, sans albumine.

La suppuration des bubons est tarie. Les autres adénopathies ont disparu.

Injection de 40 centimètres cubes de sérum de Yersin. θ : M., 37°,8 ; S., 39°,5.

9. — Persistance d'une faiblesse et d'une asthénie générale très marquée. Plus de suppuration, et plaies en bonne voie de cicatrisation. Mais il reste toujours un peu de diarrhée qui fatigue beaucoup le malade.

12. — Langue assez bonne. Urines abondantes, à reflets irisés, avec pigments biliaires. Dans la journée, au milieu d'une selle pâteuse, le malade expulse un lombric de 12 centimètres environ. État général plus satisfaisant. θ : M., 37°,8 ; S., 39°,1.

15. — Amélioration notable, malgré la persistance de la diarrhée. L'un des deux bubons est cicatrisé presque complètement, mais l'autre a présenté encore un peu de suppuration.

19. — Les deux bubons ne suppurent plus ni l'un ni l'autre. Le malade se lève un peu et se promène, mais est encore très faible. L'état général est très bon.

20. — Exeat.

Observation 38.

(Communiquée par M. le docteur Gillet, médecin en chef de l'hôpital de Ratoneau.)

Métayer, Eugène, Pavillon Saint-Charles-Borromée, n° 13, âgé de 36 ans, né à Béruges (Vienne) le 14 mars 1865, soldat d'infanterie de marine, passager rapatrié à bord du *Pei-Hô*. comme atteint d'aliénation mentale.

M... était rapatrié de la Canée avec diagnostic *Manie aiguë*.

C'est un vieux paludéen depuis une campagne qu'il a faite, il y a quelques années, au Tonkin et une autre à la Guyane.

Il a été pris à bord du *Pei-Hô* 3 ou 4 jours avant l'arrivée à Marseille, de température élevée en même temps qu'apparaissait une adénite à l'aine droite.

Le médecin du bord ne paraît pas avoir au moins au début prêté grande attention à cette adénite, pas plus que d'ailleurs M... lui-même, qui, ainsi qu'il l'a répété plusieurs fois, l'attribuait au frottement de son couteau contre sa cuisse à travers la poche de son pantalon.

4 décembre 1901. — Entre à l'hôpital de Ratoneau à 4 h. 30 du soir. Ce malade ne présente rien de particulier à la région sous-maxillaire, mais un peu d'empâtement derrière chacune des branches montantes du maxillaire inférieur.

Rien aux deux régions axillaires.

Au pli inguinal gauche, deux ou trois ganglions tout petits. Dans la

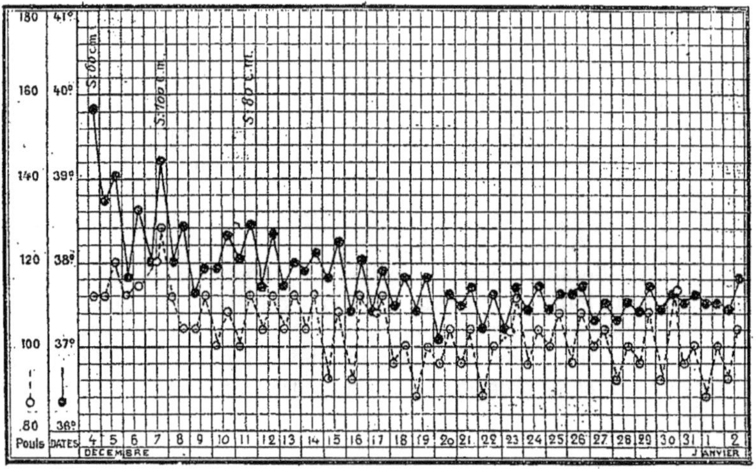

Tracé 16.

région crurale un tout petit ganglion. Ces divers ganglions atteignent tout au plus la grosseur d'un pois, sont durs, indolores et roulent sous le doigt.

A droite, dans le pli inguinal, une chapelet de cinq ou six petits ganglions à peu près du même volume que les précédents, arrondis, mobiles et douloureux.

Dans la région crurale du même côté, on trouve un bubon aplati, en galet, dur, peu mobile, très douloureux, ayant à peu près le volume et la forme d'une grosse amande. Toute la région est rouge et chaude, et cette coloration s'étend depuis le milieu de la cuisse jusqu'à l'abdomen à 2 ou 3 travers de doigt au-dessus du pli inguinal. On ne relève aucune lésion ni aux membres ni aux organes génitaux.

A l'examen des organes thoraciques, le cœur et les poumons paraissent normaux, sauf un léger degré d'obscurité respiratoire à la base gauche.

La langue est sèche, d'un rouge vif, dépouillée et humide.

Le malade accuse une soif ardente.

Les urines sont rares, très rouges et très troubles, avec un abondant dépôt brique par le repos. Pas d'albumine, leur émission est pénible. Pas de céphalalgie ni de rachialgie. Le foie déborde un peu les fausses côtes, et la rate est augmentée de volume. Pouls bon à 112. Respiration à 32. θ : 39°,8.

C'est un malade craintif qu'il faut flatter et encourager. Il semble comme hébété, fléchit sur ses jambes, se fait répéter plusieurs fois les questions qu'on lui pose ; il n'y répond qu'avec lenteur et paraît réfléchir. On dirait qu'il cherche à comprendre, ou bien qu'il hésite à choisir ses mots.

Il a un peu de dysarthrie, avec tremblottement de la parole. Les réflexes sont exagérés avec tremblement des membres et de la langue. Les pupilles sont un peu dilatées et légèrement inégales, la droite plus dilatée que la gauche. Elles réagissent bien à la lumière et à l'accommodation.

Injection sous-cutanée de 60 centimètres cubes de sérum de Yersin.

5. — Insomnie complète avec un peu de délire. Le malade a parlé tout seul toute la nuit, remuant beaucoup et voulant se lever. Ventre ballonné avec quelques gargouillements sonores. Le malade, constipé, a émis à peine quelques gouttes d'urine rouge et très épaisse. Les diverses adénopathies sont stationnaires. Le bubon est dur, très peu mobile, très douloureux. Toute la région est très rouge.

La langue est plus sèche que hier, très rouge et entièrement dépouillée.

La conjonctivite de l'œil gauche s'est propagée à l'œil droit.

Actuellement les deux yeux sont le siège d'une inflammation et d'un écoulement abondant.

Pas de céphalalgie ni de rachialgie.

Le malade délire, parle à tort et à travers, avec volubilité. Les bras sont continuellement en mouvement. Carphologie, le malade tire sur ses couvertures et les froisse dans sa main. A l'auscultation, quelques râles à la partie moyenne du poumon gauche et obscurité à la base. A droite, la respiration paraît un peu soufflante à la partie moyenne.

Ni toux, ni crachats.

Le pouls à 112 est assez bon. θ : 38°,7.

Le soir, le bubon a sensiblement grossi et devient plus adhérent aux tissus sous-jacents. Il y a de l'empâtement et une chaleur plus grande. La langue est sans modifications. Pour combattre la constipation persistante, on donne au malade un lavement glycériné qui amène une abondante décharge.

Il y a de la dysurie. Le malade n'a pas uriné depuis le matin de très bonne heure, et l'on constate de la matité sus-pubienne, remontant à plusieurs travers de doigt. Avec toutes les précautions d'usage, on pratique un cathétérisme qui amène une notable quantité d'urines, mais très rouges, très épaisses et très odorantes.

Le délire n'a pas cessé un instant, mais un délire assez calme. Le malade se croit en Crète et parle de soldats turcs et italiens ; d'autres fois, il voit des Arabes ou se croit dans un jardin. Il ne cherche pas à se lever, mais tire ses couvertures et les rejette, en disant qu'il n'a pas besoin de robes de femmes. Un infirmier est obligé de demeurer en permanence auprès de lui pour l'empêcher de se découvrir et de prendre froid malgré le feu entretenu tout le jour dans sa chambre. Le pouls est bon à 120. θ : 39°. L'état général paraît assez grave.

6. — Langue rouge, sèche et rôtie. Dents fuligineuses. Ventre ballonné. Constipation persistante. Le malade a uriné dans son lit sans s'en apercevoir.

Apparition d'un tout petit ganglion sous-maxillaire droit. L'empâtement rétro-maxillaire persiste, surtout à droite. Le bubon a augmenté et tend à se confondre avec les ganglions inguinaux situés au-dessus de lui. La pli de l'aine s'efface ; la cuisse est déformée, l'empâtement augmente. Toute cette région est d'une coloration rouge, plus marquée au niveau du bubon. Les autres ganglions sont stationnaires.

Le malade, qui n'a pas dormi depuis son arrivée, est assoupi et sommeil un peu. Il se réveille par moments et, les yeux hagards et effarés, parle avec des individus imaginaires.

Un peu de céphalée et de rachialgie, phénomènes d'auscultation stationnaires. P. : 112. R. 32 : θ : 37°,8.

Le soir. Langue rouge ; urines en petite quantité et très rouges ; ventre toujours ballonné.

Le bubon est du volume d'un bel œuf de poule et se confond avec l'adénopathie inguinale. Entre les deux, la ligne de démarcation est peu nette.

Toute la région déformée, élargie, est rouge, chaude et œdématiée. La rougeur et l'œdème envahissent tout le tiers supérieur de la cuisse et remontent sur la paroi abdominale à environ trois travers de doigt au-dessus de l'arcade.

Le malade, abattu et assoupi, ne parle plus seul et semble ne pas comprendre ce qu'on lui dit. A la période d'excitation des premiers jours ont succédé de la stupeur et de la prostration, dont le malade ne sort qu'incomplètement pour y retomber dès qu'on ne lui adresse plus la parole.

Transpiration abondante. P. 116. θ : 38°,6.

7. — Constipation, anurie, ventre ballonné. La langue est un peu moins rouge.

Les adénopathies crurales ne forment plus, avec les ganglions inguinaux, qu'une seule masse, sans qu'on puisse établir de ligne de démarcation entre les deux. Toute la région est rouge, surélevée, et la région crurale se trouve sur le même plan que la paroi abdominale inférieure. La cuisse est déformée, la rougeur et l'œdème s'étendent jusque derrière le grand trochanter. Le bubon n'a plus cette même dureté ligneuse, mais ne donne pas encore de sensation nette de fluctuation. Sur sa partie la plus élevée, la peau est décollée, et il y a une phlyctène du volume d'un gros pois. La paroi est couleur lie de vin. La douleur, même à la pression, est moins forte. Le malade ne peut fléchir la cuisse sur le bassin. Les autres adénopathies sont sans modifications.

Le malade ne sort pas de son état de torpeur : les yeux fermés, il semble dormir. La figure est émaciée, le teint plombé, la voix cassée, mais les yeux sont vifs.

Les phénomènes d'auscultation ne sont pas modifiés. Les bruits du cœur sont sourds et précipités.

R. 28. P. un peu faible et dépressible à 120. θ: 28°.

Injection sous-cutanée de 100 centimètres cubes de sérum antipesteux.

Le soir, bubon énorme, occupant toute la région inguino-crurale et tombant dans la fosse iliaque. Paroi sphacélée, laissant couler quelques gouttes de sang noirâtre. La douleur a diminué, et l'empâtement a augmenté. L'assoupissement et la torpeur persistent. Visage vultueux, ventre moins ballonné, urines plus abondantes. Pouls un peu relevé à 128. θ : 39°,7.

8. — La langue n'est plus rôtie et a perdu son aspect verni. Les bords et la pointe sont moins rouges. Par contre, l'enduit blanc du centre est plus épais.

Le bubon est moins douloureux et n'a pas augmenté de volume. Il est recouvert d'une peau rouge, épaissie, très œdématiée. Il ne forme plus qu'une seule masse avec les ganglions inguinaux, et on le délimite mieux aujourd'hui que la douleur moins vive permet un examen plus précis.

Au centre, l'épiderme décollé s'est exfolié, et par cette excoriation suinte une sérosité rougeâtre. Céphalée et rachialgie légère. Le malade est calme et reste dans le même état d'assoupissement. Il semble raide, ne peut faire aucun mouvement dans son lit et éprouve les plus grandes difficultés pour se soulever ou même relever la tête. Il ne peut s'alimenter seul, et l'on est obligé de le faire boire à la cuillère.

A l'examen pulmonaire on trouve un peu de matité aux bases et de l'obscurité respiratoire aux deux moitiés inférieures, droite et gauche. P. 112 ; θ : 38°.

Soir. Aucune modification du bubon sur lequel sont faites en permanence des applications chaudes de 40-45. Le pouls est bon, relevé à 104. θ : 38°,4.

Une ponction exploratrice du bubon faite en trois endroits différents ne ramène qu'un peu de sang.

Langue toujours blanche au centre, rouge à la pointe et sur les bords. Ventre plus souple et moins ballonné. Urines abondantes rouges, limpides, sans albumine.

Le bubon reste stationnaire, sans modifications. Il forme avec les ganglions voisins un énorme gâteau d'une hauteur de 10 centimètres sur 8 de largeur, sous une peau très œdématiée.

Par la petite érosion épidermique signalée, il se fait un léger suintement séro-sanguinolent. Il y a toujours de l'abattement, mais le malade paraît un peu plus éveillé, répond mieux et avec moins de lenteur. L'esprit semble plus vif.

Pourtant il a l'air tout étonné quand on lui parle de son voyage, ne sait pas où il se trouve et ne se rappelle que vaguement qu'il s'est embarqué, sans savoir où, quand, ni pour quelle destination, et il y a dans sa mémoire un vide de plusieurs jours.

La rachialgie a presque disparu, mais les douleurs céphaliques persistent, en casque, très violentes.

Phénomènes d'auscultation stationnaires. P : 104 ; θ : 37°,6.

Soir. Constipation, urines abondantes, rouges, un peu troubles, mais sans albumine.

Bubon sans modification. On continue les applications à 40°, que le malade supporte très volontiers, et qui semblent modérer l'inflammation. La céphalée est toujours très violente, et le visage un peu congestionné. P : 112 ; θ : 37°,9.

10. — Toutes les adénopathies sont stationnaires. Le bubon paraît pourtant un peu moins enflammé. Il est adhérent, dur et résistant dans la profondeur. Par la petite érosion cutanée, il continue à se faire un léger suintement.

La céphalée est encore très violente ; le malade a la tête lourde, et tous les mouvements sont douloureux. Il a demandé lui-même une compresse d'eau fraîche. L'intelligence est plus vive, il répond mieux, mais, après un court sommeil qu'il vient de faire, il a présenté un instant de délire, parlant de la Crète, et se croyant dans une chambrée.

A l'auscultation mêmes signes pulmonaires. P. bon à 100. θ : 37°,9.

Le soir, constipation opiniâtre. Pas de modifications.

Céphalalgie persistante avec exacerbations. P. 108. θ : 38°,3.

11. — Langue humide, mais saburrale et rouge à la pointe. L'empreinte des dents est nettement marquée sur les bords, constipation persistante, ventre ballonné. Urines normales.

Le bubon reste à peu près stationnaire, toujours dur et bâti.

La flexion du membre est toujours à peu près impossible.

La céphalée est toujours aussi pénible. Le malade accuse une sensation subjective de lourdeur, en disant que sa tête pèse plus de 15 kilos. Il y a un peu de déglobulisation.

L'auscultation ne montre pas de modification dans les phénomènes pulmonaires.

Le pouls est bon à 100. θ : 38. Sérum antipesteux, 80 centimètres cubes.

Le soir. Anurie et constipation. La céphalalgie persiste aussi forte, et le bubon reste sans modifications.

Le malade a de nouveau quelques idées délirantes et parle d'ennemis. P. 114. θ : 38°,4.

12. — Langue toujours identique à elle-même. Constipation absolue et dysurie. Ventre ballonné, céphalalgie persistante. Bubon stationnaire. Le malade demande à ce qu'on le laisse tranquille, et on a grand'peine à lui faire absorber quoi que ce soit. Les moindres mouvements sont pénibles et lui arrachent des plaintes. P. 104. θ : 37°,7.

Le soir. Pas de modification de l'état local ni de l'état général. P. 112. θ : 38°,3.

13. — Le bubon augmente de volume. Il se ramollit un peu, mais n'arrive pas encore à la fluctuation.

Les douleurs de tête persistent sans diminuer. Le malade est très affaibli et très affaissé. P. 104. θ : 37°.

Le soir, une ponction exploratrice a ramené, avec du sang noir, très épais, quelques gouttes de pus. P. : 112 ; θ : 38°.

14. — Le bubon augmente de volume ; il a poussé en bas, vers le milieu de la cuisse et dans son axe, un prolongement de deux travers de doigt environ. Le ramollissement paraît s'accentuer.

Apparition d'une escharre sacrée de la dimension d'une pièce de 2 francs.

Malade très abattu. P. : 104 ; θ : 37°,9.

Le soir, pas de modification. Le bubon est stationnaire, et l'eschare aseptiquement pansée ne s'étend pas.

La céphalée est un peu diminuée, mais reste toujours très violente. P. : 112 ; θ : 38°,1.

15. — L'état général s'améliore. Le malade se sent mieux, il raisonne très bien, sans la moindre idée délirante. Il cause et se montre même gai. La céphalée est moins intense, il n'y a plus d'abattement ni de courbature. L'escharre ne se modifie pas.

Incision large de son bubon, franchement ramolli, qui donne issue à une abondante quantité de pus jaune, épais et bien lié, provenant surtout de la partie inférieure du bubon, où s'est formée une vaste poche. Lavage abondant, drainage et pansement. P. : 92 ; θ : 37°,6.

Le soir, céphalée bien moindre, urines normales, état général satisfaisant. P. : 108 ; θ : 32°,8.

16. — La suppuration se fait avec une extrême abondance. Avec le pus, des lambeaux mortifiés et des mèches bourbillonneuses sont évacués ou extraits. L'œdème diminue, et la peau tend à reprendre sa coloration normale. L'escharre est recouverte d'une croûte noirâtre et paraît ne bonne voie de cicatrisation. P. : 92 ; θ : 37°,4.

17. — Le malade, bien amélioré à tous les points de vue, a passé une

bonne nuit. La suppuration continue à être aussi abondante, mais le malade en paraît bien faire les frais.

La constipation a disparu, les urines sont normales; la langue se déterge bien. L'état général est tout à fait satisfaisant.

18. — Par l'incision faite, la suppuration continue, et des fragments de ganglions sphacélés sont énucléés, l'un entre autres du volume de l'index et long de plus de 4 centimètres. A la suite de cette énucléation, il s'est produit un affaissement considérable de la tumeur.

21. — Le pus est toujours très abondant, avec de nombreux débris sphacélés. La tumeur, affaissée en son centre, est relevée aux deux extrémités supérieure et inférieure, et là les ganglions restants sont fortement adhérents à la peau d'une part, aux tissus sous-jacents de l'autre, de telle sorte qu'on ne peut les libérer.

23. — Les phénomènes d'élimination persistent, et la tumeur diminue peu à peu.

D'autre part l'escharre sacrée qui s'était produite est sèche, indolore et en bonne voie de cicatrisation. L'état général est aussi satisfaisant que possible, et tout va pour le mieux.

26. — La suppuration diminue considérablement. La plaie a perdu son aspect grisâtre, sphacélé, pour prendre une teinte normale, bourgeonnante, au fond de laquelle on aperçoit encore quelques îlots mortifiés qui s'éliminent peu à peu, ou sont enlevés à la pince ou au ciseau, avec de grands lavages chauds à la douche d'Esmarch.

Il reste d'ailleurs une vaste poche qui ne paraît pas encore tendre à se combler.

28. — Le malade recommence à présenter un peu de constipation. Le bubon suppure beaucoup moins. Les deux extrémités sont moins saillantes. Ce qui ne s'élimine pas par suppuration, paraît rétrocéder et se résorber. Les lavages entraînent encore quelques fragments mortifiés.

Les urines sont normales, l'auscultation ne révèle plus rien d'anormal, la langue est franchement nettoyée.

29. — L'eschare sacrée est complètement guérie : la croûte qui la recouvrait est tombée, et la cicatrice est parfaite.

Il n'y a presque plus de pus. L'appétit est bon, et l'alimentation se fait normalement.

Le malade a commencé à se lever, mais reste très faible.

30. — L'amélioration persiste. Le malade commence à faire quelques pas, la suppuration a complètement cessé.

1er janvier 1902. — Il n'y a plus de pus. La plaie est uniformément rouge, et les lavages ne ramènent plus rien. L'état général est très bon, mais le délire reparait. Le malade, très calme, parle d'ennemi, de complot, de poursuite.

3. — Exeat sur l'hôpital militaire, où il reste en traitement jusqu'au 18 dans le service de M. le médecin-major Troussaint, qui veut bien nous

communiquer la note suivante, donnant son état au 18 juin, où il est évacué sur l'asile d'aliénés.

Cou et aisselle rien. A l'aine droite, polyadénite avec ganglions nettement séparés, le plus gros du volume d'une noisette, les autres plus petits. Il persiste une petite fistule non complètement cicatrisée au niveau de son ancienne incision.

A l'aine gauche, micropolyadénite. Les ganglions, de la grosseur d'un petit pois, occupent la région inguinale et crurale.

A l'asile des aliénés (1) il est classé sous l'étiquette idées, plutôt que délire de persécution avec interprétations délirantes ; tendance à la mélancolie.

En janvier et février, il se plaignait de mauvais traitements de la part de ses camarades. Les officiers lui en veulent et l'ont fait mettre à l'asile parce que. dans un moment de colère, il a prononcé des paroles qui les ont mortifiés. Au mois de *mars et de mai*, tendance plus grande à délirer; idées de suicide sans tentatives d'exécution. Il s'est passé, dit-il, au régiment une affaire qui lui a causé de gros ennuis et l'a rendu malade. « On le sait bien. » — « Tout le monde le sait. » Il a parlé « d'espions qui infestent la France « il a vu le complot », et qui assommeraient tout le monde s'il ne les démasquait pas. » — « Il a eu tort de parler ; le commandant l'a réprimandé pour avoir dévoilé un secret aussi grave », etc.

Actuellement (13 juin) hallucinations imprécises. Il lui a semblé qu'on lui a parlé tout bas, à l'oreille, il l'a nettement entendu, mais seulement quand il était endormi ; jamais à l'état de veille. Il est triste, en dessous, dissimulant ses idées délirantes. Mélancolie prémonitoire d'une crise d'agitation. *Il médite son agitation.*

DISCUSSION DES DIVERSES OBSERVATIONS

Pendant la première épidémie (*Niger*) les frottis d'autopsie, les préparations de sang des malades VII J. — III B, le liquide de l'adéno-phlégmon chez ce dernier ; les formes microbiennes constatées dans divers organes d'animaux inoculés du sang de IV Cara. et les prises nécropsiques de Lieut offraient les caractères morphologiques les plus concordants.

Ces caractères parurent suffisamment nets à M. Gauthier, auquel un avis précis était demandé par le Service sanitaire, pour formuler le diagnostic de peste.

(1) Renseignements communiqués par notre ami le docteur Molinier, alors interne à l'asile d'aliénés.

Par contre, les cultures étaient loin d'être typiques (1). C'est devant le manque de concordance des frottis et des cultures que M. le professeur Rietsch et M. le docteur Troussaint énoncèrent les réserves les plus formelles sur la nature de l'épidémie.

En dépit de l'échec d'une nouvelle tentative d'identification par les cultures, M. le professeur Calmette crut pouvoir, sur l'examen des frottis d'organe de Lieut et des ganglions de rats inoculés de ces organes, prononcer positivement en faveur de la peste.

Avec M. Gauthier, que les hasards du service sanitaire mettent souvent en présence de problèmes de même genre, nous croyions pouvoir expliquer le résultat discordant des deux ordres de recherches : d'une part par les conditions forcément tardives dans lesquelles durent se faire le prélèvement et l'envoi au laboratoire des pièces d'autopsie de Lieut; de l'autre par le faible degré de pouvoir cultural ou virulent de l'agent infectieux recherché dans tous les autres cas chez des sujets saturés de sérum. L'espèce incriminée disparaissait d'autant plus facilement sous les infections associées, que les cultures étaient placées comme il était classique alors à la température de 37°.

Dans cette petite épidémie, ainsi qu'il est souvent le cas en présence d'un germe spécifique atténué, la parole paraît avoir été souvent aux infections associées ; et il n'est pas certain que ces associations ne se soient transmises toutes formées d'un sujet à l'autre à la faveur du moustique comme agent de transport.

Il nous reste à considérer maintenant quelles furent ses origines et ses manifestations.

Quelle fut son origine? Nous pensons ne pouvoir mieux faire que de reproduire ici un passage du rapport communiqué par M. le professeur A. Proust (2) à la tribune de l'Académie de médecine.

(1) Ce furent avec une grande régularité l'alternance des cultures en bouillons très floconneux et un peu troubles, donnant de courtes chaînettes bacillaires décolorées par le Gram ; et sur plaques de gélatine de petites colonies non liquéfiantes, rondes, humides, n'ayant aucunement l'aspect macroscopique des cultures de Yersin, bien qu'elles fussent composées de coco-bacilles microscopiquement typiques. Sur gélose, en quelques heures, on obtenait une culture trop grosse et trop vigoureuse. Jacques et Gauthier. *Loc. cit.*, page 11, en note.

(2) Proust, Rapport à l'Académie de Médecine sur la peste en 1900 et *Bulletins de l'Académie de Médecine*, 19-26 mars 1901.

« Le jeune Arménien chez lequel la maladie fut tout d'abord constatée venait d'une province indemne, et la ville d'Alexandrette où il s'était embarqué était indemne également. Le garçon de salle Allegro reconnu malade après lui, mais dont l'affection avait débuté à peu près au même moment, n'avait pas quitté le navire. Or le *Niger* était, comme beaucoup de bateaux, infesté de rats, et, au cours de deux voyages précédents, on avait trouvé un grand nombre de ces animaux morts, surtout dans les fonds du bâtiment, près des machines. Ces détails n'avaient pas été portés à la connaissance des autorités sanitaires, mais, lorsque le navire fut mis en observation à son arrivée au Frioul, les matelots et les chauffeurs, frappés de crainte par les cas dont ils avaient été témoins, et surtout par la mort subite de leur camarade, firent connaître le fait.

D'autre part, le chauffeur Caratini a rapporté qu'au cours du précédent voyage il y avait un millier de rats morts tout gonflés; qu'avant de crever ils ne songeaient pas à se sauver et restaient là à regarder comme des abrutis. Ce détail a été d'ailleurs souvent constaté, et Yersin et Simond l'ont noté.

« Il est fort probable, dit M. le docteur Catelan, que l'épidémie a eu pour origine la migration de rats contagionnés dans une des relâches aux ports de l'Égypte ou de la Syrie, où des cas de peste avaient été constatés au cours des mois précédents. »

. . . .

« Dans le cas du *Niger* on ne trouve pas d'origine plus pausible que celle que nous indiquons, et elle semble d'autant plus probable que les révélations tardives d'un équipage vivement impressionné par le développement de l'épidémie ne laissent aucun doute sur l'existence d'une mortalité exceptionnelle chez les rats pendant les mois précédents. »

Ainsi, c'est aux rongeurs que l'on doit attribuer l'épidémie du *Niger;* c'est à eux encore que l'on fera remonter la responsabilité des cas qui surviendront à bord du *Sénégal* comme à bord du *Laos*.

Mais ne faudrait-il pas au-dessus d'eux chercher une responsabilité plus haute et plus effective dans l'apathie des Compagnies de navigation, qui évitent de signaler aux autorités sanitaires les mortalités de rats qui se produisent à bord. C'est une question grosse d'intérêts, sur laquelle nous reviendrons à propos de la désinfection des navires.

L'évolution de cette première épidémie n'est pas moins intéressante. En effet, tous ou presque tous les malades atteints sont d'anciens paludéens, et il est intéressant de comparer la marche que va suivre chez eux l'infection pesteuse surajoutée à l'infection malarienne. Cette association s'est formée, donnant un caractère un peu particulier à l'évolution de la maladie et justifiant l'épithète de forme *Pesto-malarienne* que MM. Jacques et Gauthier ont pensé pouvoir lui donner (1). Le paludisme crée-t-il un terrain de moindre résistance, ou bien l'infection réveille-t-elle la diathèse endormie? La question serait à élucider. Mais ce qu'il importe de noter dans ces cas, c'est, quand la guérison survient, la longueur et la fragilité de la convalescence, qui, au contraire, se produit rapidement chez ceux qui, comme M. Ch. de M... (obs. 5), n'ont pas été victimes de l'hématozoaire de Laveran.

Au point de vue évolution clinique, nous avons trouvé ici les deux formes extrêmes de l'infection pesteuse: l'une, fatalement mortelle, l'infection généralisée (obs. 6); l'autre, forme presque fruste à évolution rapide, légère et bénigne (obs. 5). De même, au point de vue adénopathique, nous relevons les divers stades, depuis le bubon unique, volumineux de l'observation 4 (Car...) jusqu'à la micropolyadénite de l'observation 7 (D. J.) en passant par les adénites multiples et suppurées de l'observation 3 (D. B.) : Seule la forme pneumonique nous a fait défaut, mais nous allons la rencontrer dans les épidémies suivantes.

Nous verrons, en effet, plus loin quelle a été l'évolution des cas qui se sont succédé de juillet à décembre 1901 et quelles différences profondes séparent ces diverses épidémies de celle que nous venons d'étudier.

*
* *

L'épidémie du *Niger* avait porté sur des Européens et s'était développée exclusivement sur le personnel blanc de ce navire.

(1) Jacques et Gauthier, *loc. cit.*, p. 22.

Au contraire, à bord du *Laos* la peste n'a frappé que des hommes de couleur, nègres ou Zanzibariens, et a sévi sur eux avec une intensité toute spéciale, qui nous a rappelé ce que l'on avait déjà signalé à Madagascar, c'est-à-dire que les hommes de couleur sont beaucoup plus souvent frappés que les Européens. A quoi est due cette différence ? Les uns l'attribuent à une différence de race, les autres à une différence d'hygiène générale.

Le *Laos* en arrivant à Marseille avait 16 malades; 4 autres cas se sont déclarés à bord après l'arrivée du navire au lazaret, et un premier malade avait été débarqué à Suez. C'est donc en tout 21 cas qui se sont produits, du 25 juin au 10 juillet.

Un 22e cas est survenu à l'hôpital chez un infirmier indigène qui avait refusé de se laisser vacciner.

Sur ces 22 cas, 5 décès se sont produits: 2 à bord et 3 à l'hôpital, donnant donc une moyenne de décès de 15,8 p. 100, assez voisine de celle de l'épidémie précédente, où nous avons une mortalité de 12,5 p. 100.

Mais les caractères cliniques ont eu des manifestations bien différentes. Nous n'avons plus retrouvé les formes à micropolyadénite de l'épidémie précédente, mais nous avons eu au contraire les formes typiques, avec gros bubon plat, unique, le plus souvent crural, quelquefois axillaire ou inguinal.

Nous n'avons noté qu'une fois le bubon cervical, mais dans cette observation l'infection rapidement mortelle avec complication pulmonaire secondaire nous a rappelé les rapports fréquents de l'adénite cervicale avec la pneumonie pesteuse.

Divers cas de complications gastro-intestinales ont défilé sous nos yeux, l'un entre autres à forme très grave, puisqu'il s'est terminé par la mort du malade, avec vomissements incoercibles. A deux reprises, d'abondantes hématémèses ont précédé la mort.

Un point intéressant à noter, c'est moins la déglobulisation intense qu'ont présentée de nombreux malades que l'hypothermie qui l'accompagne avec des températures de 35°,1 à 35°,3, persistant pendant plusieurs jours et coïncidant avec la période de convalescence. Cette hypothermie coïncidant avec la déglobulisation nous avait poussé à supposer un rapport entre les deux phénomènes, qui eussent été tous deux sous l'influence d'une action hémolysante des toxines bactériennes. Or, *in vitro* nos suppositions n'ont pas été démontrées. Mais peut-être qu'une modification de technique et l'emploi de cultures plus virulentes nous donneront de meilleurs résultats.

Nous avons constaté l'exactitude de la loi formulée par M. Calmette qui veut que, dans tous les cas, on trouve du 3e au 4e jour quelques lésions pulmonaires. Elles peuvent varier de la bronchite la plus légère à la pneumonie la plus grave. Mais bien rares sont les pesteux qui peuvent échapper à cette complication.

Nous avons pu apprécier les bons effets du sérum de Yersin, à titre curatif d'abord, puisque nous avons pu, grâce à lui, tirer d'affaire certains cas qui paraissaient presque désespérés, comme par exemple le malade qui fait l'objet de notre 15e observation, et chez lequel une pneumonie secondaire a cédé à des doses élevées de sérum et à une injection intraveineuse de 20 centimètres cubes.

A titre prophylactique, le sérum ne nous a pas rendu moins de service, et nous avons pu constater son action efficace sur cet autre terrain, puisque c'est précisément parmi les rares auxiliaires qui avaient refusé l'injection préventive que s'est produit le seul cas intérieur que nous ayons eu à constater. Il a été d'ailleurs rapidement enrayé par des injections de sérum à dose thérapeutique.

Mais ce cas comporte une autre conclusion, c'est qu'une première atteinte de peste ne confère pas toujours une immunité absolue, puisque précisément ici l'infection a évolué chez un homme qui, trois ans auparavant, avait eu une première atteinte, très bénigne, de peste. Peut-être l'immunité acquise est-elle en rapport avec la gravité des premiers accidents, et l'imprégnation qui en résulte pour l'organisme.

Enfin, nous avons pu noter parmi nos malades indigènes quelques cas de cette forme atténuée que Simpson et Cobby ont appelée *pestis ambulans*, et qui avait été décrite avant eux par les auteurs anciens sous le nom de *pestis mitior*.

Une adénite plus ou moins développée, une élévation de température qui ne dure qu'un jour ou deux, et enfin quelques malaises, tout se borne là et le malade est bientôt sur pied.

Quelle a été l'origine de l'épidémie ?

La question est assez complexe au premier abord. En effet, le navire n'avait pas eu de cas de peste à bord, bien qu'ayant touché à des ports contaminés, où d'ailleurs toutes les précautions avaient été prises pour empêcher les indigènes du bord de communiquer avec la terre et réciproquement.

A Djibouti, le navire embarque un certain nombre de chauffeurs auxiliaires pour effectuer la traversée de la mer Rouge. C'est le 25 juin que ces auxiliaires montent à bord, et le 29 juin, c'est-à-dire quatre jours après leur arrivée, le premier cas se produit.

On aurait pu supposer que c'est quelqu'un d'entre eux qui avait apporté à bord le germe contagieux.

Mais on peut objecter à cela que ces hommes sont soigneusement inspectés avant leur admission, et que, d'ailleurs, le premier cas survenu ne s'est pas produit parmi eux, mais a frappé un Arabe à bord depuis plusieurs mois.

Il est donc, semble-t-il, préférable d'admettre que le navire, à Bombay ou à Hong-Kong, a embarqué des rats malades, qui se sont propagé la maladie des uns aux autres, jusqu'à ce que la virulence ait été suffisante pour atteindre les hommes et cette opinion est d'autant plus plausible qu'un rat mort a été trouvé, au début de l'épidémie, dans le poste où logeaient les indigènes qui furent atteints, et qu'ensuite, au Frioul, M. le docteur Gauthier put, avec l'aide de M. Raybaud, examiner de nombreux rats provenant du *Laos*, et qui furent trouvés contaminés.

Les examens bactériologiques ont, dans cette épidémie, confirmé franchement les examens cliniques.

Dans divers cas, nous avons adressé à M. Gauthier des produits provenant de nos malades : pus ou lymphe de bubon, crachats, sang, etc.

Il a toujours trouvé le bacille de Yersin, sauf dans les envois de sang, où, comme Wilm l'a indiqué, il a trouvé à plusieurs reprises un coccus staphylo ou streptocoque. Ces diverses recherches, effectuées avec la collaboration de notre excellent ami le docteur Raybaud, ont donc toujours été affirmatives. Elles ont même montré qu'en dépit de l'opinion, autrefois courante, on trouve souvent des bacilles virulents dans les bubons suppurés. M. Calmette avait d'ailleurs constaté ce fait à Operto, en obtenant des cultures pesteuses du pus de bubons.

*
* *

La troisième série, qui comprend les faits survenus à bord des navires, *Sénégal*, *Szapary*, *Ville de la Ciotat*, présente encore un caractère spécial.

D'abord ces trois cas se sont produits dans des conditions bien spéciales, puisque c'est au départ et même dans un port d'Europe que ces cas ont été observés.

Le *Sénégal* avait quitté Marseille depuis deux jours lorsque le premier cas fut constaté; le *Szapary* venait de Naples, et la *Ville de la Ciotat* était encore dans le port de La Ciotat. Cela devenait plus grave, car c'était une menace immédiate pour Marseille et pour La Ciotat; quant à Naples, la peste y sévissait depuis le 23 octobre.

Mais les deux premières villes étaient indemnes, comment donc deux cas avaient-ils pu se produire ?

Ici le doute ou l'hésitation n'étaient pas permis.

Aussi bien à bord du *Sénégal* qu'à bord de la *Ville de la Ciotat* on trouve des rats pesteux, nettement infectés, avec des bacilles virulents. Et comme pour mieux préciser le diagnostic étiologique, le boy Marti (ob. 35) présente au pied du même côté que son bubon une pétéchie très semblable à une piqûre de puce.

Ici les coupables sont certainement les rats qui ont propagé le contage par l'intermédiaire de leurs parasites, après avoir quelque temps propagé l'infection de rongeur à rongeur.

Les deux cas de peste survenus à bord du *Szapary* sont contemporains des quelques cas qui se sont produits à Naples.

Ces deux cas, qui ont présenté une gravité spéciale et se sont tous deux terminés par la mort avec infection généralisée microscopiquement constatée font l'objet des observations 33 et 34 ; nous n'y reviendrons pas.

Mais il est un point sur lequel nous tenons à insister : c'est que l'on n'a pas trouvé à bord de ce navire de rats contaminés. Tous ceux que l'on a pu se procurer, et l'équipage en a fourni une certaine quantité, ont été trouvés sains. Il semblerait donc difficile de leur faire remonter la source de l'épidémie. Il est vraisemblable que, s'il y avait eu à bord quelque rat porteur d'un bacille assez virulent pour contaminer deux hommes d'une façon aussi intense que l'ont été nos malades, cette contamination ne se serait pas uniquement localisée aux hommes, mais se serait aussi propagée parmi les rongeurs. Or il n'en est rien. On est donc en droit de supposer que ces animaux sont pour cette fois innocents.

D'autre part, les deux matelots atteints n'avaient pas débarqué à Naples ; l'un deux n'est pas allé à terre depuis 40 jours. Ils n'ont par conséquent pas pu être l'objet d'une contamination directe. D'où vient donc le contage ?

A n'en pas douter, c'est dans les marchandises qu'il faut le chercher. Le *Szapary* avait transporté une importante cargaison de dattes, fromages, jambons, etc. Tout cela fut jeté à la mer, grâce à la prudente et sage initiative de M. le professeur Nepveu, chargé en la circonstance de faire appliquer les règlements sanitaires, et qui avait, avant tout examen bactériologique, porté le diagnostic de peste à l'examen clinique du malade, et fait opérer un sage isolement.

Quelle est la marchandise plus spécialement coupable en la circonstance ? Il serait difficile de le dire, mais il est certain que ces marchandises ayant passé sur des quais contaminés, peut-être manipulées par un malade en période d'incubation pouvaient et devaient contenir des germes contagieux, qui ont été mis en liberté au moment des manipulations à l'arrivée.

Mais, si nous voulons laisser de côté la question étiologie pour en revenir à la question clinique, nous sommes frappés de la gravité plus grande de cette série. En effet sur cinq cas, nous avons trois décès, soit une mortalité de 60 p. 100, malgré des injections massives et intraveineuses de sérum antipesteux.

Sans doute, pour le premier cas, on peut nous objecter que les injections thérapeutiques ne lui ont été faites qu'au cinquième jour de sa maladie, et que des injections plus précoces l'auraient sauvé peut-être, mais les deux autres ont présenté des phénomènes excessivement graves : infection généralisée, pneumonie, forme charbonneuse, tout le tableau des formes les plus sérieuses de la peste a défilé sous nos yeux.

Chez le premier (Desc. 33) le sang donne de splendides cultures pures ; chez le second (Zec. 34) nous trouvons le bacille dans tous les organes, depuis la rate jusqu au cerveau.

Le sérum a été impuissant chez ces deux malades, parce que les phénomènes étaient trop graves pour qu'ils pussent être sauvés.

Nous avons noté également dans cette série deux cas de forme gastro-intestinale secondaire.

Chez l'un de nos malades (Ant. obs. 32) nous nous sommes même demandé si l'on ne pouvait pas avoir une porte d'entrée par le tube digestif. Ce malade passait son temps, couchait et *mangeait* dans un magasin exactement situé sous la cabine du 1er malade, et dans lequel des rats morts furent trouvés. Ici le contage a-t-il été apporté par les rats passant d'une cabine à l'autre, ou l'infection a-t-elle été simplement une question de concordance ? Un point d'interrogation s'élève, auquel il est bien difficile de répondre.

*
* *

Si enfin nous passons à la dernière série de cas survenus au Lazaret en 1901, nous constatons que ces trois derniers cas se sont tous trois terminés par la guérison.

Aussi bien sur le *Pei-Hô* que sur le *Peninsular*-nous avons trouvé des rats contaminés. La question d'étiologie est donc, ici encore, facile à résoudre, et il est d'autant plus admissible d'incriminer les rats que, dans le seul cas survenu à bord du *Pei-Hô* (Met. obs. 38), le malade provenait d'un port où il n'y a pas eu de cas de peste, et qu'il n'y en a pas eu d'autres en cours de route. Et A bord du *Peninsular*, après que celui-ci eut débarqué ses deux malades au Frioul, un troisième cas survint au cours du voyage entre Marseille et Londres et nécessita l'isolement du navire à son arrivée.

Comme type clinique, nous avons eu à noter ici trois cas de peste bubonique typique, avec deux bubons cruraux, et dans un cas une double adénite inguino-crurale.

Plusieurs complications se sont produites, très marquées surtout chez un de nos malades qui eut de la stomatite ulcéro-membraneuse, de la cystite hémorrhagique, etc. Mais tous ces phénomènes furent transitoires et disparurent en somme comme avaient disparu chez un malade de la série précédente les phénomènes de phlébite, d'orchite et d'épididymo-funiculite qu'il avait présentés.

Au contraire, chez le dernier de nos malades, l'infection eut ne influence momentanément bienfaisante en arrêtant les phénomènes délirants chez un malade atteint d'affection mentale. Voici comment.

Nous avons vu que le malade qui fait l'objet de notre observation 38 avait présenté avant son infection et au début de celle-ci, pendant les premiers jours qui suivirent l'apparition de son adénite, un délire avec idée de persécution, délire qui avait nécessité son rapatriement en France; nous avons ensuite constaté que ce délire avait disparu au cours de l'évolution morbide pour reparaître alors que le malade était en pleine convalescence.

On sait depuis lomgtemps, et tous les aliénistes admettent que toute infection déterminant un état fébrile peut suspendre le délire et *souvent le suspend* pendant toute sa durée et une partie de la convalescence.

Hippocrate admet déjà dans l'un de ses aphorismes que *febris spasmos solvit.* N'est-il pas admissible d'assimiler le délire aux manifestations convulsives et de lui reconnaître le droit de céder à la « fièvre »?

Mais ce qui est plus difficile de beaucoup, c'est de trouver le *pourquoi* de cette relation de cause à effet entre les accidents pyrétiques et la disparition momentanée du délire. On a bien souvent essayé de trouver la raison de cette influence, et le nombre même des explications tentées tendrait à prouver que la véritable raison échappe encore à nos recherches et que nous nous trouvons en face d'un de ces problèmes encore irrésolus que comporte la chimie biologique.

Quoi qu'il en soit, on a donné beaucoup de mots, émis nombre d'hypothèses, tous plus jolis et plus attrayants les uns que les autres, mais dissimulant très mal notre ignorance. Pour les uns, la fièvre augmente l'afflux sanguin au cerveau; pour d'autres, elle modifie la nutrition; elle tient le malade alité..... Pour d'autres encore elle excite le protoplasma..... On a dit que les toxines infectieuses avaient une action contraire à celle des auto-intoxications.

D'autres enfin, admettant que le fait brutal n'est pas scientifiquement explicable, ont recours à un autre procédé, et leur hypothèse n'est pas sans un réel attrait.

Pour eux, ces délires entreraient dans le cadre des manifestations que Magnan a groupées sous le nom de *bouffées délirantes*, et que les Allemands réunissent dans la classe des *paranoïa* ou *délires paranoïaques*, à évolutions interrompues par des périodes de calme au cours desquelles le malade paraît avoir recouvré l'intégrité de ses facultés. Et alors, ils expliqueraient la disparition des accidents par une influence, non plus de la fièvre elle-même, mais des circonstances qui l'entourent sur un état mental appelé, par son essence même, à subir les modifications auxquelles nous assistons.

Il est certain qu'un malade atteint d'une affection grave, fébrile, exigeant des soins assidus, se trouve, par le fait même de cette maladie, dans une situation hygiénique bien différente de celle qu'il avait auparavant.

Non seulement les échanges se modifient, non seulement l'équilibre est rompu entre les divers systèmes, mais dans la situation générale même surviennent d'importantes modifications.

Et si, par exemple, nous considérons le malade de notre observation 38, nous trouvons un homme obligé d'effectuer, sous un climat pénible, les pénibles exercices inséparables de la vie militaire, surtout dans un corps d'occupation. Il se produit un surmenage inévitable, en même temps que ces soldats livrés à eux-mêmes s'intoxiquent par les multiples moyens laissés à leur disposition, et parmi lesquels l'alcool et le tabac jouent le plus grand rôle. Quoi d'étonnant à ce que, dans ces conditions, chez des individus peut-être prédisposés éclatent des accidents de délire, de quelque forme que ce soit.

Mais, si ces délirants viennent à présenter une pyrexie aiguë, combien le tableau change. Ces surmenés sont immédiatement mis au repos le plus complet, les causes d'intoxication sont supprimées et celles qui persistent ont un but thérapeutique qui les fait mieux supporter par l'organisme.

D'autre part, les préoccupations intellectuelles qui pouvaient influer sur le malade disparaissent, ou du moins sont modifiées. Enfin, par le fait même de cette fièvre, une modification profonde survient dans la nature des échanges de l'organisme. Là où se mani festait une suractivité cérébrale, on trouve maintenant une suractivité des phénomènes somatiques, et il est dès lors compréhensible que, par une loi de compensation, les échanges cérébraux diminuant tandis qu'augmentent les échanges chimiques de la fièvre, les phénomènes délirants disparaissent momentanément. Et plus tard, lorsque les accidents fébriles sont définitivement entrés dans l'ordre, les phénomènes cérébraux reparaissent, parce que plus rien ne les contre-balance et n'entrave leur retour.

Les théories, on le voit, sont multiples, et toutes paraissent présenter un fonds de possibilité. Nous nous garderons bien de prendre position pour ou contre aucune d'elles, car peut-être alors on nous demanderait pourquoi ces mêmes pyrexies qui interrompent le cours de certains délires en font apparaître d'autres..... Nous nous contenterons seulement de les avoir exposées, laissant à d'autres plus qualifiés le soin de tirer les conclusions que comportent ces faits encore mal expliqués.

*
* *

Plusieurs de nos malades nous ont fourni au contraire des phénomènes de *délire fébrile* au cours de leur infection. Ce délire est en général actif, bruyant, le malade voit des personnages qui l'oppressent, l'étouffent, lutte contre eux. Ou bien ce sont des souvenirs professionnels qui viennent se reproduire, et le malade se croit à bord à la manœuvre, etc.

Sans nous appesantir sur ces manifestations délirantes, notons en passant qu'elles sont d'une valeur pronostique très grave, et si nous ne voulons pas appliquer à la peste l'aphorisme de l'École de Salernes à propos de la pneumonie, *Delirium in pneumonia lœtale* tout au moins considérerons-nous ce délire comme une preuve de la gravité plus considérable de l'affection.

Enfin nous nous résumerons en constatant que ces quatre séries nous ont donné, sur 38 malades, une mortalité moyenne de 17,44 p. 100, ce qui est une nouvelle preuve apportée à l'efficacité curative du sérum antipesteux.

Son efficacité préventive a été également établie, puisque, sur 3 cas intérieurs survenus au lazaret, 2 ont frappé des personnes qui n'avaient pas été vaccinées, et que le 3e est survenu chez un vacciné depuis 17 jours, période au bout de laquelle ou admet que l'immunité vaccinale due au sérum a cessé.

En revanche, aucune des personnes qui ont régulièrement renouvelé les injections préventives n'a manifesté la moindre indisposition due au bacille de Yersin.

Nous avons souvent parlé du rôle des rats à bord, voyons donc, en terminant, ce que l'on observe chez ces rongeurs capturés à bord des navires contaminés.

Tous les degrés d'infection sont réalisés chez eux.

Dans le plus grand nombre des cas où les rats sont trouvés morts, dans les épizooties intenses surtout, on a affaire à la septicémie généralisée. Le sang du cœur fournit à l'état pur le bacille de Yersin, virulent pour tous les animaux de laboratoire et poussant abondamment sur tous les milieux. D'autres fois on découvre la maladie chez des rats capturés vivants avec toutes les apparences de la santé, ou trahissant par leur état d'amaigrissement une véritable *phtisie pesteuse*. L'infection s'est alors, à l'état subaigu, attardée en quelque organe à moindre phagocytose, poumon ou foie (1). Plus rarement enfin l'envahissement n'a pas dépassé la barrière ganglionnaire : c'est la peste bubonique du rat.

Dans ces derniers cas, la virulence est souvent affaiblie, et l'inoculation peut rester sans résultat.

La culture aussi devient beaucoup plus ingrate. Le bacille ne pousse pas ensemencé directement sur gélatine ou même sur gélose. Les milieux liquides, bouillon-peptone, eau de riz, surtout ensemencés massivement en pipettes-Pasteur, donnent seuls des colonies d'ailleurs typiques avec *d'interminables chaînes*. Mais ces cultures souvent inoffensives sont parfois stérilisées en quelques jours.

Le diagnostic est alors d'autant plus difficile que le bouillon, seule culture possible, n'est typique qu'à l'état pur. Or, le *T. Mu-*

(1) Nous n'avons pas observé une localisation exclusive ou dominante même à l'appareil respiratoire permettant de conclure à un mode fréquent de contamination par la voie pulmonaire chez les rats de navire.

rium avec ses colonies foisonnantes coïncide assez avec la peste. C'est donc dès les premières heures, où l'on peut déjà observer quelques flocons de bacille de Yersin avant le trouble uniforme du *T. Murium*, qu'il faudra examiner et repiquer le bouillon mis à l'étuve à médiocre température.

Quand, à défaut des cultures, les frottis seuls restent au diagnostic dont l'urgence s'impose, c'est encore avec certaines formes de multiplication, du *T. Murium* que la distinction peut être délicate. Sans qu'il y ait rien à ceci d'absolu, on pourrait dire que ces formes sont plus généralement grêles que celles correspondantes du Yersin; que les blancs y sont moins bien *réservés*, l'espace clair restant très légèrement lavé d'une teinte de fond de même couleur que les pôles.

Mais le *T. Murium* offre bien rarement les formes en navettes dodues du Yersin aux zones si tranchées, qui donnent alors au frottis de peste l'aspect caractéristique pour l'œil exercé à cette recherche.

CHAPITRE V

LA THÉRAPEUTIQUE DE LA PESTE

Le moyen âge, épouvanté par les ravages que la peste occasionnait dans des villes dont l'hygiène rudimentaire facilitait encore la marche du fléau, avait préparé tout un arsenal thérapeutique, dans lequel étaient réunies toutes les substances qui jouissaient d'une réputation solide contre les miasmes ou les sorts. Toutes les herbes odorantes, tous les parfums étaient appelés à lutter contre les mauvaises exhalations, et nous voyons encore, en 1720, un médecin ne sortir que « revêtu d'un habit de maroquin du Levant, complété par un capuchon du même maroquin. Ce capuchon était percé au niveau des yeux de deux ouvertures pour permettre la vue, mais ces ouvertures étaient soigneusement bouchées par un cristal. Le nez, en forme de bec et fort long pour détourner la malignité de l'air, était rempli de parfums et de matières balsamiques (1). » Pour compléter ce costume carnavalesque un long bâton leur servait à tâter le pouls, on juge avec quelle précision...

Charles de l'Orme, médecin de Louis XIII, nous indique quelles sont les plantes protectrices à employer : « J'ai pris, écrit-il, l'habitude de ne sortir sans avoir dans la bouche de l'ail, dans le nez de la rue, et dans les oreilles de l'encens. »

L'École de Salernes nous a conservé un curieux document, intitulé *Regimen tempore pestis* que nous ne résistons pas au plaisir de donner en entier. Si la thérapeutique en est primitive, du moins y pouvons-nous trouver de pratiques leçons d'hygiène et y relever

(1) MANGET, *Traité de la Peste*, 1721. Cf. REBER, *Janus*, 3, p. 299.

déjà le rôle du vinaigre comme antiseptique, dont plus tard les intendances sanitaires ont usé et abusé, perdant ainsi de précieux documents qui ne nous sont parvenus que corrodés et maculés comme la plupart de ceux que nous avons été à même de consulter dans les archives du lazaret du Frioul.

Voici ces préceptes, qui devaient protéger contre toute infection :

Devita coïtos, infirmos, balnea, fructus ;
Sit cibus atque tuus bonus, et vinum tibi potus ;
Illud sit vinum puro quoque flumine mixtum,
Adde ciboque tuo, cum prandes, semper acetum.
Ex aloë, myrrhaque, croco fit pilula firma ;
Mane laves vultum, dentes, manus per acetum ;
Sed caveas oculos ne tangas, nam nocet illis.
Assatum panem perarctum, propter odorem,
In manibus serves, sed si fuerint tibi glaucæ,
Sanguine te minuas, infectum teque noscas.
Sic pestem fugies, hanc formam si bene servas.
Nux, ficus et ruta, muscatum, quatuor ista.
Jejune sumpta depellent quæque venena.

Nous regrettons de ne pas posséder la formule du fameux opiat préconisé par la Faculté de Paris, formule qui fit éclater un sérieux conflit entre les médecins et les pharmaciens à la grande séance du 2 août 1623 qui devait être tout entière consacrée au salut public et devint une scène sur laquelle se maltraitaient médecins et chirurgiens, jurés, barbiers et pharmaciens. Mais en revanche nous avons retrouvé une antique formule, qui, sous le nom d'*aqua preservativa*, avait la réputation de protéger contre la peste ceux qui en faisaient usage :

Aquæ rosarum, aceti rosati aut sambucini, vini albi aut malvatici	ana	VI	onces.
Rad enulæ companæ, angelicæ, gentianæ, bistortæ, zedoaræ	ana	III	—
Baccarum juniperi et hedera	ana	II	—
Salviæ, rorismarini, absinthii, rutæ,	ana	1/2	—
Corticis citri		III	—
Theriacæ Mithridatii		I	—

conquassanda conquassentur et bulliant lento igne, et serventur ad usum.

Nous avons respecté jusqu'à l'orthographe de cette antique formule, avec laquelle on devait tous les jours se laver tout le corps sans oublier la bouche. Il était recommandé d'en mettre un peu dans le nez, et il n'était pas mauvais d'en laisser tomber quelques gouttes dans les oreilles.

Aujourd'hui, ces prescriptions qui font sourire sont presque du domaine de l'archéologie médicale. Nous n'en sommes heureusement plus à l'époque où les chirurgiens, examinant les malades avec une *lunette d'approche* (1), incisaient les bubons avec des bistouris longs de 65 centimètres, tandis que l'on employait pour retourner les malades sur leurs matelas des pinces de 1 m. 80 et qu'on leur faisait passer, par les fenêtres, avec des *machines* les objets les plus nécessaires. Aujourd'hui, heureusement pour l'humanité, le pestiféré est considéré comme un malade ordinaire, dangereux et contagieux sans doute, mais pas plus que ne le paraît un varioleux par exemple, qui cependant, quelque redoutables qu'aient été les épidémies occasionnées par son agent infectieux, n'a jamais causé les mêmes épouvantes que le pestiféré.

*
* *

Actuellement, en l'état des données de la science que nous devons à Yersin, nous avons trois choses à considérer chez le malade : *les manifestations locales*, *l'état général* et *l'agent infectant*. A chacun de ces terrains de combat correspondent des armes spéciales que nous fournissent l'hygiène et la thérapeutique.

Dès le début, on l'a vu par les observations que nous avons relatées, **l'état général** du malade devient grave et inquiétant. Non seulement la température s'élève, témoignant d'une lutte énergique contre le microscopique ennemi, mais encore des troubles sérieux se produisent dans tous les systèmes.

Des phénomènes d'intoxication apparaissent : qu'ils soient de nature endogène ou exogène, peu importe, leur résultat est identique : l'organisme s'affaiblit. Le système digestif s'encombre de

(1) 2e fait du mémoire de Prus.

produits de désassimilation qui amènent un état saburral de la langue, des nausées, des alternances de diarrhée et de constipation.

Le filtre rénal est souvent attaqué, et de sérieuses modifications qualitatives et quantitatives se produisent dans l'élimination urinaire.

La rate, le foie ne fonctionnent plus normalement, s'hypertrophient, deviennent douloureux. Enfin tout l'organisme participe à cette infection qui se complique d'intoxication.

Contre tout cela il convient de lutter.

Contre la fièvre et les accidents qui l'accompagnent, les *antithermiques* sont d'une précieuse utilité. La quinine donne d'excellents résultats, surtout dans ces formes mixtes, qui doivent être plus fréquentes qu'on ne pense en certaines régions malariques, formes dans lesquelles la peste, se greffant sur un terrain palustre, réveille le paludisme, s'associe à lui pour déterminer ces formes pesto-malariennes dont MM. Jacques et Gauthier ont donné le tableau (1). L'antipyrine, l'exalgine sont utiles non seulement contre l'élément thermique, mais encore contre les manifestations douloureuses qui l'accompagnent, telles que la céphalalgie et la rachialgie.

Nous avons eu souvent à utiliser les *purgatifs* pour régulariser le fonctionnement de tubes intestinaux encombrés. Ce sont les purgatifs salins ou huileux qui nous ont donné les meilleurs résultats. Plus rarement avons-nous eu à lutter contre des diarrhées rebelles, contre lesquelles nous avons vainement épuisé toutes les ressources de la thérapeutique, et qui finissaient par céder au régime lacté et à l'association des astringents et des antiseptiques intestinaux les plus variés. Quelquefois d'incoercibles vomissements venaient compliquer le tableau. Presque toujours, d'ailleurs, cette complication avait une issue fatale, et c'est en vain que la glace, les boissons gazeuses, l'eau chloroformée et le menthol essayaient d'arrêter ces incessants vomissements.

Nous avions d'autre part à lutter contre une *déglobulisation intense* et une *adynamie* considérable.

Contre la première, nous avons lutté avec une bonne alimentation

(1) Jacques et Gauthier, *loc. cit.*, pp. 25-27

aussi nourrissante que le permettait l'état même de nos malades. Contre l'adynamie nous avons essayé de tous les excitants, suivant que les uns ou les autres étaient mieux supportés ou plus volontiers acceptés.

La base de cette thérapeutique était constituée par l'acétate d'ammoniaque et la teinture de cannelle. Nous avons pu, sous cette forme, faire absorber à nos Arabes d'utiles doses d'alcool qu'ils eussent refusées présentées en nature. Nous y avons ajouté, pour des malades Européens et même pour certains indigènes, moins rigoureux observateurs des lois du Khoran, le vin de champagne et les vins généreux, puis toute la série des excitants par voie sous-cutanée, huile camphrée, caféine, strychnine, teinture de strophantus, etc. Mais ce qui nous a été d'un précieux secours et nous a donné d'excellents résultats, ce fut le sérum artificiel. Employé soit en injections sous-cutanées, soit en lavements servant souvent de véhicule à d'autres excitants, tels que la strychnine ou la caféine, ce qui avait en outre l'avantage de diminuer le nombre des piqûres, il nous a toujours satisfaits, et nous n'avons eu qu'à nous louer de son emploi.

Mais, en même temps que nous soignions l'état général de nos malades, nous avions encore à surveiller **l'état local** et les accidents particuliers qu'ils présentaient, état et accidents qui variaient suivant les diverses localisations qu'affectait chez eux le bacille pesteux.

Nous ne nous occuperons pas du cas où se produit une infection généralisée; souvent dans ce cas la mort survient avant même que l'on ait eu le temps de mettre en œuvre les ressources de la thérapeutique. Nous ne nous arrêterons donc qu'aux accidents franchement localisés sur un système.

La localisation la plus fréquente est celle qui se produit, dès le début de la maladie, sur les *ganglions lymphatiques*.

Ces adénites sont-elles justiciables d'un traitement spécial? Nous ne le pensons pas. Elles constituent en effet une réaction puissante de l'organisme, et il les faut respecter. Le médecin n'a à intervenir que lorsque, la suppuration une fois établie, il y a lieu de donner une issue au pus, dont la rétention amène des oscillations thermiques telles que celles de notre observation 3 dont la température ne s'est régularisée que lorsque la débâcle purulente a eu lieu.

Lorsque la suppuration établie a commandé une intervention, le traitement des adénites pesteuses ne comporte pas de différence avec le traitement des bubons ordinaires. Une incision large, d'abondants lavages antiseptiques, un drainage prudent amènent en peu de jours la cicatrisation complète. C'est même une heureuse issue que la suppuration, car les cas de peste dont les bubons viennent à suppurer guérissent presque toujours, et les suppurations se guérissent avec une remarquable rapidité.

Dans les cas où le bacille de Yersin, se localisant sur les *organes respiratoires*, produit une pneumonie soit primitive, soit secondaire, le pronostic est bien plus grave, car bien souvent tous les traitements échouent, et la guérison de ces formes de peste est une rareté. Mais ce ne sera pas une raison pour le médecin de se décourager, et l'on peut recourir à tous les moyens de traitement couramment employés contre la peumonie. Les antithermiques et les révulsifs seront d'un puissant secours. Nous avons vu à plusieurs reprises la digitale indiquée, d'autres fois l'alcool nous a rendu service. Mais tout cela ne constitue que des palliatifs et des atermoiements, et c'est à un médicament plus puissant et plus actif qu'il faut avoir recours.

*
* *

C'est intentionnellement que nous avons jusqu'ici laissé de côté la question du **traitement par le sérum antipesteux**. Elle comporte en effet des développements qui nous eussent entraînés à d'inutiles répétitions ; nous allons maintenant l'exposer dans les pages suivantes.

Dès que la découverte du bacille pesteux eut été confirmée en 1894, et que l'on put recevoir en Europe les premiers échantillons envoyés par Yersin, Calmette et Borel s'efforcèrent, au laboratoire de Roux, de chercher à vacciner de petits animaux et d'extraire des cultures une toxine pesteuse, et enfin d'obtenir un sérum capable d'immuniser contre l'infection expérimentale. Les premières recherches sur les toxines pesteuses ne leur donnèrent pas des résultats satisfaisants. Ils parvenaient difficilement à obtenir des toxines débarrassées de tout germe vivant, tuant les souris à un cinquantième de centimètre cube, alors que les toxines dont ils avaient l'habitude de faire usage leur donnaient des résultats bien supérieurs comme intensité d'activité.

Ils ont alors cherché à vacciner de petits animaux de laboratoire, cobayes et lapins, qui moins sensibles que la souris pouvaient aussi s'immuniser plus facilement.

Ils employèrent dans ce but des cultures chauffées à 70° pendant une heure. A cette température, nous l'avons vu, les bacilles virulents sont sûrement dépourvus de vitalité, et ils peuvent être injectés sans produire d'accidents trop graves. D'autre part, si on en injecte de petites doses répétées à de courts intervalles, on arrive peu à peu à vacciner contre des microbes virulents : une injection de culture vivante capable de tuer les animaux témoins demeurait sans action sur les animaux immunisés.

Calmette et Borel essayèrent alors quelle serait l'action du sérum de ces animaux. Et l'expérience montra qu'on pouvait facilement préserver des souris, qui constituent cependant l'animal sensible par excellence à l'égard du bacille pesteux, en leur injectant, quinze à seize heures après l'inoculation, une dose suffisante de sérum d'animal vacciné. Ils avaient donc trouvé un sérum curatif de la peste. Mais ils allèrent plus loin : ils constatèrent qu'on pouvait aussi, avec une dose bien moindre de sérum injecté avant le virus, rendre celui-ci complètement inoffensif. Ils avaient donc en main une arme parfaite, et la sérothérapie *antipesteuse* était créée, pouvant être utilisée non seulement pour guérir la peste, mais encore pour vacciner contre cette maladie.

Mais pour obtenir une quantité de sérum suffisante, les petits animaux ne suffisaient plus, il fallait recourir à un animal capable de fournir plusieurs litres de sérum. On s'adressa au cheval, comme on lui avait déjà demandé son sérum pour lutter contre la diphtérie. Pour cela, on lui injecte d'abord sous la peau, puis dans les veines, des cultures mortes ou vivantes. Mais on constata que, pour avoir un sérum suffisamment actif, il fallait injecter au cheval de grandes quantités de corps bacillaires. Et, comme chaque injection rend le cheval malade et exige un certain temps de repos, la préparation d'un cheval demande un temps assez long, un an à un an et demi, en moyenne, pendant lequel les animaux reçoivent environ cinquante injections. Et lorsqu'un sérum a acquis toute l'intensité désirable, il faut, pour la lui conserver, maintenir le cheval sous l'influence de la toxine pesteuse, et pour cela, on lui injecte encore de temps en temps des cultures de bacilles tués. Afin d'obtenir un bacille hypervirulent et par conséquent un sérum possédant le maximum d'intensité, Roux emploie des cultures préparées par un tour de main spécial : il fait développer le bacille dans des sacs de collodion, inclus dans le péritoine des lapins. Les microbes se développent librement dans les humeurs qui passent par osmose à travers les parois du sac et en peu de temps acquièrent une virulence plus grande. Cette race ainsi renforcée est ensemencée dans un bouillon contenant 1 p. 100 de gélatine, et au bout de quelques jours le milieu de culture devient très riche en toxine.

Leurs expériences de laboratoire avaient donné à Yersin, Calmette et Borel de beaux succès, mais qu'allait faire ce nouveau sérum en face d'un cas de peste humaine ?

C'est à Canton que Yersin fut appelé à l'essayer pour la première fois, le 26 juin 1896, sur un jeune Chinois, atteint de peste grave, auquel il en injecta 30 centimètres cubes en trois fois ; le malade guérit, et avec une telle rapidité que Yersin lui-même en fut surpris (1). Continuant ses injections, il obtint 24 guérisons sur 26 essais.

A Amoy, les injections pratiquées le 1e et le 2e jour ont donné 12 guérisons sur 12 cas et ont prévenu la suppuration des bubons. Chez les malades inoculés le 3e jour, il y a eu 3 succès, et deux bubons ont suppuré. Au 4e jour, il y a eu 3 guérisons sur 4 cas et un cas de suppuration. Enfin, 4 cas traités au 5e jour ont donné 3 guérisons.

Le traitement nouveau donnait une mortalité de 7,6 p. 100 au lieu de la mortalité habituelle qui était de 95 p. 100.

Il semblait que le succès fût garanti, toutes les fois où on essayait

(1) Yersin, Sur la peste bubonique. Sérothérapie. *Annales de l'Inst. Past.*, 1898.

assez tôt. Dans tous les cas traités de bonne heure, la guérison survenait, et souvent même Yersin réussissait à empêcher la suppuration des bubons. D'autre part, la convalescence devenait très courte, alors qu'elle est habituellement très longue, même dans les cas de peste bénigne. Ces résultats étaient donc des plus encourageants. Mais les suivants ne furent pas tous aussi brillants. En effet, les inoculations faites à Bombay, à Nha'trang, à Madagascar, ont vu quelque peu augmenter la proportion de la mortalité.

A Bombay, Yersin inocule 141 malades qui lui donnent une mortalité de 49 p. 100. A Nha'trang il obtient 42 p. 100. A Bombay et à Kutch, Simond inocule 300 malades, avec une mortalité de 52 p. 100.

A Tamatave, Thiroux (1) a eu 11 décès sur 20 malades, soit 55 p. 100. Employant du sérum préparé à l'Institut de Saint-Pétersbourg, Wigura et Jassinsky eurent encore moins de succès.

On ne sait trop à quoi attribuer ces différences dans l'action du sérum. On pensa en général que le sérum qui donnait les moins bons résultats avait été trop hâtivement préparé, et n'avait pas acquis toute la puissance anti-infectieuse dont il était susceptible.

D'autres ont pensé que les injections n'étaient pas faites à assez haute dose. C'est ainsi qu'Aubert (2) a constaté à la Réunion que des injections de 10 à 30 centimètres cubes ne lui donnaient que des résultats déplorables, alors qu'en injectant d'emblée 40, 60 et même 80 centimètres cubes, il sauvait presque tous ses malades. C'est aussi l'avis de M. Calmette, qui recommande, dès le début de la maladie, d'introduire sous la peau 40 à 60 centimètres cubes.

Mais il est un procédé qui avec des doses moindres donne des garanties bien supérieures, puisque des doses totales de 20 à 40 centimètres cubes ont suffi à juguler des pneumonies pesteuses. C'est *l'injection intraveineuse* que M. Calmette a préconisée. Il recommande de faire l'injection dans une des veines superficielles qui

(1) Thiroux, Rapport sur la sérothérapie dans la peste bubonique. *Ann. d'hyg. et de méd. colon.*, 1899.

(2) Aubert, Résultats obtenus à la Réunion par l'emploi du sérum antipesteux de Yersin. *Revue d'hyg. et de méd. col.*, 1901, 436.

se trouvent à la face dorsale de la main ou à la face antérieure du poignet Ces veines sont légèrement saillantes, et elles se laissent, après une légère compression de l'avant-bras, facilement pénétrer par l'aiguille de la seringue.

Si l'on prend soin de faire tiédir le sérum à la température du corps et d'éviter d'injecter des grumeaux d'albumine ou des bulles d'air, l'injection s'effectue sans que le malade ressente la moindre impression désagréable, et il ne survient jamais d'accident. Les expériences faites à Buenos-Ayres, à Rosario et à Glascow, mais surtout à Oporto par Calmette lui-même, ne laissent aucun doute sur l'efficacité et l'innocuité absolues de ce mode de traitement.

Mais l'injection de sérum antipesteux ne constitue pas seulement un traitement curatif de la peste, elle constitue aussi un mode de *prévention* des plus utiles et des plus efficaces.

Yersin, dans l'Inde, a inoculé préventivement plus de 500 individus vivants en plein foyer pesteux : cinq seulement ont ultérieurement contracté la peste et la maladie a éclaté 10, 20 et 42 jours après l'injection prophylactique.

De même Simond a inoculé à titre préventif 1.160 personnes vivant en des foyers contaminés, 9 ont contracté la peste dans les 30 jours qui suivirent l'injection. L'un d'eux a présenté les premiers symptômes au bout de 14 jours.

Thiroux à Tamatave, Yersin à Nha'trang, Calmette et Salimbeni à Oporto, en même temps qu'ils employaient à titre curatif le sérum antipesteux, l'employaient aussi à titre préventif, et il leur était facile de constater l'innocuité et l'efficacité de cette pratique.

Il est à noter à ce sujet que le pouvoir immunisant d'un sérum n'est pas toujours parallèle à son pouvoir curatif.

M. Netter indique qu'un sérum doué d'un pouvoir préventif très marqué, immunisant une souris au quart de centimètre cube échoue souvent à la même dose si on l'injecte 24 heures après une inoculation pesteuse, tandis que des souris ainsi infectées peuvent parfaitement guérir après l'injection d'un sérum deux fois moins actif et dont un demi-centimètre cube est nécessaire pour obtenir une immunisation.

Ainsi donc, le sérum de Yersin constitue dans l'arsenal thérapeutique une arme puissante au double point de vue curatif et prophylactique. Son action est indéniable, et depuis son premier essai à Canton en 1896 jusqu'aux preuves que nous en avons nous-mêmes recueillies, on ne compte plus le nombre d'existences humaines qu'il a sauvées.

Mais à côté de ses avantages indéniables, il présente quelquefois certains inconvénients, qui, sans gravité, il est vrai, ont du moins le notable inconvénient d'effrayer certains individus, leur montrant pour un but qu'ils considèrent parfois comme hypothétique, puisque, disent-ils, ils peuvent très bien traverser sans encombre la durée de l'épidémie, leur montrant, disons-nous, la menace de douleurs plus ou moins tenaces, avec une incapacité fonctionnelle parfois considérable. Sans doute, à la réflexion, on se rend compte de leur erreur, mais nous n'en avons pas moins eu à vaincre quelques difficultés pour persuader à tout notre personnel la nécessité qu'il y avait de procéder à une inoculation préventive.

Il est vrai d'ailleurs que nous avions eu à plusieurs reprises quelques accidents succédant à l'injection de sérum.

Quelques rapides observations montreront mieux que toute discussion la forme et la valeur de ces accidents.

Obs. I. — Del, cuisinier, vacciné le 8 juillet ; sur sa demande, l'injection est faite au niveau du V deltoïdien. Le lendemain, éruption très douloureuse d'urticaire, persistant deux ou trois jours, localisée au bras et à l'épaule.

Obs. II. — Pi., garde sanitaire, injection de 10 centimètres cubes dans le flanc droit. Le lendemain pas de réactions ; le 11 juillet, apparition d'urticaire généralisé, avec prurit intense, durant 2 jours. Pas de réaction locale.

Obs. III. — Car., infirmier, n'a rien présenté d'anormal à la suite d'une première injection. Reçoit à nouveau 10 centimètres cubes le 18 juillet. A la suite de cette seconde injection est malade pendant trois ou quatre jours, et présente des accidents rhumatoïdes sérieux. N'a pas de rhumatisme dans ses antécédents.

Les deux chevilles, la droite surtout, sont très douloureuses, œdématiées. Les deux genoux sont également douloureux, mais non œdématiés. Il en est de même des deux épaules, du coude gauche et des doigts des deux mains ; non seulement tout travail est impossible, mais le malade ne peut même pas se lever. Perte d'appétit avec un peu de fièvre.

Les accidents ont apparu le troisième jour après l'injection et ont duré trois jours en diminuant.

Au mois de novembre, nouvelle injection, ramenant les mêmes phénomènes, un peu moins accentués.

Obs. IV. — M., auxiliaire. Deux jours après une injection de 10 centimètres cubes, douleurs rhumatoïdes aux genoux et aux malléoles. Pendant 24 heures, marche impossible, œdème scrotal très douloureux, perte complète d'appétit, un peu de fièvre.

Obs. V. —Ch., auxiliaire. Deux jours après une injection de 10 centimètres cubes, douleur et œdème des deux genoux. Courbature très marquée avec fièvre, anorexie, sensation de gêne au niveau du scrotum.

Au mois de novembre, nouvelle injection, ramenant à peu près le même tableau : le lendemain de l'injection, au réveil, jambes raides, douleurs articulaires aux malléoles, genoux, coudes et épaules. Impossibilité absolue de travailler. Tous ces accidents disparaissent en 24 heures.

Obs. VI. — La., auxiliaire. Le lendemain d'une injection de 10 centimètres cubes, douleurs rhumatoïdes localisées aux genoux et aux chevilles, œdème du scrotum, urticaire, fièvre et anorexie durant 24 heures.

Obs. VII. — Cad., infirmier. Quatre jours après une injection de 10 centimètres cubes, douleurs très vives aux membres inférieurs, rendant la marche impossible, œdème marqué des genoux et des malléoles ; aux poignets et aux doigts, douleur et œdème plus léger, le tout dure deux jours.

Obs. VIII. — Lub., injection de 10 centimètres cubes, faite sur sa demande au bras. Quatre jours après, urticaire très prurigineux, occupant le bras et la moitié correspondante du thorax.

Obs. IX. — Sen. Mad., auxiliaire, injection de 10 centimètres cubes ; 6 jours après, début nocturne par de la fièvre et de l'insomnie. Douleurs violentes à la malléole gauche et au genou droit, qui, pendant plusieurs jours, n'ont permis la marche qu'avec grande difficulté. Les douleurs et l'œdème ont ensuite atteint l'épaule et le poignet droit. Anorexie et fièvre pendant cinq jours, puis peu à peu tout rentre dans l'ordre.

Pas de troubles de la menstruation.

Obs. X. — Mme P... a reçu deux fois, à un mois d'intervalle, une injection de 10 centimètres cubes. Chaque injection a été suivie dans les 48 heures d'une abondante métrorrhagie, de telle sorte qu'une modification s'est produite sur la date des règles qui ont été avancées de 8 et 15 jours.

En dehors de cet accident est toujours très bien réglée. En même temps, urticaire étendu et quelques douleurs rhumatoïdes.

Obs. XI. — Dav., étuviste, injection de 10 centimètres cubes ; présente le lendemain de l'injection une éruption d'urticaire aux membres inférieurs avec un peu de douleurs articulaires aux malléoles et aux genoux, disparues en 24 heures.

Obs. XII. — Dr Gil., injection de 10 centimètres cubes de sérum sans accident, le 7 juillet

Le 19 juillet, nouvelle injection ; 48 heures, accès de fièvre assez marqué (antéced. palustres), courbature, douleurs vagues aux poignets, aux coudes et aux genoux. Perte d'appétit, pendant deux ou trois jours. Au flanc gauche, sensation gênante de poids ; apparition d'un érythème scarlatiniforme, occupant toute la moitié gauche et la paroi abdominale, et descendant jusqu'à mi-cuisse, où elle est limitée par une courbe à concavité inférieure. La verge et le scrotum sont rouges et œdématiés, avec un anneau de peau normale qui cercle la naissance du pénis.

La douleur est assez forte, surtout à la pression; il est impossible de serrer un vêtement et la marche est très pénible. Tout rentre peu à peu dans l'ordre, et, au bout de trois jours, il n'y a plus de traces.

Une troisième injection, douze jours plus tard, ne ramène qu'un accès franc de paludisme.

Le 18 novembre, nouvelle injection, toujours de 10 centimètres cubes. Le 19, un peu de rougeur de la peau dans la moitié de la paroi abdominale sous-jacente, à l'injection. Très légère douleur à la pression. Un peu d'œdème de la verge. OEdème et infiltration considérables du scrotum qui n'est pas douloureux, mais gênant, et qui donne une sensation de prurit et de pesanteur désagréable.

Très léger mouvement fébrile, apparition à l'aisselle gauche d'un ganglion *dur*, *aplati*, *indolore*.

Le 20, disparition de la douleur abdominale. Le scrotum a un peu diminué de volume, mais la verge est considérablement infiltrée et œdématiée, surtout à son extrémité libre, ce qui lui donne tout à fait l'apparence d'un battant de cloche.

Le 21 au matin, ces accidents se sont bien amendes, et le soir ils ont complètement disparu.

Obs. XIII. — J. Pel., à la suite de la première injection de 10 centimètres cubes, urticaire généralisé avec prurit intense. Apparition à l'aisselle gauche d'un ganglion gros comme un haricot, apportant un peu de gêne dans les mouvements, mais pas de douleur. En même temps, un peu de courbature.

A la seconde injection, quelques plaques d'urticaire, mais, 24 heures après l'inoculation, apparition d'une large plaque d'érythème occupant toute la moitié droite de la paroi abdominale. Douleur vive à la région hépatique et à la région sus-pubienne. En trois jours, l'érythème passe par diverses teintes ecchymotiques et disparaît. Courbature avec un peu de fièvre et anorexie.

Une troisième injection toujours à la même dose n'amène pas d'accidents notables.

En somme, on voit que les accidents sont toujours à peu près les mêmes: douleurs rhumatoïdes, courbatures, éruptions, anorexie.

Il est intéressant de retrouver au sérum antipesteux le pouvoir emménagogue que l'on avait déjà constaté au sérum antidiphtérique, mais c'est là un incident plutôt qu'un accident de son emploi.

M. le docteur Gauthier, qui a pratiqué de son côté bon nombre d'injections préventives, a bien voulu nous communiquer la note suivante qui renferme le résultat de ses observations : Ces observations portent sur 80 inoculations, et la quantité injectée a été, sauf deux exceptions, de 10 centimètres cubes chaque fois. Dans aucun cas, il n'a été constaté d'accidents graves consécutivement aux injections. Dans deux cas, les phénomènes observés ont présenté une certaine intensité et nécessité le repos au lit pendant trois jours. Une interprétation très plausible serait l'éveil d'une infection légère sous l'influence paraissant indéniable d'ailleurs de l'injection. Voici, sans tenir compte d'un effet de malaise immédiat chez un certain nombre de vaccinés, et qui est sans nul doute d'ordre émotif, les accidents assez communément observés dans la série, pour pouvoir être rapportés avec presque certitude à l'injection vaccinante. Ces accidents sont apparus du second au dixième jour. En somme, sur nos injectés pris en bloc, on a noté les phénomènes suivants : l'érythème, fréquent à un léger degré et dans la région voisine de la piqûre, a été relevé trois fois avec une certaine intensité. L'urticaire généralisé 2 fois, localisé, 2 fois. L'œdème scrotal après injection au flanc, 3 fois. L'œdème péri-articulaire douloureux, avec impotence fonctionnelle, fièvre et quelques manifestations viscérales réalisant le tableau atténué du pseudo-rhumatisme 2 fois. L'embarras gastrique, avec langue saburrale, température subfébrile, anorexie très marquée, 2 fois.

Les douleurs rhumatoïdes modérées avec asthénie passagère et courbature plus légère ont été observées plus souvent, mais de ces éléments purement subjectifs il est difficile de fournir une notation numérique précise.

Pour des raisons différentes, il n'a pas été possible d'apprécier exactement la proportion des adénopathies.

Dans un grand nombre de cas, on n'avait pas noté l'état des ganglions avant l'injection vaccinante. Il n'est pas douteux qu'il n'y ait eu léger gonflement des glandes lymphatiques chez certains vaccinés, et ce gonflement s'est produit, peut-on dire, sous l'œil et le doigt du médecin pour un certain nombre de cas.

Sans vouloir préciser, nous aurions tendance à estimer la fréquence de ce symptôme à 8 ou 10 p. 100. Réduite à un ou deux ganglions indolores, roulant sous le doigt, globuleux, et variant de la grosseur d'un pois à celle d'une bille, cette adénopathie se montre alors avec prédominance du côté injecté, et dans l'aisselle. Mais elle paraît aussi pouvoir se généraliser, et la palpation des grands plis articulaires donne alors une sensation *absolument analogue* à celle obtenue dans les cas de syphilis toute récente : pléiade ganglionnaire, à consistance un peu spéciale.

Mais l'énumération faite ainsi, *in globo*, des quelques accidents observés après le sérum vaccinant donnerait une idée moins exacte de leur genèse ou de leur fréquence véritable, que l'analyse rapide des conditions spéciales où elles sont produites.

D'une part, il est à noter en effet que les manifestations ganglionnaires quelque peu accusées se sont produites presque exlusivement dans la série où se trouvaient 63 ouvriers déchargeurs qui ont été soumis, sitôt après leur vaccination, à un travail de force. C'est parmi les sujets présentant ces adénites que se sont manifestés deux cas d'embarras gastrique, avec température subfébrile pouvant être rapportés à l'injection préventive. Abstraction faite d'érythèmes fugaces, il n'a pas été constaté d'accident d'autre nature.

D'autre part, il est à noter que tous les symptômes tels qu'œdème marqué du scrotum ou des articulations, les manifestations pseudo-rhumatismales quelque peu accentuées ont toutes été relevées exclusivement à la deuxième ou troisième injection dans le personnel de l'hôpital.

Toutes ces injections et réinjections, opérées chez un personnel appelé à prendre contact avec des malades ou à manipuler des marchandises contaminées, ont été faites, à deux exceptions près, à la dose de 10 centimètres cubes, indiquée par l'instruction accompagnant le sérum.

Il paraît digne de remarque que les vaccinations, au nombre de 200 environ pratiquées chez le personnel du Laos par M. le docteur Jacques, qui n'ont été pour diverses raisons, en particulier la répugnance qu'elles inspiraient à un grand nombre, que de 6 à 7 centimètres cubes et n'ont généralement pas été renouvelées, paraissent avoir été bien supportées.

Si les résultats viennent confirmer ce que nous pouvons savoir, nous croyons pouvoir conclure à l'indifférence presque absolue de doses ne dépassant pas 6 à 8 centimètres cubes, d'une première injection, et nous pouvons supposer qu'une nouvelle injection de 5 centimètres cubes serait, 10 jours après, assez bien supportée. Nous n'avons aucune donnée précise nous permettant d'affirmer personnellement l'efficacité immunisante de ces doses, point que nous réservons de façon formelle.

Nous nous contenterons d'indiquer que les injections de 10 centimètres cubes et leur renouvellement surtout paraissent ne pas devoir être toujours acceptés dans une agglomération où se produiraient les accidents même légers signalés ci-dessus. Cette ressource prophylactique si puissante risquerait alors d'être fortement compromise. On ne peut toutefois omettre de rappeler à ce propos que M. le professeur Calmette pratiquait à Oporto des injections de 5 centimètres cubes seulement, et que l'efficacité de ces doses répétées en temps utile paraît des plus probantes, sans qu'elles n'aient jamais, à part une légère éruption d'urticaire, produit d'accident.

Enfin nous tenons à relever la facilité avec laquelle les injections de sérum réveillent les dyscrasies et surtout l'impaludisme. Chaque fois que nous avons eu à pratiquer des injections à des paludéens, nous avons vu, dans les quarante-huit heures qui ont suivi l'injection, se produire des accidents de paludisme, et à plusieurs reprises nous avons trouvé des amibes dans le sang des individus ainsi injectés. Le fait avait été déjà signalé avec d'autres sérums, aussi n'insisterons-nous pas, nous contentant de noter le fait au passage.

Un autre fait, plus intéressant peut-être, car il ouvre le champ aux suppositions sur l'action du sérum, est le suivant. Au cours des 38 cas de peste dont nous relatons l'observation, nous avons été amenés à faire de nombreuses injections de sérum. Or nous avons été amenés ainsi à constater que : lorsqu'on injecte le sérum antipesteux à titre thérapeutique, les accidents consécutifs à l'injection sont l'exception, ils deviennent la règle quand on l'injecte à titre préventif. Et pourtant les doses sont bien différentes. Certains de nos malades ont reçu jusqu'à 80 centimètres cubes en une seule injection, et nous n'avons jamais dépassé 10 centimètres cubes pour les injections à titre préventif. A quoi peut être due cette différence d'action ? On peut admettre que, lorsqu'on injecte du sérum à des malades en puissance d'infection pesteuse, tous les éléments en sont employés à la lutte contre le bacille, et il ne peut donc pas produire d'accident, tandis que, lorsqu'on injecte le sérum à titre préventif, tout l'organisme est saturé d'antitoxine avant que tous les éléments actifs du sérum aient été employés, et les accidents survenus seraient dus aux éléments en excès. Cette hypothèse nous paraît assez bien cadrer avec ce double fait, d'abord que les accidents les plus intenses surviennent lorsqu'on renouvelle deux ou trois fois les injections, et ensuite que des doses plus faibles que celles que nous avons employées, doses de 5 à 8 centimètres cubes, ne produisent pas les mêmes phénomènes que nos injections de 10 centimètres cubes.

Enfin, le grand reproche fait au sérum antipesteux, ce n'est pas tant les accidents qu'il peut provoquer, que la *brièveté de son action*. C'est là surtout que réside la difficulté. En effet, il a été prouvé et surabondamment démontré que l'action préventive du sérum antipesteux variait entre dix et vingt jours, et ne dépassait cette limite que dans de rares circonstances, et que le plus souvent, au bout de quinze jours, l'action préventive de la première injection était épuisée. Il faut donc, pour se maintenir sous l'influence protectrice du sérum, renouveler les injections de sérum tous les quinze jours, et il est même prudent de ne pas dépasser dix ou douze jours. Or si l'on devait ainsi injecter un nombreux personnel, il faudrait des quantités considérables de sérum. Et cependant, ces injections répétées sont absolument nécessaires, surtout pour ceux qui vivent dans un milieu constamment contaminé et quelquefois même il peut être utile et même nécessaire de renouveler une injection dont la période de garantie n'est pas encore complètement écoulée, mais lorsqu'on vient de risquer une injection plus grave, comme par exemple après une autopsie.

Aussi on est en droit de se demander, quelle que soit d'ailleurs la confiance que l'on puisse avoir dans le sérum, si nous ne trouvons pas dans l'arsenal mis à notre disposition une arme plus puissante encore que le sérum de Yersin, qui, admirable sans réserve au point de vue thérapeutique, laisse peut-être un peu à désirer au point de vue préventif.

Divers essais ont été tentés à côté de Yersin. Les plus intéressants sont ceux de Lustig (1).

Pour arriver à son but, Lustig, continuant les premières recherches de Calmette et Borel (2), a cherché à immuniser les chevaux non plus en leur injectant des cultures mortes ou vivantes de bacilles pesteux, mais en leur inoculant seulement des produits toxiques, chimiquement extraits des cultures, obtenant ainsi, au lieu du sérum anti-infectieux de Yersin, un sérum surtout antitoxique.

Lustig s'est adressé aux cultures sur gélose, et dissout par la potasse les cultures de 24 heures. Ensuite, une addition d'acide acétique ou chlorhydrique amène un précipité. C'est ce précipité qui, lavé et convenablement traité, est la base de ses recherches. Son action est telle qu'il tue les souris à 1,10 p. 100 et les lapins à 1,21 p. 100 grammes de poids d'animal.

Les doses inférieures provoquent chez les animaux de laboratoire des accidents de réaction, mais les animaux se remettent et demeurent immunisés. Des lapins, des cobayes et même des singes ont été ainsi vaccinés avec succès.

Si enfin on injecte à un cheval cette substance vaccinante, on arrive, en renouvelant à plusieurs reprises l'injection, à obtenir

(1) Lustig, *Sieroterapie e vaccinazzione contre la peste bubbonica*, 1897.

(2) Calmette et Borel. La Peste bubonique. *Ann. de l'Inst. Pasteur*, 1895, IX, 589.

un sérum curatif pour la peste, et Galeotti et Malenchini (1) ont même obtenu en opérant sur des singes de premiers résultats qui furent brillants, mais cette période de succès ne dura pas, et à Arthur Road Hospital, la mortalité fut de 68,3 p. 100 chez les individus traités et de 79,5 p. 100 chez ceux qui ne l'avaient pas été. Ces chiffres montrent le peu d'activité du sérum de Lustig. Mais il ne faudrait pas cependant être injuste envers lui, et lui dénier toute action efficace. Il a donné des preuves de son utilité ; et Lustig (2), Galeotti et Polverini (3), Lustig et Galeotti (4), Moretti (5), ont rapporté d'intéressantes observations. Mais il serait nécessaire de le voir de plus près et de l'expérimenter peut-être dans de meilleures conditions pour en apprécier exactement la valeur.

Roux a également essayé à l'Institut Pasteur de préparer un sérum antitoxique en partant d'une toxine qui tue les souris à 1/80, de centimètre cube. Mais il a constaté que ce sérum demeurait toujours inférieur au sérum obtenu par inoculations répétées de bacilles morts ou vivants.

Terni et Bandi (6) ont rapporté également leurs recherches sur un procédé de vaccination. Ils inoculent des cobayes dans la cavité

(1) Galeotti et Malenchini, Experimentelle Untersuchungen beï Affen über die Schützimpfung und die Serumtherapie gagen Beulenpert. *Centralbl. f. Bakter.*, 24 nov. 1897.

(2) Lustig, Rilazione sull resultato delle ricerche fatte in India negli animali e nel huomo, interno alla vaccinazzione preventive contra la peste bubbonica. *Gazett. d. ospital.* Milano, 1897, XVII, 1543-1545.

— Alcuni appuorti sull' uso del siero contro la peste bubbonica in India. *Riv. d'igiene et scm. pul.* Torino, 1899, X, 105-122.

(3) Galeotti et Polverini, *Sui primi 175 casi di peste bubbonica trattati nel 1898 in Bombay col siero preparato nel Laboratorio di Pathologia generali di Firenze*, 1898.

(4) Lustig et Galeotti, Intorno l'azione del nucleoproteïde estratto dei bacilli della peste bubbonica nel systema circulatorio-sperimentale. *Arch. de Biologie.* Firenze, 38, Lii, 5-15,

(5) Moretti, Intorno alla sieroterapia della peste bubbonica. Racogl. mest. Forli, 1898, ii.

(6) Terni et Bandi, *Communication au Congrès international d'hygiène et de démographie.* Paris, 1900, 10-17 août.

péritonéale, et au moment même de la mort des cobayes, pour éviter les infections associées, ils puisent le liquide qui se présente comme épanchement péritonéal, liquide plus ou moins abondant, mais qui existe constamment.

Ce liquide possède, cela se comprend, de puissantes propriétés toxiques. Les auteurs le filtrent pour le débarrasser des corps bactériens et le diluent ensuite dans une solution composée de :

Acide phénique.	0 50
Carbonate de soude . . .	0 25
Chlorure de sodium . . .	0 77
Eau stérilisée. . . . . . ,	100

Et c'est avec ce liquide ainsi dilué qu'ils opèrent leurs vaccinations. Mais cette méthode, qui peut paraître rationnelle, est encore trop jeune et n'a pas fait l'objet de recherches suffisantes pour que nous puissions l'apprécier.

Aussi réservons-nous notre jugement.

*
* *

Nous arrivons enfin, à une méthode qui n'a aucune prétention thérapeutique, mais qui, au point de vue préventif, a donné d'excellents résultats. Comme dans le produit de Terni et Bandi, ce sont des produits dérivés du bacille pesteux qu'emploie cette méthode, et comme dans le sérum de Lustig ce sont les toxines qui entrent en jeu. Mais celle-ci, par sa préparation et son mode d'emploi, est absolument spéciale. Nous voulons parler non plus du sérum, quoique ce mot ait été employé à tort, mais **du liquide de Haffkine.**

Celui-ci n'emploie plus le sérum des animaux inoculés, mais injecte directement des cultures mortes du bacille de la peste, appliquant ainsi à l'infection pesteuse une méthode que Ferran avait étudiée pour combattre le choléra.

Haffkine prépare ses cultures dans des ballons de bouillon, audessus desquels il fait flotter une couche de beurre ou d'huile, destinée à faciliter la formation des stalactites floconneuses que forment dans le bouillon les bacilles pesteux. Au bout de quelques jours, on agite le ballon, les stalactites tombent et, par une nouvelle période de repos, une nouvelle série se forme que l'on précipite à nouveau, et ainsi de suite, à diverses reprises, pendant un mois.

Au bout d'un mois on tue les bacilles par un chauffage d'une heure à 70°, le liquide est réparti en flacons clos, et tout est près pour l'usage. Les doses inoculées varient suivant l'âge et la résistance des individus, de 0,3 à 3 centimètres cubes. L'inoculation est faite sous la peau du bras. Quelques heures après l'injection, une période de réaction survient, plus ou moins marquée suivant les individus, et durant de 12 à 24 heures. La température s'élève, atteignant 39 et même pouvant aller jusqu'à 40. Le sujet accuse un malaise général, avec affaissement, courbature, et souvent céphalée intense. En somme, on retrouve presque le tableau clinique de l'infection pesteuse à son début.

Au point où se fait l'injection, il y a de la douleur et du gonflement. Souvent aussi les ganglions correspondants sont tuméfiés et douloureux. Haffkine pense que cette réaction est nécessaire pour établir le succès de l'injection.

Au début de ses vaccinations, 10 jours après la première injection, Haffkine en pratiquait une seconde. Aujourd'hui, tout en constatant que cette pratique peut avoir du bon, en ce sens qu'elle accentue et prolonge l'immunisation, on a reconnu qu'elle n'est pas nécessaire pourvu que la première inoculation ait amené une réaction suffisante.

Actuellement, plus de 100.000 inoculations préventives ont été faites et ont donné de brillants succès.

A Lower Damaun comme à Byeulla et mieux encore à Hubli, les vaccinés ont présenté un nombre de cas relativement bien inférieur à celui que fournissaient les non-vaccinés, et encore ces cas se sont-ils favorablement terminés bien plus souvent que chez les non-vaccinés.

A Byculla, par exemple, 152 vaccinés ont fourni 2 cas qui se sont tous deux terminés par la guérison, et 171 non vaccinés ont fourni 6 cas et 2 décès. Et cependant il n'y avait entre les deux groupes aucune différence : il s'agissait de prisonniers, vivant ensemble, soumis au même régime, et rien en dehors de l'inoculation préventive ne peut expliquer la différence de morbidité et de mortalité qui s'est établie entre eux.

L'immunité procurée par l'injection n'est pas indéfinie. Les diverses épreuves tentées ont montré qu'elle atteignait rarement un an, et qu'en général il faut la considérer comme terminée au bout de six mois. Mais d'autre part on peut admettre une durée d'action minimum de trois mois. Comme l'on peut d'ailleurs prolonger cette période d'immunité par une nouvelle injection, on voit que le procédé de Haffkine permet de traverser une épidémie en ayant de fortes chances de s'en préserver.

Si d'ailleurs on vient à être atteint (et en cela le vaccin de Haffkine ne donne pas une garantie plus absolue que n'en donne par exemple la vaccine jennerienne contre la variole), la vaccination a encore l'avantage de diminuer considérablement la gravité de la maladie.

Hornebrook, qui a dirigé en 1898 l'hôpital des pestiférés de Dharwar, nous donne des chiffres très démonstratifs au sujet de cette bénignité relative de la peste chez les sujets vaccinés.

Il est entré à cet hôpital 85 sujets ayant reçu une injection de culture de Haffkine et 19 sujets ayant été inoculés 2 fois.

Les 85 sujets ayant subi une fois l'inoculation ont donné 29 décès, soit 29,4 p. 100. Les 19 sujets ayant été inoculés deux fois ont fourni 5 décès, soit 26,3 p. 100. Or à Dharwar la mortalité était de 93 p. 100 et elle atteignait encore 62 p. 100 chez les malades traités à l'hôpital. On voit que la différence en faveur des vaccinés est bien considérable. Cependant, Hornebrook aurait constaté que cette influence favorable ne s'exercerait pas dans les cas où la fièvre présenterait la forme pneumonique.

Enfin, injectée chez un malade atteint de peste confirmée, la méthode n'a paru avoir aucun effet curatif, confirmant d'ailleurs en cela les prévisions d'Haffkine.

En somme, la méthode du médecin russe présente de grands avantages. Il est très facile d'en préparer en très peu de temps des quantités relativement considérables, et à peu de frais. On n'a besoin que de très petites doses, et l'immunité acquise est bien plus longue qu'avec le sérum antipesteux.

Aussi comprend-on que, dans un but de prophylaxie bien comprise, le gouvernement de l'Inde ait fait tous ses efforts pour en propager l'usage, et n'ait pas hésité à favoriser ceux qui y recouraient, afin d'encourager les indigènes à y recourir.

Mais (quel est l'éloge où il n'y a pas de mais?) il se présente deux difficultés.

Nous avons dit tantôt, parlant des accidents provoqués par le sérum, qu'il y avait lieu de craindre que ces accidents ne fissent reculer quelques individus, qui préféreraient se priver de cette précieuse garantie, plutôt que de s'exposer aux quelques désagréments qu'amène parfois son emploi. Combien plus peut-on émettre cette crainte en présence des réactions extrêmement pénibles que doit provoquer ce vaccin pour arriver à son but.

Mais ce n'est pas là encore l'objection la plus sérieuse. La seconde est d'ordre plus scientifique, et plus grave aussi. Calmette et Salimbeni ont émis la crainte que l'injection du vaccin de Haffkine n'augmentât pendant les premiers jours la réceptivité vis-à-vis de la peste, et n'aggravât l'infection au cas où la maladie serait déjà en période d'incubation chez le sujet injecté.

En effet, l'immunité ne se produit pas instantanément, comme avec le sérum d'animaux immunisés. Haffkine admet qu'il faut un délai de 24 heures pour que l'immunité soit acquise. C'est qu'ici cette immunité est active, c'est-à-dire que l'organisme, par sa réaction contre les substances injectées, doit produire lui-même la substance immunisante. Comme cette production demande un certain temps, ils craignent que, si une nouvelle infection vient à se produire pendant cette période, l'organisme n'ait pas les moyens de lutter contre ce nouvel adversaire.

Ils en concluent que la vaccination de Haffkine peut être imprudente et même dangereuse pour des sujets soumis à la contagion, et qu'il serait préférable que cette vaccination fût précédée, à 24 ou 48 heures de distance, d'une injection de sérum antipesteux.

Il est certain que les expériences de Calmette et Salimbeni, sur les souris, paraîtraient militer en faveur de leur thèse. Mais les faits relevés aux Indes en grand nombre par Haffkine, Leuman et les membres de la commission allemande permettent de se demander si les craintes de Calmette et de Salimbeni ne sont pas exagérées. En réalité, leurs observations paraissent beaucoup plus théoriques que justifiées.

D'autre part, l'immunisation mixte par le vaccin et le sérum antipesteux, suivant la méthode préconisée par Calmette et Salimbeni et déjà indiquée par Beinarow, ne donnerait peut-être pas tous les résultats qu'en attendent ses promoteurs. Il faut, en effet, pour que l'immunisation active soit obtenue, que l'organisme présente un certain degré de réaction, et l'injection simultanée ou préalable de sérum antipesteux pourrait amoindrir cette réaction et la rendre insuffisante.

En résumé, le sérum de Yersin est et demeure l'agent curatif par excellence de l'infection pesteuse. Il en est également un puissant agent préventif, mais il est dépassé à ce point de vue par la vaccination active de Haffkine, et c'est à celle-ci qu'il faudra avoir recours toutes les fois que ce sera possible.

*
* *

Mais nous ne voudrions pas terminer ce chapitre sur la thérapeutique de la Peste sans parler d'une méthode de traitement qui a été suggérée à notre excellent maître M. le docteur Gauthier par les propriétés biologiques du bacille de Yersin.

Nous avons noté, après tous les observateurs, l'influence défavorable qu'exercent les températures élevées sur le bacille de Yersin. Il est à noter également que l'infection se fait généralement par des parties découvertes ou à température peu élevée, mains, pieds, jambes, etc. D'un autre côté, la marche de l'infection, rapide tant qu'elle se produit dans des membres par exemple, diminue de rapidité lorsqu'elle atteint les régions du centre, abdomen ou tronc, et il se pourrait que la température centrale vînt en aide aux ganglions lymphatiques.

Aussi M. Gauthier a pensé qu'on pourrait faciliter le travail de lutte des ganglions en maintenant à une température plus élevée la paroi à leur niveau. Le moyen le plus pratique pour cela nous paraît être constitué par les affusions au voisinage de 45°. La sensation est assez désagréable au début, mais le malade s'y habitue assez vite et les tolère assez bien.

Nous ne voulons pas porter de jugement sur cette méthode, qui a au moins un avantage, celui d'être rationnelle et pratique, mais qui aurait besoin d'être contrôlée pour en pouvoir juger de l'efficacité.

Nous n'avons eu l'occasion de l'appliquer qu'une seule fois, mais le résultat ne nous en a pas paru défavorable.

Le bubon qui prenait une allure des plus graves avec phlyctène et mauvais aspect, a évolué d'une tout autre façon, et en quelques jours ramollissement et suppuration.

Sans doute, nous ne voudrions pas *ab uno discere omnes*, mais il nous semble que le procédé mérite d'être mieux essayé et peut-être pourra-t-on en obtenir de bons résultats.

BIBLIOGRAPHIE

DIEUDONNÉ. — Ueber die Resultate der Yersin'schen und Haffkine'schen immunisirungs und heilungversüche bei Pest. *München. med. Wochensch.*, 1898, XLV, 166-168.

HAFFKINE. — Preventive inoculations against plague. *Ind. Lancet*, Calcutta, 1898, XI, 103-108.

HAFFKINE. — On the epidemic of plague in Lower Damaun (Portuguese India) and on the effect of preventive inoculation there. *Ind. med. Gaz.*, Calcutta, 1898, XXXIII.

LUSTIG. — Risultati delle ricerche fatte in India sulla vaccinazione preventiva contra la peste bubbonica et sulla sieroterapia. *Gaz. d'osp.*, Milano, 1897, XVIII, 1543-1545, et traduct. franç. *Archives italiennes de biol.*, Turin, 1897-98, XXVIII, 307-314.

CALMETTE et BOREL. — La peste bubonique. *Ann. de l'Inst. Past.*, 1895.

YERSIN. — La peste bubonique, sérothérapie. *Ann. de l'Inst. Pasteur*, 1897-81.

AUBERT. — Résultats obtenus à la Réunion par l'emploi du sérum antipesteux de Yersin. *Revue d'Hyg. et de Méd. col.*, 1901, 436.

CH. DE MERTENS. — *Traité de la Peste*, 1784.

CALMETTE et SALIMBENI. — La peste à Oporto. *Annales de l'Institut Pasteur*, 1899, 865.

RAYBAUD. — Traitement de la peste. *Marseille médical*, 1901, 609.

DEUTMAN. — *De Pest. Vaccinatie en Serotherapie* (travail du laboratoire Calmette). Th. d'Amsterdam, 1900.

GALEOTTI und MALENCHINI. — Experimentelle Untersuchungen bei Affen über schutzimpfung und die Serumterapie und die Serumtherapie gegen Benlenpest. *Centralbl. für Bakter.*, 1897.

LUSTIG. — *Sieroterapia e vaccinazione preventive contra la peste bubbonica.* Torino, 1895.

LUSTIG et GALEOTTI. — Intorno l'azione del nucleoproteide estrotto dei bacili della peste bubbonica sul sytema circolatorio (sperimentale). *Arch. de Biol.*, Firenze, 1892, LII, 5-15.

GALEOTTI et POLVERINI. — Sul disturbi dell' apparato circolatorio nei malat di pesti bubbonica. *Settimano med. et sperimentale*, Firenze, 1898, LII, 397-401.

MORETTI. — *Intorno alla Sieroterapia della peste bubbonica. Roccogl. med. Forli*, 1898, 6. Ser. II, 333-339.

ZOBELOTNY. — *Expériences d'inoculation et d'immunisation des singes contre la peste.*

BENNETT and BANNERMANN. — Inoculation of an entire community with Haffkine's plague vaccine. *Indian Med. Gazette*, juin 1899.

CLEMOW. — The serumtreatment of plague. *The Lancet*, 6 mars 1899.

HAFFKINE. — A conversazione on the preventive inoculations against plague.

HAFFKINE. — *Experimente on the effect of the protective inoculations in the epidemie of plague at Undhera.*

HAFFKINE. — *Report on the preventive inoculations against plague in the khoja community of Bombay during the epidemie of 1897-1898.*

LEUMAN. — *Report on preventive inoculations against the plague in Huhli, from 1st may to 27 sept. 1898.*

THOMSON, G. S. et J. — *Treatise on Plague; conditions for its causations, prevalence, incidence, immunity, preventions, treatment.*

GOMES DA SILVA. — Note sur les essais du sérum Yersin dans le traitement de la peste bubonique. China imp. customs, *Med. Rep.*, 1897-1898, Shanghaï, 1898, LV, 24-35.

LIGNIÈRES, J. — Sur le bacille pesteux et les infections intraveineuses massives de sérum Roux-Yersin dans le traitement de la peste. *Annales de l'Inst. Pasteur*, octobre 1901.

FRIEDLANDER. — About the serumtreatment or inoculation against plague. *Ind. Lancet*, Calcutta, 1898, XII.

How our forefathers fought the plague. *Brit. Med. Journ.*, 1898.

CHAPITRE VI

LA PROPHYLAXIE DE LA PESTE

Les règlements sanitaires qui ont été établis en vue de la prophylaxie de la peste sont aujourd'hui d'une netteté et d'une simplicité absolues. Ce sont à peu près des règles internationales, admises en des conférences officielles, et codifiées en des conventions auxquelles ont adhéré presque tous les gouvernements. Mais il n'en a pas toujours été de même, et pendant longtemps non seulement chaque pays, mais encore chaque province avait édifié ses règles prophylactiques, variant avec la fantaisie que pouvait suggérer l'affolement des populations, unissant souvent le drame à la comédie.

Aussi nous a-t-il semblé intéressant de relever, à titre de curiosité historique, quelques-unes des mesures qui furent jadis ordonnées par les autorités à l'égard des individus atteints de la peste ou.... supposés l'être (1).

(1) Cf. : CHEREAU, *Les ordonnances faites et publiées à son de trompe par les carrefours de ceste ville de Paris pour éviter le danger de peste*, 1531, précédé d'une étude sur les épidémies parisiennes. Paris, 1873. — PERRON. *Annales des épidémies en Franche-Comté : peste,* Besançon, 1862. — A. PROUST, *Hygiène internationale.* Paris, 1873. — *Traité d'Hygiène.* Paris, 1877-1881. — *La défense de l'Europe contre le choléra.* Paris, 1892. — Les nouvelles routes des grandes épidémies, in *Revue des Deux Mondes*, 1893. — *L'Orientation nouvelle de la Politique sanitaire*, 1896, et surtout : *Défense de l'Europe contre la Peste*, 1897. — Cf. aussi : How our fathers fought the plague. *British Medica Journal*, 1898, ii, 905-908, et SHARP, How the plague was fought in an English village (Eyiam) in the seventeenth century. *British Med. Journ.*, 1898, ii, 1447.

Au XVIe siècle, on exigeait surtout que les maisons où s'était produit un cas de peste fussent indiquées au public par un signe bien apparent. C'est ainsi qu'une ordonnance du prévôt de Paris ordonne de mettre à l'une des fenêtres ou autre lieu plus apparent une botte de paille et de l'y laisser encore deux mois après que la maladie aura cessé (1).

En 1519, redoutant les agglomérations qu'amenait la représentation des mystères, la Faculté s'oppose à ce que l'on reprenne ces représentations.

Le 26 août 1531, nouvel arrêt, interdisant l'introduction dans Paris des draps, lits, couvertures, laines, etc., « ne aultres biens où la peste peult retenir ». On croirait lire les décrets de 1897. Mais où l'autorité va un peu loin, c'est lorsqu'elle défend aux frippiers, priseurs, couturiers et revendeurs de continuer leur métier relativement à ces tissus, ou lorsqu'elle interdit aux Parisiens de se rendre aux étuves que les propriétaires devront s'abstenir de chauffer pendant près de cinq mois.

Les manants et les mendiants sont expulsés des églises. Les barbiers ne peuvent plus saigner sans de grandes précautions, et les maréchaux ne devront plus alimenter leurs forges avec du charbon de terre dont les vapeurs bitumineuses peuvent aider le fléau dans ses manifestations.

Les prévôts de la santé, organisation nouvelle, marquent d'une croix blanche les maisons où se sont produits des cas de peste, et ceux qui les effacent ont le poing coupé. Ambroise Paré, dans une description de ces épidémies, nous a montré le pestiféré traqué comme une bête malfaisante et les médecins eux-mêmes étaient poursuivis, « *chacun courait après eux, à coups de pierres pour les tuer comme chiens enragés, disant qu'il fallait qu'ils n'allassent que de nuict, de peur d'infecter les sains* ».

En 1606, les gouverneurs de l'Hôtel-Dieu et les chanoines de Notre-Dame organisent des mesures d'isolement pour n'avoir pas à communiquer avec l'hôpital et ses dépendances.

En 1628, un arrêt de la cour d'Aix, repris par le Parlement en 1631, enjoignait aux médecins de déclarer de suite aux autorités les

(1) Cf. DELAMARE, liv. IV, titre XIII, ch. II.

nom, surnoms, qualités et demeures de tous les cas de peste survenant dans leur clientèle.

En 1668, on accuse un homme d'avoir importé la contagion d'une province infectée, et d'y avoir succombé.

Aussitôt intervient une ordonnance de police qui *barre* la maison où il est mort, y séquestre tous ceux qui y habitent et pourvoie à leur nourriture. Et enfin, pour plus de sûreté, on les envoie faire une quarantaine dans une autre maison. Et comme, par peur de la contagion, les officiers du guet refusaient de les y conduire, un arrêt du Parlement les força d'obéir aux ordres du lieutenant de police. En Franche-Comté, on avait déjà, en 1528, mis en pratique les hôpitaux d'isolement, *contact camp* ou *health camp*, que les Anglais ont réinstallé dans l'Inde pour le mieux de la prophylaxie. Ils avaient aussi organisé la désinfection des locaux contaminés, généralement faite par des empiriques, qui employaient toute une gamme de parfums, se protégeant eux-mêmes en suçant de l'angélique et gardant en main une pomme de senteur. Quand ils avaient terminé leur désinfection, ces *nettoyeurs*, que l'on appelait aussi *parfumeurs*, *aérieurs* ou *bosserands*, livraient la maison aux *essayeurs* ou *espreuves*, autres mercenaires qui venaient l'habiter pour en éprouver la désinfection. Ailleurs, les indigents à la charge de la commune étaient expulsés sous prétexte qu'ils pouvaient propager la peste. Et quelques jours après on trouvait leur cadavre, mort de faim et de froid, comme cela se produisait à Braus.

On essayait ailleurs d'avoir recours à l'épreuve directe en enfermant deux femmes dans une maison où s'était produit un cas suspect, et « *elles n'y heurent pas demeuré huict jours, que la plus jeune tomba malade de peste bien recognue, si bien que les ayant envoyées toutes deux aux loges, la plus vieille mourut deux jours après, ayant la peste aux deux aisnes* » (15 juin 1629).

A Baume, craignant que l'épidémie ne vînt à atteindre les prisonniers, on demandait à ce qu'ils fussent transférés ailleurs, car il n'était pas raisonnable de laisser mourir à leur aise tant de scélérats dont les peines exemplaires devaient *terrer et espouvanter* les méchants.

Et en 1629, lorsque la peste eut complètement cessé, on attendit que la nouvelle lune eût fait connaître ses dispositions avant de lever la barre.

Dans les expertises, le médecin devait observer à bonne distance et au-dessus du vent ce qui faisait l'objet de son rapport, et autant que possible faisant manier et palper les corps par des mercenaires ou des parents.

Dans quelques pays, pour conjurer les maléfices, on tirait du canon dans les rues, mais presque partout on allumait sur les places publiques des feux de genévrier, de pin ou de genêt, et l'on y brulait des plantes odoriférantes, telles que menthe, sauge, mélisse, lavande, origan, fenouil, etc.

Lorsqu'en 1720 la peste revint en Provence, le souvenir n'était pas encore éteint des épidémies du XVIe et du XVIIe siècle.

Aussi une *barre* rigoureuse fut-elle établie tout autour des localités atteintes, et encore fallut-il une intervention du Conseil d'État pour en empêcher la généralisation.

Les mesures les plus sévères avaient été prises. A la moindre infraction, *on cassait la tête* au coupable; les plus légères communications étaient interdites, et les sentinelles avaient ordre de tirer sur les contrevenants.

Dans la plupart des pays, pendant les épidémies, on supprimait toutes les réunions, fêtes, assemblées, pour éviter la contagion. Ailleurs, au contraire, à Berne, à Metz, on essayait de ragaillardir le peuple, amuser la jeunesse et dissiper la mélancolie des habitants.

A Milan, au plus fort de l'épidémie, on célébrait avec fureur les divertissements du carnaval, et, dit Alibert, « la plupart des Milanais se livraient à des saturnales sur le bord de la tombe » (1).

En 1720, pendant la peste de Provence, Chirac voulait qu'on payât aux Marseillais des tambours et des violons pour divertir le peuple.

Telles étaient, rapidement esquissées, les mesures que l'on prenait quand la maladie avait envahi un pays. Des mesures non moins sévères étaient prises dans les ports pour prévenir l'importation de l'étranger. Les quarantaines étaient rigoureuses et les isolements

(1) ALIBERT, *Phys. des Pass.*, II, 165.

absolus. Chaque intendance sanitaire avait le droit de faire elle-même les règlements à l'usage des localités soumises à sa juridiction. L'intendance de Marseille avait ainsi formulé une série de règlements sur les fonctions de ses membres, des médecins, des gardes de santé, prescrivant la conduite à tenir à l'égard de pestiférés. La rigueur était telle que les navires arrivant en patente nette pouvaient faire jusqu'à douze jours de quarantaine. Dans d'autres cas, la durée de cette observation s'élevait à vingt-cinq, quarante jours, et jusqu'à quatre mois et dix sept jours (cas de la frégate *la Justice*).

On pourra d'ailleurs se rendre compte de la sévérité de ces mesures en parcourant le mémoire de Prus (1), auquel est due la modification intelligente que l'on a fait subir aux règlements quarantenaires, et d'où est en quelque sorte sortie l'idée qui a fait réunir les conférences qui se sont succédé depuis celle de Paris en 1851 jusqu'à celle de Venise en 1897. Il nous semble qu'il serait intéressant d'un peu parcourir quelques-uns de ces règlements et de montrer la façon dont ils étaient entendus. Les citations suivantes sont extraites des règlements de 1835.

Il n'y a par conséquent pas encore 70 ans qu'ils ont été édictés : à les lire on se croirait retourné aux périodes de la *barre* la plus dure.

Art. 611. — Le pestiféré doit être placé dans une chambre près la barrière de fer. Si quelqu'un du bord a suivi le malade dans le but de le soigner, il lui est donné une chambre dans le voisinage, mais il évite de communiquer avec le pestiféré.

Art. 613. — On procure à l'individu qui soigne le malade, des sabots de bois, une camisole, des pantalons et des gilets de toile cirée qu'il revêt quand il entre dans la chambre du malade pour lui apporter quelque remède au bout d'une planche.

Art. 616. — On procure au chirurgien... des instruments à longue queue pour qu'il en puisse faire usage sans toucher le malade...

Art. 617. — Les médecins et chirurgiens n'entrent point dans l'enclos où est logé un malade atteint de maladie contagieuse. Ils s'arrêtent toujours à plus de 6 mètres de la première porte, de manière qu'ils sont

(1) T. Prus, *loc. cit.*, 214-216. — Cf. Ségur-Dupeyron, Tableau de la durée des quarantaines telles qu'elles sont appliquées aujourd'hui aux provenances du Levant... *Rapport au Ministre de l'Agriculture et du Commerce*, 1846.

dans un éloignement au moins de 12 mètres du malade qu'ils visitent, lequel se montre à eux, si son état le lui permet, et leur parle sans dépasser la barrière de fer qui est dans l'enclos.

On devine aisément quel devait être l'état d'esprit de ces malheureux ainsi isolés, obligés d'inciser eux-mêmes leurs bubons, repoussés de tout côté et privés de tout soin. Dans de telles conditions, l'influence du moral sur le physique ne devait pas être bien brillante ni bien favorable. Recherchons maintenant, dans le mémoire de Prus, de quelle façon ces règlements surannés étaient appliqués.

Le 7 juin 1760, un matelot de la *Sainte-Famille* venu dans l'enclos des pestiférés pour donner ses soins à M. Billon, frère du capitaine, tomba malade. Le cinquième jour de sa maladie, il présenta les symptômes généraux de la peste ; le sixième, il fut vu par le médecin et le chirurgien *avec des lunettes d'approche* ; le septième jour, il eut un charbon sous l'aisselle et mourut dans la même journée... (deuxième fait de la commission). En 1784, le 13 juin, M. Blanc, chirurgien quarantenaire qui avait soigné les malades du navire *Assomption*, tombe malade... Le 15 juin, le temps était orageux, *le malade ne peut se rendre de sa chambre à la grille intérieure de l'enclos Saint-Roch, pour être vu de loin par les hommes de l'art*, qui ne sont renseignés que par le garde de santé qui le soigne. Le 18, nouvelle tumeur *que le malade a ouverte lui-même* (troisième fait de la commission).

Le fait suivant, cinquième de la commission, est peut-être encore plus intéressant.

Le 5 juin 1786, le nommé Dole, novice sur le vaisseau *la Providence*, entre à l'infirmerie du lazaret. Le 6, le malade est trop faible pour venir à la barrière de fer, le bubon fait des progrès, le délire persiste, le malade *paraît avoir bu les boissons déposées auprès de lui*. M. Laroche, médecin, *ne voyant pas le malade*, *mais étant renseigné par le garde de santé*, dit, dans le certificat qu'il adresse à l'Intendance, que les *secours ne pouvant être administrés aux pestiférés que par les fenêtres et à l'aide de machines*, celui-ci n'a ni assez de connaissance, ni assez de force pour se suffire dans sa chambre. « *Nous prions*, ajoute-t-il, l'Intendance de vouloir bien examiner, avec son attention ordinaire, si l'on doit abandonner un malade dans un tel état de délire et de prostration, ou *placer auprès de lui quelqu'un de bonne volonté.* »

Cette dernière demande est refusée.

Le 8 juin..., il a quitté son lit pour se coucher sur le carreau, où il est encore ; il n'est pas possible de savoir s'il boit ou jette la boisson placée à côté de lui.

Le 10, on *parvient à l'aide de crochets à jeter un matelas par terre et à coucher le malade dessus...*

Au cours de la même quarantaine, le chirurgien Paul, qui a soigné les pestiférés enfermés dans l'enclos Saint-Roch, tombe malade à son tour. Le 22 juin, il ouvre *lui-même* son bubon. Le 26, le médecin et le chirurgien du lazaret le visitent à la *distance ordinaire.* On voit encore au lazaret du Frioul, et on a pu voir à l'exposition rétrospective de 1900, des pinces de 1 m. 80, et un chariot de 2 m. 40 qui servait à transporter les pestiférés, et des bistouris de 0 m. 65 pour ouvrir les bubons.

On voit que l'Intendance de Marseille tenait la main à l'exécution de ses règlements, et que les quarantaines étaient sévèrement observées. Il est vrai d'ailleurs que la protection de la ville en dépendait, et que l'on n'aurait peut-être pas eu à déplorer les épouvantables calamités de 1720, si l'on avait pu, dès cette époque, retenir dans un lazaret l'équipage et la cargaison du *Grand Saint-Antoine.* Ces mesures de précautions eurent d'ailleurs d'excellents résultats puisque de 1741 à 1845, soit pendant un intervalle d'un peu plus de 100 ans, 13 navires vinrent au lazaret, ayant des cas de peste à leur bord et que toujours l'épidémie s'éteignit au lazaret.

De 1845 à 1900, aucun navire n'était arrivé au Lazaret ayant des malades à son bord, et pendant 45 ans Marseille fut tranquille. Ce n'est qu'en 1900 que la série reprit avec une abondance à laquelle nous n'étions plus habitués.

ANNÉES	NOMS des BATIMENTS	PROVENANCE	NOMBRE des malades et des décès survenus à bord des navires pendant la traversée		NOMBRE des malades atteints de peste débarqués au lazaret		Nombre d'années d'intervalle d'une importation à l'autre, de 1720 à 1845.
			Malades	Décès	Malades	Décès	
1741	Etoile du Nord....	Alger............	5	2	2	1 (1)	19 ans
1760	Sainte-Famille....	Saint-Jean-d'Acre.	2	2	7	7 (2)	19 ans
1768	Elisabeth.........	Tripoli de Barbarie	4	4	7	1	8 ans
1784	Assomption........	Alexandrie........	3	3	4	3 (3)	16 ans
1785	Marianne..........	Tunis.............	4	2	2	»	»
1786	Providence........	Bône (Algérie).....	1	1	3	3	»
»	Malouët...........	id.	1	1	3	»	»
1796	Fortuna...........	Alger.............	2	2	»	»	10 ans
»	Saint-Hilaire.....	id.	2	2	»	»	»
1819	Continuation......	Tunis.............	5	4	5	2 (4)	23 ans
1825	Heureuse-Marie...	Alexandrie........	6	»	2	»	6 ans
1837	Léonidas..........	Constantinople....	1	1	2	2	12 ans
1845	Louqsor..........	Alexandrie........	1	»	1	»	8 ans
			37	24	38	19	

(1) Décès du garde de santé.
(2) Y compris le médecin du lazaret.
(3) Décès de trois gardes de santé.
(4) Y compris un garde de santé.

Tableau emprunté à l'ouvrage de M. le Pr Proust : *Défense de l'Europe contre la Peste.*

*
* *

Mais c'est là une digression qui nous entraîne loin de notre étude des anciennes mesures prophylactiques. Aussi bien pouvons-nous nous arrêter là dans une énumération qui risquerait de devenir fastidieuse. Mais l'on comprendra que l'Académie de médecine et sa commission aient, en 1846, protesté avec une généreuse indignation contre ces mesures, et demandé de grands adoucissements dans le régime quarantenaire. Mais ces propositions ne pouvaient avoir de résultats efficaces que si elles étaient adoptées par une entente internationale. C'est ce qui se fit dans les conférences sanitaires qui se succédèrent à Paris en 1851 et en 1859, à Constantinople en 1866, à Vienne en 1874, à Washington en 1881, à Rouen en 1885, à Venise en 1892, à Dresde en 1893, à Paris en 1894, et enfin à Venise en 1897. Nous ne suivrons pas, pas à pas, les travaux de ces diverses conférences, d'autant plus, qu'à part celle de Washington qui a eu plus spécialement pour objet la prophylaxie de la fièvre jaune, les autres ont été un peu la reproduction les unes des autres, s'attachant seulement à discuter et établir certains points d'un règlement uniforme, mais avant de nous arrêter à la conférence de Venise dont l'intérêt est plus immédiatement intéressant, puisque ce sont les conventions internationales qui y furent établies qui règlent à l'heure actuelle la prophylaxie antipesteuse en Europe, nous tenons à jeter au moins un rapide coup d'œil sur les conférences qui l'ont précédée et préparée.

C'est la première conférence de Paris qui inaugure le principe des mesures uniformes.

En 1866, la conférence de Constantinople formule les règles des quarantaines scientifiques. Jusque-là les quarantaines étaient réglées par le bon plaisir des intendances sanitaires qui souvent, continuant de vieux errements, avaient conservé des mesures devenues trop gênantes pour le commerce et la navigation. Pendant longtemps, les quarantaines avaient été bien supportées, nous dirions presque désirées par les équipages. C'était au temps de la navigation à voile, alors que les voyages duraient des mois et parfois des années, avec des vivres de conserve, de l'eau saumâtre, une organisation hygiénique des plus défectueuses. Mais lorsque les navires, augmentant de volume, augmentèrent aussi de vitesse, que l'on put avoir des vivres frais et de l'eau de bonne qualité, que les aménagements furent mieux disposés, les quarantaines qui représentaient une période de repos ne représentèrent plus qu'une perte de temps, et l'on fut unanime à en demander la réduction, ce qui fut réglé à la réunion de Constantinople.

La conférence de Vienne, en 1874, propose le système de la revision et la création d'une commission permanente des épidémies.

La conférence de Rome en 1885 établit les règles d'un code sanitaire international, composé de prescriptions rationnelles, modérées et uniformes qui pouvaient servir de base à une entente ultérieure.

La conférence de Venise, en 1892, interdit la communication directe des navires provenant des régions contaminées de l'Inde et de l'Extrême-Orient avec l'Egypte, la Méditerranée et l'Europe ; elle atténue la rigueur des prescriptions sanitaires et les rend plus efficaces ; elle diminue l'élément local du conseil d'Alexandrie et lui donne un caractère plus international.

La conférence de Dresde, en 1893 applique aux frontières des divers États de l'Europe les principes acceptés à Venise.

Enfin, la conférence de Paris a précisé les mesures pour éviter la propagation des maladies infectieuses à la Mecque et à la mer Rouge, réformé le conseil de santé de Constantinople, comme la conférence de Venise avait réformé le conseil d'Alexandrie.

Nous arrivons maintenant à la dernière conférence de Venise en 1897. Celle-ci n'a pas été inférieure aux précédentes. Réellement internationale puisque toutes les nations d'Europe et la Perse y étaient représentées, elle a réglementé les pèlerinages de la Mecque, organisé de puissants services de désinfection dans la mer Rouge, prescrit les mesures de préventions nécessaires pour défendre toute l'Europe, et enfin a délimité les droits et les devoirs des nations européennes entre elles au cas où l'une d'elles viendrait à être contaminée, soit tout entière, soit en une de ses circonscriptions territoriales. Nous allons tâcher d'exposer le plus rapidement possible ce que furent les travaux de cette conférence, et quels ont été les résultats obtenus.

On verra que l'Europe, si elle a renoncé aux croisades militaires en Orient, n'a pas du moins oublié son rôle humanitaire, et qu'elle a entrepris de véritables croisades sanitaires, qui ne peuvent qu'être utiles et à elle-même et à l'Orient tout entier.

A la Conférence sanitaire de Venise, en 1897, M. Van Ermengem, après avoir rendu hommage à la découverte de Kitasato et de Yersin, ajoutait ceci : « Mais la découverte du germe spécifique de la maladie, bien qu'elle jette les plus vives lumières sur son étiologie, soulève des problèmes nombreux qui attendent encore leur solution... »

Enfin la Conférence a abordé l'étude des modifications que les progrès de la science indiquent d'apporter aux procédés de désinfection usités jusqu'ici.

Mais en même temps qu'ils étudiaient la désinfection des objets suspects, les membres de la Conférence étaient amenés à considérer que certains objets, comme les drilles, chiffons, onglons, n'étaient pas susceptibles d'être soumis à une désinfection suffisante, et que dès lors il y avait lieu de prohiber leur entrée en Europe. D'autres objets, tels que les peaux, laines et cuirs verts, qui, après une première préparation, sont expédiés en ballots comprimés et cerclés, furent classés aussi parmi les matières à importation prohibée, mais certains gouvernements se réservant le droit de les accepter après désinfection ou même sans désinfection.

Enfin, il fut admis, conformément au rapport de M. Béco, que l'autorité sanitaire du lieu d'importation conserve le droit de soumettre à la désinfection tout ce qu'après examen elle considère comme contaminé. C'est laisser à chaque nation une large part de liberté ; de façon à lui permettre de prendre toutes les mesures que pourraient comporter les réclamations d'une population inquiète.

Mais la Conférence de Venise ne s'est pas bornée à prescrire les mesures à observer à l'arrivée ; elle s'est occupée des dangers de contamination que présente tout foyer en activité, et elle a veillé aux moyens d'éviter toute propagation de la maladie. Aussi a-t-elle soigneusement prévu toutes les précautions à prendre pour garantir, d'une part, l'Europe contre les dangers qui la menacent, d'autre part, les diverses nations européennes entre elles, au cas où l'une d'elles viendrait, en dépit des précautions prises, à être contaminée.

Dans la première partie du règlement sanitaire élaboré par la Conférence, elle a eu surtout en vue les dangers que font courir à l'Europe les pèlerinages de la Mecque, agglomération immense d'individus auxquels manquent souvent les plus élémentaires notions d'hygiène, entassés dans les entreponts comme de véritables marchandises. Des mesures ont été prises pour assurer désormais aux pèlerins musulmans, avec un cube d'air à peu près suffisant, une distribution quotidienne d'eau en quantité sinon abondante, du moins suffisante (cinq litres par jour) et pour garantir également une propreté générale au navire. De la sorte, les pèlerins n'arrivent plus comme autrefois à Djeddah fatigués et surmenés par un voyage qui se fait maintenant dans des conditions normales, ils sont plus résistants, et ne sont plus condamnés à devenir les victimes toutes désignées de la première maladie qui les guette.

Mais ce n'était point assez de les prémunir contre une infection possible, il fallait s'assurer au retour qu'aucun germe nocif ne s'était introduit pendant le séjour à la Mecque et au besoin isoler ce germe et le mettre dans l'impossibilité de se développer et surtout de se propager. Aussi la Conférence s'est-elle préoccupée de réorganiser les visites médicales avant l'embarquement pour éviter de recevoir à bord un malade capable de contagionner tout un navire.

Enfin, elle a établi la base de réorganisation des lazarets de Djeb el-Tor et de Kamaran, où tout navire de pèlerins venant d'un port contaminé est tenu d'aller faire une quarantaine d'observation. Un paragraphe spécial interdit le passage à travers l'Égypte des pèlerins d'autre nationalité. De la sorte on arrive à peu près sûrement à garantir l'Europe contre une contamination venue de l'Inde, du Hedjaz ou du Yémen.

Mais, en dépit de toutes les précautions prises, il est possible qu'un des microscopiques ennemis contre lesquels la lutte est organisée vienne à passer à travers les mailles du filet, si serrées soient-elles.

D'autre part, la peste n'est malheureusement pas l'apanage des ports situés au delà du canal de Suez : les malheureux exemples de Constantinople, Port-Saïd, Odessa, Naples, Oporto, etc., sont là pour nous montrer que les ports d'Europe peuvent aussi être contaminés. Quelle sera alors la conduite des gouvernements pour se défendre, sans cependant faire éprouver aux relations commerciales des dommages sérieux qui pourraient rendre le remède pire que le mal.

Ce sont les questions qui ont retenu l'attention de la Conférence de Venise dans la deuxième partie de son règlement sanitaire.

Comprenant qu'une lutte contre la peste ne peut être efficace qu'à la condition d'y apporter de tous côtés une réciproque bonne foi, la première mesure imposée aux nations signataires de la convention consiste dans l'obligation de la déclaration internationale des cas de pestes qui peuvent se produire, déclaration qui ne doit pas comporter seulement le fait brutal de l'apparition de la peste, mais encore indiquer les mesures prises en vue de combattre l'extension de l'épidémie. Elles devront préciser les mesures prophylactiques adoptées relativement :

A l'inspection sanitaire ou à la visite médicale.

A l'isolement.

A la désinfection.

Et les mesures prescrites au point de vue du départ des navires et de l'exportation des objets susceptibles.

Par réciprocité, le gouvernement de chaque État est tenu de

faire immédiatement connaître les mesures qu'il croit devoir prescrire au sujet des provenances d'un pays ou d'une circonscription territoriale contaminée.

Dans le titre IV de ce chapitre II, la Conférence a établi quels sont les objets considérés comme susceptibles, et dont le transport est interdit, sauf le cas où ils passent en transit, emballés de telle sorte qu'il ne puisse y avoir de manipulation en cours de route.

Enfin,les procédés et manœuvres de désinfection sont laissés à la direction de chaque gouvernement, qui doit veiller à détériorer les objets le moins possible. En tous cas, les lettres et correspondances, imprimés, livres, journaux, papiers d'affaires ne doivent être soumis à aucune restriction ou désinfection. Le temps n'est plus où les lettres étaient perforées, lacérées, parfumées et consciencieusement vinaigrées pour être admises à la circulation postale.

Grâce à cet ensemble de précautions et à cette entente internationale, on en est arrivé à supprimer à peu près toutes les vexations et tous les ennuis qu'avaient à subir les voyageurs venant d'une localité contaminée, et qui sous le nom de visite médicale, surveillance, désinfection, etc., devenaient une véritable obsession pour les malheureux qui avaient à les subir.

Mais, si les précautions ont été prises pour les cas pouvant se présenter par la voie de terre, la conférence n'a pas négligé non plus la voie de mer, qui, à l'heure actuelle, est celle qui est la plus menacée. Nous n'en voulons pour témoin que les sept navires arrêtés au Frioul en 18 mois, alors que pendant le même laps de temps c'est à peine si, un moment, la frontière des Alpes a pu susciter quelque inquiétude.

Aussi, la prophylaxie à l'arrivée des navires pouvant apporter un germe de peste a été soigneusement réglée.

C'est ainsi que les navires infectés et les navires suspects sont soumis à des mesures analogues, avec cette différence, quant aux navires infectés, que les malades sont immédiatement débarqués et isolés, et que les autres personnes sont aussi débarquées, si possible, et soumises à une *observation*, c'est-à-dire à une détention dont la durée est réglée par l'autorité sanitaire, eu égard au dernier cas survenu, sans pouvoir dépasser dix jours, tandis que pour les navires suspects qui n'ont pas de malades ou qui n'en ont pas eu depuis au moins douze jours, on se borne à recommander de soumettre à une *surveillance*, au point de vue de leur état de santé, l'équipage et les passagers, pendant dix jours à dater de l'arrivée du navire.

Malheureusement la désinfection des navires suspects n'est pas imposée, et cependant elle pourrait être indiquée ou même indispensable, dans le cas par exemple d'un navire suspect et même d'un navire indemne arrivant avec des rats morts ou malades sans que la contagion se soit encore propagée à l'équipage ou aux passagers d'un navire, qui pourront, si une désinfection absolue n'est pas pratiquée, être contaminés à un voyage suivant. Les cas malheureux du *Sénégal* sont là pour nous montrer la nécessité de cette mesure et, par conséquent, la nécessité, avant de donner la libre pratique à un navire, ou tout au moins avant de lui laisser embarquer de nouveaux passagers, de s'assurer qu'il n'y a pas à bord de rats, vivants ou morts, contaminés par le bacille de Yersin. En outre, il faudrait, si l'on ne peut acquérir la certitude qu'il n'y a pas à bord de rats malades, faire débarquer les marchandises de telle sorte que les animaux du bord ne puissent pas gagner la terre. C'est ce qui a été pratiqué à Marseille par exemple, depuis le mois de novembre 1901, et, bien que de nombreux navires aient montré des rats malades, aucun accident ne s'est produit grâce à ces précautions.

Nous savons bien qu'en ces derniers jours on a prétendu, à la tribune de l'Académie de Médecine, que les rats des navires et les rats d'égouts n'appartenaient pas à la même famille et ne frayaient pas ensemble, mais les insectes dont ils sont porteurs peuvent toujours passer de l'un à l'autre, et il est encore préférable de ne pas s'exposer à une communication dangereuse et d'empêcher que les rats provenant d'un navire ne puissent aller se mêler aux rats d'égouts.

Mais fermons cette parenthèse, et revenons-en à la convention de Venise. Elle comporte l'interdiction, avons-nous dit, d'importer certaines marchandises dangereuses pour la santé publique, en ce sens qu'elles sont plus difficilement susceptibles d'être désinfectées, ou plus aptes à propager une contamination. Déjà, avant cette conférence, la France avait pris des précautions pour interdire l'accès de son territoire à certaines de ces marchandises, et divers décrets avaient été signés dans les premiers mois de 1897, spécifiant les marchandises dont l'interdiction est interdite, et les ports par lesquels pourront et devront entrer les marchandises en provenance d'un port contaminé de peste. Le dernier en date de ces décrets, rapportant ceux qui l'avaient précédé, est celui du 9 mars 1897, dont voici la teneur :

ARTICLE PREMIER. — Est interdite jusqu'à nouvel ordre l'entrée, en France et en Algérie, des drilles, des chiffons, des laines, sauf les tapis, des linges de corps ayant ou n'ayant pas servi, des hardes ou vêtements ayant servi ou n'ayant pas servi, des objets de literie ayant ou n'ayant pas servi, des cuirs verts, des peaux fraîches, des débris d'animaux, des onglons, des sabots venant directement ou indirectement de toute localité où la peste aura été constatée.

ART. II. — Est également interdit le transit, à travers la France et l'Algérie, des objets désignés à l'article premier, toutes les fois que ce transit donne lieu à un débarquement ou à une manipulation quelconque.

ART. III. — Sont exceptés de la prohibition prescrite par l'article premier : le linge de corps, les vêtements, les articles de literie transportés par les voyageurs pour leur usage personnel. Ces objets ne seront introduits qu'après désinfection.

ART. IV. — Les tapis vieux ou neufs ne pourront entrer en France ou en Algérie qu'après désinfection.

ART. V. — A partir de la promulgation du présent décret, aucun navire provenant d'une localité reconnue contaminée de peste, ou portant des tapis provenant directement ou indirectement d'une localité reconnue contaminée de peste, ne pourra pénétrer en France ou en Algérie que par un des ports suivants : Marseille, Alger, Paulliac, Saint-Nazaire, le Havre et Dunkerque.

ART. VI. — Tout colis contenant quelqu'un des objets visés aux articles I et IV du présent décret et provenant d'un des ports de l'Océan Indien, autre que ceux reconnus contaminés de peste, depuis Mascate, y compris les ports du golfe Persique, jusqu'au cap Comorin, doit être accompagné d'un certificat d'origine, visé par un consul français.

. . . .

*
* *

Mais le 15 avril 1897, c'est-à-dire moins d'un mois après la signature de la convention de Venise, le Gouvernement français publiait le décret suivant, destiné à compléter et à modifier celui du 9 mars.

Décret du 15 avril 1897.

ARTICLE PREMIER. — Est interdite jusqu'à nouvel ordre l'importation en France et en Algérie des drilles, chiffons, des débris frais d'animaux, des onglons, des sabots venant directement ou indirectement de toute localité où la peste aura été reconnue.

ART. 2. — Est également interdit le transit à travers la France ou l'Algérie des objets désignés à l'article 1er toutes les fois que ce transit donne lieu à un débarquement ou à une manipulation quelconque.

ART. 3. — Seront admis après désinfection les laines brutes ou manufacturées venant directement de toute localité contaminée de peste, les linges de corps ayant ou n'ayant pas servi, les hardes ou vêtements ayant servi ou n'ayant pas servi, les objets de literie ayant servi ou n'ayant pas servi, les cuirs verts ou peaux fraîches venant directement ou indirectement de toute localité où la peste aura été constatée.

ART. 4. — Aucun navire provenant d'une localité reconnue infectée de peste, ou portant des objets énumérés à l'article 3, ne pourra pénétrer en France ou en Algérie que par un des ports suivants : Marseille, Alger, Pauillac, Saint-Nazaire, le Havre et Dunkerque.

ART. 5. — Tout colis contenant quelqu'un des objets avisés aux articles 1 et 3 du présent décret, et provenant d'un des ports de l'Océan Indien autre que ceux reconnus contaminés de peste, depuis Mascate, y compris les ports du golfe Persique, jusqu'au cap Comorin, doit être accompagné d'un certificat d'origine, visé par un agent consulaire Français.

ART. 6. — Est rapporté le décret sus-visé du 9 mars 1897.

ART. 7. — . . . .

Telles sont les mesures qui aujourd'hui régissent en France l'entrée des matières dites susceptibles. Mais, si prudentes soient-elles, elles ne suffisent pas, et il reste une précaution à prendre : c'est la désinfection du navire lui-même.

Tout navire infecté doit y être soumis, tout navire suspect peut y être également obligé, et nous avons vu que c'était une utile et sage mesure, n'eût-elle pour but que de détruire les rongeurs qui pullulent toujours à bord.

Voyons donc en quoi consiste cette désinfection.

Trois choses sont à considérer dans la désinfection d'un navire : le matériel du bord, le navire lui-même et la cargaison. Les décrets des 4 janvier 1896, 19 avril 1897, 14 juin 1899 et 23 septembre 1900 règlent la conduite à tenir dans ces cas ; voici d'autre part quelques passages d'une instruction du comité d'hygiène, indiquant comment ces décrets doivent être appliqués :

L'inspection sanitaire du navire est faite dans toutes les parties : accessibles par les médecins accompagnés d'un ou plusieurs gardes sanitaires expérimentés (anciens marins). Cette inspection doit avoir pour objet de découvrir autant que possible la présence de rats vivants, malades ou morts, l'existence de linge sale, de marchandises, ou d'objets dangereux, devant être détruits ou désinfectés, et de préciser les locaux sur lesquels doit porter la désinfection immédiate.

Déchargement du navire. — Le déchargement du navire ne doit être commencé qu'après le débarquement de tous les passagers. Le navire est placé en isolement aussi complet que possible, sur un quai spécial et hors du contact immédiat des autres bâtiments. Toutes les mesures sont prises pour empêcher la sortie nocturne des rats, en garnissant notamment les amarres de buissons métalliques.

Si, au cours du déchargement, il était découvert des rats morts ou malades, ils devraient être recueillis et envoyés, avec toutes les précautions désirables, au directeur du laboratoire bactériologique de la circonscription, qui procéderait d'urgence à leur examen et informerait le service sanitaire du résultat. Toute opération devrait être suspendue dans la partie correspondante du navire jusqu'à la connaissance de ce résultat.

D'autre part, depuis les incidents du *Sénégal*, il est prescrit de sulfurer la cale de tout navire, fût-il indemne en apparence, qui a touché un port quelconque d'une région contaminée ou suspecte.

D'ailleurs la désinfection se fait à bord de chaque navire ayant touché des régions suspectes, avant même le débarquement, lorsque, en vertu de l'article 4 du décret du 15 avril 1897, le navire se présente dans l'un des ports munis d'un lazaret, afin d'y recevoir la désinfection ordonnée.

Pour les navires possédant à bord une étuve et un médecin sanitaire, les formalités sont simplifiées : l'étuvage est en grande partie fait à bord. A l'arrivée, on n'a plus à désinfecter que le linge sale des passagers et de l'équipage. Cette désinfection est faite soit avec l'étuve de Geneste-Herscher, à pressions et détentes successives, soit avec l'étuve Leblanc à pression continue. Quel que soit d'ailleurs le système d'étuve que l'on adopte, les objets qu'on y place doivent y séjourner un temps d'une durée minimum qui doit être scrupuleusement définie et contrôlée, et l'appareil doit être construit de façon à modifier le moins possible la valeur marchande des objets désinfectés.

D'autre part certains objets, tels que les cuirs, peaux, fourrures, ne peuvent supporter le séjour à l'étuve sous peine d'être complètement abîmés. Les passagers du *Sénégal* ont gardé le souvenir de certaine casquette qui fut étuvée, et en sortit avec un tel aspect qu'elle était demeurée légendaire. Aussi remplace-t-on pour ces objets l'*étuvage par l'immersion dans le sublimé* ou la sulfuration.

On a prétendu que dans certains ports la sulfuration abîmait les tapis, que dans d'autres elle était mieux supportée, ces petites différences seraient dues à des différences de préparation, les uns employant l'acide à sec, les autres le produisant dans une atmosphère saturée de vapeur d'eau. Ce sont là des détails de technique qui tendent d'ailleurs à s'unifier, chacun recherchant également le procédé qui désinfecte le plus sûrement, en modifiant le moins possible la marchandise.

Un autre procédé employé pour désinfecter les objets que le passage à l'étuve détériore consiste dans la *pulvérisation* sur ces objets d'*une substance désinfectante*. La substance antiseptique qui donne au lazaret du Frioul d'excellents résultats est le crésyl, dérivé de la houille, et contenant un mélange de phénol, de carbure d'hydrogène, de soude et d'acides.

Quant aux marchandises, celles qui peuvent passer à l'étuve y sont envoyées, les autres sont lavées au sublimé salé. Les grains en balles sont pulvérisés ; quant aux grains en vrac, ils peuvent être, après déchargement, soit pulvérisés, soit sulfurés, sous de vastes hangars.

Enfin, vient la désinfection du navire lui-même. Les parois et les planchers sont lavés au sublimé ; les parois qui peuvent supporter une pulvérisation un peu intense reçoivent le jet de pompes à mélangeur, qui pulvérisent des solutions de crésyl. Dans les postes d'équipage, les poulaines, les souillardes, les parcs d'animaux, et tous les compartiments souillés, des lavages sont faits avec un soin encore plus consciencieux. Les provisions d'eau devraient être évacuées pour permettre la désinfection des caisses à eau, soit à l'acide sulfureux, soit au permanganate de potasse.

Les watter-closets seront nettoyés et désinfectés avec des solutions fortes de sulfate de cuivre. Enfin les puits à chaînes, le tunnel de l'hélice et tous les compartiments inférieurs qui communiquent avec la machine seront lavés soigneusement avec des solutions d'acide phénique. Enfin, dans les cales, le meilleur mode de désinfection utilisé jusqu'ici était la sulfuration intense, obtenue par la combustion de 40 grammes de soufre par mètre cube, ou encore mieux l'emploi de siphons d'acide sulfureux liquide, à la dose d'un siphon par mètre cube. Les locaux où cette désinfection se fait sont soigneusement et hermétiquement clos pendant au moins vingt-quatre heures. Au bout de ce temps, on recommande en ouvrant les ouvertures d'incliner le navire en travers du vent, de façon à faciliter l'aération.

Mais le procédé de désinfection, obtenu en brûlant 40 grammes de soufre par mètre cube, ne donne guère qu'une quantité d'acide sulfureux qui varie de 1 à 2 p. 100 du volume de l'atmosphère de la cale. Aussi les constatations faites, à l'aide des lumières de la bactériologie, sur l'emploi de l'acide sulfureux, n'ont pas toujours été bien favorables. D'autre part, à une dose aussi faible, il ne pénètre pas partout, et souvent les rats peuvent se réfugier dans des trous, des interstices où l'acide ne peut pas les atteindre et reparaissent au moment de l'ouverture des panneaux, quand l'aération suffisamment effectuée leur permet de respirer. C'est ainsi qu'à bord du paquebot *Sag...*, qui avait présenté une épizootie considérable, on a encore trouvé quelques animaux vivants, en dépit d'une désinfection aussi complète et aussi consciencieuse que possible.

Aussi a-t-on recommandé l'emploi des siphons d'acide sulfureux liquéfiés, qui, en se gazéifiant, produisent une quantité considérable d'acide. Un siphon par mètre cube donnerait une garantie bien supérieure à la combustion de 40 grammes de soufre.

Enfin, le Dr Loir (1) a signalé tout récemment un appareil à production d'anhydride sulfureux, l'appareil Clayton, qui permet d'obtenir dans les cales une désinfection certaine par l'obtention d'une atmosphère contenant de 20 à 30 p. 100 d'acide sulfureux, et doué d'un pouvoir beaucoup plus pénétrant. Cet appareil, très répandu en Angleterre, et dont sont munis beaucoup de steamers, est constitué par un foyer et deux corps de pompe, l'une aspirante et l'autre foulante : tandis que du soufre est en ignition sur le foyer, l'air aspiré par le premier corps de pompe vient se saturer au niveau du foyer et, repris par le second corps de pompe, est rejeté dans les cales, d'où il est de nouveau aspiré, ainsi de suite, jusqu'à la fin. De cette façon, non seulement on obtient un degré de sulfuration beaucoup plus élevé, mais encore il est possible de s'opposer, par le mouvement continu dû aux aspirants et refoulements successifs à la stagnation de l'acide sulfureux, qui, en vertu de sa lourde densité (2,234), tend à demeurer au niveau du sol, tandis que son action est à peu près nulle au niveau des objets un peu élevés. Aussi l'appareil ainsi décrit a donné de tels résultats que les Anglais ont donné de grandes facilités au point de vue quarantenaire aux navires qui en sont munis, et son emploi tend de plus en plus à se généraliser en Angleterre (2).

Pour désinfecter les cales, lorsqu'elles sont complètement vidées et qu'il ne s'agit plus en somme que d'une désinfection de surface, on pourrait essayer l'aldéhyde formique ou le formochlorol, suivant le procédé Trillat. Mais il existe encore à ce sujet quelques difficultés, et jusqu'à présent cet antiseptique n'a pas été officiellement employé.

Pour lutter contre les rats, diverses recherches intéressantes ont été faites récemment.

M. J.-P. Langlois, opérant sur un segment d'égout, a obtenu la destruction des animaux par des injections d'oxyde de carbone. Mais

(1) Loir, La désinfection. *Revue générale des sciences*, 15 novembre 1901.

(2) Pendant que notre étude était sous presse, un navire contaminé de Peste, le *City-of-Perth*, est arrivé à Dunkerque, d'où il a été dirigé sur Londres. La désinfection faite par l'appareil Clayton sous la surveillance du Dr A. Loir a donné d'excellents résultats et a détruit parfaitement les rats.

son procédé a besoin de nouvelles études, étant donné surtout le danger que présente ce gaz en inhalations pour l'homme.

D'autre part, MM. les docteurs Catelan et Jacques ont fait tout dernièrement des expériences qui ont paru concluantes sur un procédé de destruction des rats dans les cales par la production et le dégagement d'acide carbonique. Leurs résultats ont paru confirmer leurs théories, mais nous ne possédons pas encore tous les éléments d'appréciation nécessaires. Nous sommes convaincus d'ailleurs que leurs recherches ne peuvent être que fructueuses, étant données les conditions dans lesquelles ils sont placés pour les continuer.

*
* *

Nous voudrions maintenant, avant de clore ce chapitre, donner quelques détails sur ce Lazaret du Frioul, auquel de retentissantes discussions à la tribune de l'Académie de médecine ont naguère donné un regain d'actualité.

Le Lazaret de Frioul comprend deux îles réunies par une digue qui ferment la rade de Marseille, et une jetée en avant protège le petit port ainsi formé contre les coups de mer.

D'un côté, sur l'île de Ratoneau se trouvent tous les bâtiments administratifs, les hôtels éloignés les uns des autres pour permettre l'isolement des diverses périodes quarantenaires, et comportant des aménagements différents suivant les classes de passagers.

De l'autre côté, sur l'île de Pomègue sont groupés tous les bâtiments se rapportant à la désinfection : bains, douches, étuves, hangars, etc.

Enfin sur un petit promontoire de l'île de Ratoneau, assez élevé au-dessus du niveau de la mer de façon à avoir une aération large et parfois même excessive, le petit hôpital où sont isolés les malades, assez éloigné du Lazaret d'observation pour qu'aucune communication dangereuse ne puisse se produire.

Nous ne voudrions pas rouvrir ici la discussion qui s'est produite à l'Académie de médecine (1), lors des incidents du *Sénégal*, entre MM. Bucquoy, Proust et Monod.

(1) *Bulletin Académie de Médecine*, 29 octobre, 5 novembre et 12 nov. 1901.

Nous reconnaissons volontiers que tout n'y est pas pour le mieux dans le meilleur des mondes, et qu'un lazaret n'offre que de vagues ressemblances avec un casino de ville d'eaux, mais nous devons cependant constater que, tel qu'il est, il a rendu de remarquables services.

Nous avons donné plus haut le tableau des navires arrivés au Lazaret de 1741 à 1845.

De 1845 à 1900, aucun navire infecté de peste n'y avait été arrêté. Mais en 1900, la série reprend, et nous relevons successivement :

ANNÉES	NOMS des BATIMENTS	PROVENANCE	NOMBRE des malades et des décès survenus à bord des navires pendant la traversée		NOMBRE des malades atteints de peste débarqués au lazaret	
			Malades	Décès	Malades	Décès
1900	Niger	Alexandrie	6	»	8 (1)	1
1901 juillet	Laos	Chine	22	3	19	2
Septembre	Sénégal	Alexandrie et Marseille	2	»	2	1
id.	Ville de la Ciotat	La Ciotat	1	»	1	»
»	Equateur	Alexandrie	1	1	»	»
»	Ernest-Simons	Chine	1	»	»	»
Septembre	Szapary	Naples	2	»	2	2
Novembre	Peninsular	Bombay	2	»	2	»
Décembre	Pei-Hô	Crète	1	»	1	»
»	Portugal	Alexandrie	1	»	»	»
			36	4	35	6

(1) Y compris les deux médecins du lazaret.

Ainsi on trouve qu'en 18 mois 10 navires sont venus au Frioul ayant des cas de peste à bord ou en ayant eu depuis moins de 10 jours. Sur ces 10 navires, 7 ont débarqué un total de 35 malades parmi lesquels se sont produits 6 décès, soit 16,94 p. 100. Sans doute, il s'est trouvé dans le nombre plusieurs cas de peste bénigne, mais il y a eu aussi des cas plus graves, qui ont montré d'une façon évidente l'influence de la thérapeutique.

Mais pour en revenir au lazaret, il a montré là son rôle essentiellement utilitaire, puisque toutes ces petites épidémies se sont éteintes au lazaret, sans que la population de Marseille n'ait eu à s'inquiéter, malgré le voisinage rapproché de Naples et les craintes que ce rapprochement aurait pu faire naître.

L'organisation du lazaret, en temps normal, est essentiellement administrative. Un personnel de gardes sanitaires, sous la direction d'un préposé et l'autorité du capitaine du lazaret, est chargé de l'entretien et du service du lazaret, et un médecin ne s'y rend que lorsqu'un navire, venant d'une région contaminée, y vient demander sa désinfection.

En temps d'épidémie, au contraire, un médecin, centralisant tous les services du lazaret, est chargé d'y représenter le Directeur, avec lequel il correspond directement.

Quant au service de l'hôpital, il est organisé suivant les besoins, qui peuvent varier avec le nombre de malades en traitement.

Enfin un laboratoire de bactériologie a été installé depuis 1899 où se font tous les examens au sujet des navires et des personnes infectées.

En somme, pour résumer ce chapitre, la grande lutte doit être organisée contre les rats. M. Calmette a pu dire (1) : « Une ville dépourvue de rats, ou dans laquelle ces animaux n'existeraient qu'en petit nombre, sera presque sûrement à l'abri de toute épidémie de peste. Quelques cas isolés de cette maladie viendraient-ils à y être importés, qu'ils ne sauraient constituer un foyer de propagation autrement que par la contagion directe d'homme à homme, par l'intermédiaire des parasites de la peau humaine, et rien ne serait plus facile que d'arrêter l'extension d'un tel foyer.

Quant aux obstacles opposés au transport de la peste par les navires, ils peuvent être de deux ordres. Il faut en premier lieu instituer, dans tous les ports susceptibles d'être contaminés, une surveillance *intelligente* portant sur les passagers et les marchandises de provenance suspecte, sur le déchargement de celles-ci et sur le personnel qui aura été chargé de ce déchargement. Le second moyen consiste à empêcher qu'aucun rongeur provenant d'un navire suspect pût débarquer sur la terre ferme.

Il est difficile d'admettre que ces mesures, quelque intelligemment appliquées qu'elles puissent être, soient capables de nous préserver

(1) Communication au Congrès de Rotterdam, 1901.

sûrement de toute extension possible de la peste. Cette maladie s'est disséminée depuis cinq ans avec une telle rapidité sur les côtes de presque toutes les parties du monde qu'elle constitue manifestement à l'heure actuelle une menace permanente pour toutes les nations maritimes. Aussi est-il indispensable de ne pas se fier seulement aux mesures de défense qui ont pour but d'empêcher l'apport de la contagion. Il est beaucoup plus nécessaire de se prémunir contre l'extension possible de celle-ci après qu'un premier cas de peste aura été constaté.

Et tout d'abord si l'infection venait à se produire à bord, il y aurait lieu de vacciner avec du sérum antipesteux tous les passagers et l'équipage.

Il conviendrait donc que les marines d'Etat, les compagnies de navigation et les armateurs prissent leurs précautions pour toujours avoir à bord les quantités de sérum suffisantes.

En ce qui concerne les villes, il serait désirable que, dès l'apparition d'un premier cas de peste, on distribuât à tous les médecins une note confidentielle relatant les principaux symptômes des formes buboniques et pneumoniques de la maladie, les précautions à prendre pour empêcher la contagion, pour assurer un diagnostic rapide et donnant toutes les informations utiles au sujet des vaccinations préventives.

Dans tous les cas où une contagion immédiate serait à craindre, on recommandera d'employer le sérum antipesteux pour vacciner ; et s'il s'agit seulement de conférer l'immunité à un grand nombre de personnes qui se sont trouvées groupées momentanément autour d'un foyer, mais non en contact direct avec celui-ci, on conseillera les vaccinations actives par la méthode d'Haffkine, avec les cultures du bacille pesteux, tuées par la chaleur.

Bien entendu, chaque ville susceptible d'être contaminée devra prévoir l'éclosion possible de quelques cas de peste dans sa population, et se prémunir d'avance, afin d'assurer l'isolement parfait de ses premiers malades.

On aménagera à cet effet un hôpital ou un pavillon spécial, autant que possible insulaire, on pourra organiser des health camps, ou des contact camps, si on le juge utile, et on prendra toutes les dispositions utiles pour que les diagnostics précoces puissent être effectués par des bactériologistes compétents.

« Avec ces précautions, et c'est encore à M. Calmette que nous empruntons cette conclusion, et avec les moyens de défense que les vaccinations préventives et la désinfection nous assurent aujourd'hui, il est permis de ne plus considérer la peste comme une épidémie redoutable. Malgré la terreur instinctive et héréditaire que son nom nous inspire, nous devons la craindre beaucoup moins que la fièvre typhoïde par exemple et que les grandes endémies contre lesquelles nous sommes encore si souvent désarmés. »

BIBLIOGRAPHIE

Bourges. — *La Peste, Épidémiologie, Bactériologie, Prophylaxie*, in Monographies cliniques. Masson, Paris, 1899.

Loriga. — La prophylaxie de la peste au moyen de la suppression des rats et des souris. *Revue d'Hyg.*, 1899.

Netter. — L'isolement dans les maladies transmissibles. *Semaine médicale*, 6 octobre 1897.

Proust. — *La Défense de l'Europe contre la peste*, 1897.

Simond. — Propagation de la peste. *Ann. de l'Inst. Pasteur*, octobre 1898. XII, 625-687.

Calmette. — La peste bubonique et sa prophylaxie. *Congrès de Rotterdam* 13 avril 1901.

Loir. — De la désinfection. *Revue générale des Sciences*, 15 novembre 1901.

Koch. — Ueber die Werbreitung der Bubonenpest. *Deutsche Med. Wochensch.*, Leipzig und Berlin, 1898, XXIV, 437-439 ; et *München Med Wochens.*, 1898, XIV, 911-913.

Di Juixa et Gozio. — Ricerche nel bacillo della peste bubbonica in rapporto alla prophillassia. *Annali d'Igieni sperimentale.*

Gozio. — L'arsenicatura delle pelli in rapporto alla profilassia. *Policl. Roma.*, 1898, cf. *Sett. med.*, 311-322.

Ostrowkitiih. — Activité de l'expédition sanitaire envoyée à Enzeti (Perse) pour prévenir l'introduction de la peste en Russie. *Bolnitsch gaz. Bothinia*, Saint-Pétersbourg, 1898, IX, 250-291-341-385.

A compilation of regulation issued by Government of India and local governments in connection with plague, Calcutta, 1898.

Haffkine. — The plague prophylactic. *Ind. med. Gaz.*, 1897.

Kitasato et Nakawaga. — Plague Twentieth century, XV.

Popper. — Mesures contre la peste, en rapport avec sa bactériologie. Protok, i. trudibbsh. kharsouk. *Wracht*, 1896-97-98, XXVII.

Sircar. — Disallonance of home segregations in cases of Plague, a mistake and a danger. *Ind. Lancet*, 1898, XI, 150-162.

Special preventives measures during the black death épidemie of 1348. *Brit. med. Journal*, 1898, XVI, 1896-1899.

Bell. — Plague measures in Hong-Kong. *Lancet*, London, 1898, 1, 1357.

Cook. — Plague precautions. *Ind. Lancet*, Calcutta, 1898, XI, 479-482.

Schickare. — Segregation of contacts, or a few observations made at the Wari Bunder contact segregation camps, during the quarter ending on 31 March 1898. *Ind. Lancet*, Calcutta, 1898, XI, 423.

Bubonic plague. General precautions for troops and others employed on plague work. *Proc. san. com.*, Madras, 1897-1898, 254-256.

Proposed addition to Rules against Plague. *Proc. san. com.*, Madras, 281-285.

Lorans. — Report on his mission to India, to study the plague, its manifestation, and the means of preserving the colony against it. *Proc. san. com.*, Madras, 1897, 104-20.

Davies, D.-S. — Plague and its prevention as a disease communicable from animal to man. *Brit. Med. Journ.*, 105, VIII, 1901.

Beveredidge. — Hygiene in plague. *J. State Med. London*, 1898, VI, 299.

Regnier. — La peste aux Indes et la préservation de l'Europe. *Journal d'hyg.*, Paris, 1898, XXIII, 109-112.

Cook. — The causes of failures of English preventions measures in India... Suggested alternative measures. *Pub. Health.*, London, 1898-1899, XI, 25-32.

Dimmock. — An account of the measures taken to control the epidemie of plague in the city of Bombay during the years 1897-1898. *Brit. med. Journ.*, 1898, II, 858.

How our forefathers fought the plague. *Brit. Med. Journ.*, 1898, II, 903-908.

A Plague infected vessel. *British Med. Journ.*, London, 1898, II, 1833.

Felix. — Istruzioni per prevenire lo sirluppo e la diffusione della peste nei comuni del regno, Rome, 1899.

Valagussa. — Il fum di legno e la formaldeïde gassoso quali mezzi protica per la desinfezione degli abitanti. *Annali d'igiene sperimentali*, 1897.

Comité consultatif d'hygiène. Instruction sur la peste.

Thierry. — Nettoiement des navires. Leur désinfection et celle des marchandises qu'ils renferment. *Xe Congrès d'hygiène et démographie*, Paris, 1900.

Mazaraky, — *Le rôle des rats dans la propagation de la peste.* Th Paris, 1901.

Thompson, *G. S. and J. — A treatise on plague. The conditions for its causation, prevalence, incidence, immunity, prevention, and treatment.* In-8, 246 p., Londres, 1901.

CONCLUSIONS

I. Les foyers de peste qui se sont multipliés ces dernières années autour du bassin méditerranéen exigent qu'une attention soutenue soit apportée aux provenances d'Orient et d'Extrême-Orient qui arrivent dans nos ports.

II. La grande cause de propagation de la peste consistant dans la multiplication des rats, il faut organiser contre ces rongeurs une lutte permanente, tant à bord des navires que dans les villes où ils prolifèrent dans les égouts.

III. Mais à côté des rats, il y a lieu de prévoir aussi la propagation par des passagers ou des marchandises contaminés.

IV. En cas d'épidémie se déclarant dans une agglomération, il faut immédiatement isoler les malades, et mettre en surveillance toutes les personnes ayant pu communiquer avec eux.

V. Le traitement de choix pour les malades est fourni par le sérum antipesteux de Yersin.

VI. A titre prophylactique, le sérum fournit une arme précieuse, mais, en certains points, la vaccination, à l'aide des cultures tuées par la chaleur suivant la méthode d'Haffkine, lui est encore supérieure.

VII. Le traitement de choix, pour les personnes appelées à prendre contact avec les malades, consiste dans l'association des deux méthodes.

VIII. Le système de défense organisé en France, suivant les conventions de la conférence de Venise, pour les provenances de toute localité où la peste aura été constatée, paraît largement suffisant pour parer à tous les accidents.

IX. Pour ce qui concerne plus spécialement la protection du

port de Marseille, le Lazaret du Frioul, installé dans un petit archipel absolument indépendant, réalise les conditions les plus heureuses, et il suffirait de peu de choses pour en faire une station sanitaire parfaite sous tous les rapports.

X. Son organisation actuelle paraît en tous cas suffisante, puisque, du 29 juillet au 4 décembre 1901, 7 navires infectés de peste y sont arrivés, ayant des malades à leur bord, sans qu'aucun cas ait pu franchir les limites du Lazaret.

TABLE DES MATIÈRES

25-6-02. — Tours, imp. E. Arrault et Cie.